Viele Frauen, die einen Abbruch erwägen oder ihn durchgeführt haben, finden es sinnlos, Hilfe und Rat in ihrer Situation zu suchen. Sie sind überzeugt, dass ihre Lage aussichtslos ist. Sie wollen mit niemanden sprechen. Darum soll ihnen dieses Buch helfen.

Es ist kein „neutraler Ratgeber“.

Dieses Buch will

- Frauen, die einen Abbruch durchgeführt haben, zeigen, dass auch andere Frauen Probleme nach einem Schwangerschaftsabbruch haben
- Bewältungsstrategien „für danach“ anbieten
- Frauen, die einen Abbruch erwägen, Mut machen, „Ja“ zu ihrem Kind zu sagen

SPUREN IM LEBEN

www.spuren-im-leben.at
kontakt@spuren-im-leben.at

Impressum

Umschlaggestaltung:
Christoph Rossmeissl
Illustration und Grafik, www.rossmeissl.at

Logo „Spuren im Leben“: Martin Teufel

Lektorat: Irene Probst, Horst Obereder, Veronika Hruska

STERNSTEINVERLAG ISBN 978-3-902865-03-8

1. Auflage 2001
2. Auflage 2002
3. erweiterte, überarbeitete Auflage 2005
4. erweiterte Neuauflage Dezember 2012
5. aktualisierte Auflage 2016

Ich nannte sie

Nadine

Informationen und Hilfe vor und nach einem
Schwangerschaftsabbruch
von Ärzten, Psychologen
und Betroffenen

Karin Lamplmair und Team

Danke

Ich möchte allen Freunden, Bekannten und Fachleuten danken, die einen Beitrag für das Buch geschrieben oder mich in anderer Weise unterstützt haben. Jeder Einzelne hat mir dadurch auch Mut gemacht und mich in meinem Vorhaben, dieses Buch herauszugeben, gestärkt.

Von Herzen danken möchte ich all jenen, die mir in der schwierigsten Zeit nach meinem Schwangerschaftsabbruch beigestanden sind – mir „Erste Hilfe" geleistet haben.

Ein besonderer Dank gilt meinem Team:
Birgit Hermanutz, Veronika Hruska, Horst und Ingeborg Obereder und Marianne Stummer.

Bei euch fühlte ich mich verstanden und mit euch konnte ich über alles sprechen. Ohne eure Hilfe wäre dieses Buch nie zustande gekommen. Euer Einsatz war ein Segen!

Vor allem dankbar bin ich für meine Familie, die immer einen besonderen Platz in meinem Herzen haben wird.

Doch mein ganzes Sein, die wieder gewonnene Freude und den Frieden in mir verdanke ich Gott!

Karin Lamplmair

Vorwort

Über das Thema „Schwangerschaftsabbruch" könnte ich kein Wort schreiben, wenn ich nicht davon betroffen wäre. Hätte ich nicht selbst abgetrieben, dann würde ich auch heute noch denken: „Die Frauen, die sich für einen Schwangerschaftsabbruch entscheiden, sollen es tun. Jeder soll frei entscheiden, mich betrifft es ja nicht!" Seit ich aber weiß, was Abtreibung wirklich bedeutet, hat sich meine Meinung geändert und es drängt mich, meine Erfahrungen weiterzugeben.

Der erste Teil dieses Buches ist ein Tatsachenbericht und entstand auf der Grundlage meines Tagebuches, das ich nach dem Schwangerschaftsabbruch zu führen begann. Einige Jahre sind nun seit meinem Schwangerschaftsabbruch vergangen. Gleich nach dem Eingriff stellten sich unerwartet extreme seelische Probleme ein. Ich war verheiratet, berufstätig, hatte zwei gesunde, liebe Kinder – dennoch erschien mir das Leben nach dem Eingriff sinnlos – nur eine Aufgabe erkannte ich: Andere Frauen vor einem Schwangerschaftsabbruch zu informieren. So lernte ich viele Frauen und auch Fachleute kennen, die ich bat, ihre Erfahrungen zu Papier zu bringen. Diese Erfahrungsberichte und sachliche Informationen bilden einen eigenen Teil des Buches.

Wesentlich zu meiner Heilung trug meine Psychotherapeutin bei; sie beschreibt in diesem Buch, was sie mit Frauen nach einem Abbruch erlebt hat und wie sie versucht, ihnen zu helfen.

Eine Journalistin, die sich ebenfalls mit dem Thema Schwangerschaftsabbruch beschäftigt, meinte, mein Erfahrungsbericht sei nicht typisch dafür, wie Frauen nach einem Schwangerschaftsabbruch reagieren. Doch ich erfahre immer wieder, seitdem ich offen darüber sprechen kann, dass viele Frauen nach einem Schwangerschaftsabbruch große Probleme haben bzw. hatten. Darum ist es wichtig, auch von möglichen seelischen Folgen zu erfahren. Denn auf diese Folgen wird selten hingewiesen.

Ich behaupte keineswegs, dass jede Frau gleich stark unter einem Schwangerschaftsabbruch leidet. Aber es entspricht nicht der Wahrheit, wenn es heißt, dass Depressionen nach einem Schwangerschaftsabbruch ungewöhnlich sind und nur bei jenen Frauen vorkommen, die vorher schon Probleme hatten.

Wenn eine Frau einen Abbruch erwägt, dann erscheint ihr das Leben mit diesem werdenden Kind meist sehr belastend; dagegen glaubt man oft, das Leben nach dem Abbruch wäre einfach die Fortführung des jetzigen Lebens. Aber das stimmt leider nicht. Es kann sehr schwer sein, mit einem Abbruch fertig zu werden.

Wenn ich dieses Thema berühre, erzählen mir immer wieder Frauen und Männer: „Wir haben von dieser und jener Frau gehört, die überhaupt keine Probleme nach dem Abbruch hatte." Doch viele Frauen sprechen weder vor dem Abbruch über ihre wirklichen Gefühle noch danach.

Ich hoffe, dass Sie dieses Buch oder Teile daraus als Bereicherung für sich oder jemand anderen erfahren können – denn dazu wurde es verfasst.

Karin Lamplmair

Geleitwort

Entscheidungsfindung in Krisensituationen

Die meisten Frauen sind sicher, sie wissen selbst, ob sie ein Kind bekommen wollen oder nicht. Deshalb sind sie über sich selbst verwundert, wenn es nach einer eingetretenen Schwangerschaft nicht gleich gelingt, rasch eine klare und gute Entscheidung zu finden.

Befindet sich ein Mensch in einer emotional belastenden Situation, weiß man, dass die Aufmerksamkeit massiv eingeschränkt ist. Gleichzeitig ist die zeitliche Konzentrationsfähigkeit in solchen Fällen auf ein paar Minuten reduziert. Ein sonst normaler Aktionsradius von möglichen unterschiedlichen Gedanken, Gefühlen und Reaktionen sowie der zeitliche Rahmen sind deutlich eingeschränkt. Man stelle sich eine ganze Torte vor – unter diesen besonderen Bedingungen kann man nur *ein* Stück der Torte sehen…

Richtungsweisend für das weitere Vorgehen der Betroffenen in diesen Ausnahmesituationen sind die von den jeweiligen Mitmenschen geäußerten Aussagen, Kommentare und Handlungen, deren Einfluss leicht unterschätzt werden kann. Positiv formulierte einfühlsame Worte können ebenso Wunder wirken wie ein vorschnell achtloser negativer Satz riesigen Schaden zu verursachen vermag.

Von großer Bedeutung können auch Haltungen und Einstellungen sein, die nicht selbst entwickelt, sondern von der Umwelt übernommen worden sind.

Wird nun unerwartet eine Schwangerschaft festgestellt, so befinden sich diese Frauen und Mädchen zuerst in einer Schreck- oder Krisensituation. Diese aufzulösen braucht verschieden lang und meist mehrere Gespräche, vor allem Geduld. Den Mitmenschen und Beratenden fällt damit eine entscheidende Rolle im weiteren Verlauf zu. Wie schnell kann sich jemand wieder stabilisieren und zu eigener Kompetenz und Gelassenheit zurückfinden?

Mag. Martina Fink, Klinische und Gesundheitspsychologin

Inhalt

TEIL 1

Ich nannte sie Nadine

TEIL 2
Was seither geschah

TEIL 3
Informationen VOR und NACH einem Schwangerschaftsabbruch

■ Beiträge für Menschen, die einen Schwangerschaftsabbruch erwägen

TEIL 1

ICH NANNTE SIE NADINE

Nach Tagebuchaufzeichnungen
von Karin Lamplmair

Gemeinsam verfasst mit Ingeborg Obereder

„Ich habe es befürchtet. Zehnte Schwangerschaftswoche. Der Faden von der Spirale ist nicht tastbar." Mein Frauenarzt schaut betroffen. Trotz Spirale bin ich also schwanger!

Vor einem Jahr ließ ich mir die Spirale einsetzen. Ich war überzeugt, dass dies ein sicheres Verhütungsmittel sei. Doch unmittelbar nach diesem kleinen ärztlichen Eingriff erzählte mir meine Freundin, eine Bekannte sei trotz Spirale schwanger geworden. Ich war wie vom Blitz getroffen und dachte mir: „Mich erwischt es auch!"

Jetzt hat es mich tatsächlich erwischt. Es ist wirklich passiert! So soll eine Schwangerschaft nicht anfangen, so kalt und so freudlos! Mein Frauenarzt deutet meinen Gesichtsausdruck, flüchtet in Sachlichkeit und sagt: „Den Faden könnte ich mit einer Pinzette noch herausziehen. Möglicherweise geht aber der Embryo dabei weg." Instinktiv schütze ich sofort das Kleine: „Nein, das möchte ich nicht." Ich will nicht, dass dem Kind etwas passiert. Aber freuen kann ich mich auch nicht. Der Arzt erkennt meine Bestürzung und durchbricht die Spannung mit den Worten: „Wenn Sie an einen Schwangerschaftsabbruch denken, kann ich Ihnen das Allgemeine Krankenhaus empfehlen."

Mit einer sonderbaren Enge in der Brust verlasse ich die Ordination meines Frauenarztes. Traurig und verschlossen fühle ich mich. Inzwischen ist es Zeit, meine Tochter Sandra vom Kindergarten abzuholen, in dem sie einen „Schnuppertag" verbracht hat. „Gott hat alle Kinder lieb, jedes Kind in jedem Land, er kennt alle unsre Namen, alle unsre Namen", singen sie gerade, als ich in den Kindergarten komme. Das Lied will mich „stupsen", will mir Mut und Freude geben – aber ich bleibe traurig.

Wie ganz anders ist es bei meinen ersten zwei Kindern gewesen! Als ich Patrick, er ist jetzt acht Jahre alt, empfangen habe, habe ich es geahnt. Und bei Sandra, die fast fünf Jahre jünger ist, war es genau so. Beide waren nicht „geplant", aber wir haben uns so auf sie gefreut. Als wir Patrick erwarteten, waren wir gerade 20 Jahre alt, trotzdem waren wir beide glücklich. Und nun? Ich kann mich einfach nicht freuen. Aber ich will auch nicht sagen: „Ich will dieses Kind nicht."

Zuhause erzähle ich Andi, meinem Mann, dass ich tatsächlich schwanger bin. Aber ich sage nicht, wie ich mich fühle; sage nichts von dem inneren Zwiespalt, in dem ich mich befinde. Und Andi – wie geht es ihm? Ich weiß es nicht.

„Ich möchte unbedingt wieder zu dem Frauenarzt gehen, der mich auch bei Patrick und Sandra begleitet hat", sage ich schließlich. „Ja, dieser Arzt hat damals gleich die Laboruntersuchungen machen lassen, damit ich sofort erfahre, ob die

Blutwerte und überhaupt alles in Ordnung ist", erinnere ich mich. Ich möchte hören, dass wieder alles in Ordnung ist.

Tatsächlich gehe ich kurz darauf zu meinem früheren Frauenarzt. Die erhofften Laboruntersuchungen führt er allerdings nicht durch. Denkt er vielleicht: „Diese Frau ist trotz Spirale schwanger. Hat sie sich dieses Kind denn auch gewünscht? Vielleicht will sie das Kind gar nicht? Wozu dann Blutuntersuchungen?"

Einige Tage später bin ich beim Zahnarzt. „Eine Röntgenaufnahme wäre notwendig", meint er. Ich aber verweigere sie entschieden mit dem Argument: „Ich bin schwanger." Nein, schaden will ich meinem Kind auf keinen Fall! Schon gar nicht jetzt, wo meine Schwangerschaft feststeht. Selbst als ich sie nur ahnte – noch vor dem Besuch beim Frauenarzt –, lehnte ich Tabletten, die mir mein Arzt verschreiben wollte, mit dem Argument ab: „Ich bin vielleicht schwanger."

Eine Gelegenheit, den Kindern mitzuteilen, dass sie ein Geschwisterchen bekommen, bietet sich bald an. Ich habe ein gutes Abendessen zubereitet. Mit einer Schüssel frisch gepflückter Kirschen daneben sieht es lecker aus! Patrick hat an diesem Tag in der Musikschule am Klavier vorgespielt. „Er ist talentiert!", hat ihn die Lehrerin gelobt. Ich freue mich sehr darüber. Der Abend ist gemütlich, und es würde wirklich gut passen, den Kindern die Neuigkeit mitzuteilen. „Als wir Patrick und Sandra erwarteten, haben wir es sofort jedem gesagt", erinnere ich mich. Nun aber ist es anders. Ich schweige.

Nur mit Andi spreche ich über das Kind, das ich erwarte. Und er plant es gleich ein: „Wir machen heuer noch einmal Urlaub in Italien, weil es nächstes Jahr mit dem Baby nicht mehr so gut geht", schlägt er vor. Auch bei meinen alltäglichen Beschäftigungen ist mir der Gedanke an das Kind fast immer gegenwärtig. Ich koche Marmelade ein und stelle mir vor, wie es im nächsten Jahr sein wird. „Zum Einkochen werde ich dann keine Zeit mehr haben", denke ich, „denn dann ist das Kind schon da."

Während eines Volksmusikabends, den Patricks Flötenlehrerin mit ihren Schülern vier Tage nach meinem Besuch beim Frauenarzt veranstaltet, beginnt Sandra sich zu langweilen. Deshalb gehe ich mit ihr zum Auto. Während Sandra Kekse knabbert, blättere ich im SOS-Kinderdorf-Jahrbuch und stoße auf die Geschichte von Alfred Polgar über ein neugeborenes Kind:

> *„Vor neun Monaten noch unsterblich wie eine ewige Idee, ein göttliches Prinzip, ist es nun schon mitten drin im Sterben …*
>
> *„Me genesthai!", sagte der Weise, nicht geboren werden ist das Beste. Aber wem widerfährt das schon? Unter Millionen kaum einem. Das Kind quiekt.*

Not und Unbehagen sind die ersten, die an die noch verschlossene Tür des Bewusstseins klopfen und das Kind durch ihr Klopfen im Schlafe stören. Schreiend erhebt es Klage, Anklage, dass es da ist.“

Die Geschichte setzt sich in mir fest und lässt mich nicht mehr los. Sie passt zu meiner unfrohen und unschlüssigen Stimmung. „Nicht geboren werden ist das Beste!“

Drei Tage später, am 10. Juli, fahren wir übers Wochenende mit den Kindern zu einem Zeltlager nach Freistadt. Ich höre wie Sandra zu allen Mädchen, mit denen sie spielt, „mei Schwesta“ sagt. In Gedanken sage ich zu ihr: „Du bekommst die Schwester, die ich mir auch immer gewünscht habe.“

Vom Zeltlager heimgekehrt sind die Kinder so quirlig und munter, dass sie abends nicht ins Bett zu bekommen sind. Gereizt und grantig schreie ich vom Balkon aus Andi zu: „Komm doch endlich und hilf mir, die Kinder ins Bett zu bringen!“ „Wenn du so weiter machst, renne ich dir noch davon“, erwidert er mürrisch. Was für eine Antwort! Ich ärgere mich maßlos. „Von dir bekomme ich kein drittes Kind“, denke ich in meiner Wut und beschließe, mir am nächsten Tag die für eine Abtreibung notwendige Bestätigung vom Frauenarzt zu holen.

Dieser unüberlegte, im Zorn geborene Gedanke: „Von dir bekomme ich kein drittes Kind!“, wirkt wie eine Selbsthypnose – er lässt mich nicht los! Mit Tränen in den Augen fahre ich zum Frauenarzt um die Bestätigung. Und als ich die 300 Schilling für die Bestätigung zahlen soll, möchte ich am liebsten sagen: „Da will ich lieber den Mutter-Kind-Pass, anstatt für diesen Zettel zu bezahlen.“

Natürlich hat Andi nicht im Ernst daran gedacht, „davonzulaufen“. Das ist mir wohl bewusst, aber meine negativen Gedanken halten mich gefangen. Ich zähle Andi alle Argumente auf, die für einen Abbruch sprechen: „Wir können mit den zwei Großen schon so viel unternehmen. Ich werde vielleicht die viele Arbeit am Anfang nicht schaffen. Die Schwangerschaft wird wieder meine Krampfadern auf den Schamlippen verstärken. (Als ich mit Sandra schwanger war, waren diese Schwellungen auf den Schamlippen plötzlich aufgetreten und hatten mich sehr erschreckt. Mein Frauenarzt hatte mich damals beruhigt: ‚Das sind Krampfadern, die werden nach der Geburt wieder weg sein‘ – womit er recht behielt –, ‚treten aber wahrscheinlich mit jedem Kind stärker auf.‘).“ Ich will Andi und auch mich selber davon überzeugen, dass in unserer Situation ein Abbruch die bessere Lösung sei. Andi hingegen lässt sich nicht mitreißen. Er sagt nichts gegen das Baby, er sagt auch nicht, dass er die Verantwortung für ein drittes Kind fürchtet oder dass er lieber mehr unternehmen möchte.

Andi lässt allen Menschen viel Freiheit, so zu sein und zu handeln, wie sie es für richtig finden. Als ich mir den Termin für die Abtreibung hole, geht er mit mir ins Allgemeine Krankenhaus. Ich soll unterschreiben, dass ich über die Risiken eines Abbruchs informiert wurde und frage Andi: „Was soll ich tun?“ Aber er überlässt die Entscheidung mir.

Bei der anschließenden Untersuchung ist Andi leider nicht dabei. Ich habe es insgeheim gehofft, ihn aber nicht abgehalten, unsere Kinder von einer Freundin abzuholen. Nun bin ich allein beim Arzt und teile ihm mit, dass ich eine Spirale eingesetzt habe. Da dies nicht aus der Bestätigung meines Gynäkologen ersichtlich ist, meint er: „Gut, dass Sie das sagen, denn die Spirale muss beim Abbruch auch entfernt werden.“ Er merkt offensichtlich meine Unsicherheit und setzt noch ganz freundlich hinzu: „Dem Baby kann es eigentlich nicht schaden. Nur in den allerseltensten Fällen ist es vorgekommen, dass die Spirale beim Arm angewachsen ist.“

Deutlich spürt er meine Zweifel, so dass er fortfährt: „Wenn Sie die 5500 Schilling schon überwiesen haben, wird das Geld wieder rücküberwiesen, wenn Sie sich anders entscheiden. Das ist schon öfter vorgekommen.“

Ich sage nicht: „Ich will den Abbruch nicht wirklich.“ Er sagt aber auch nicht: „Tun Sie es nicht, es ist doch Ihr Kind!“ Vielmehr gibt er mir den Termin für Freitag, den 17. Juli, 7 Uhr früh. Am Donnerstag, kurz bevor die Bank schließt, bitte ich Andi den Zahlschein einzuzahlen.

Am Freitag früh, die Kinder schlafen noch, sagt Andi: „Ich will dich nicht verlieren!“ Er hat Tränen in den Augen. „Mich verlierst du schon nicht“, meine ich. Dann bringt mich Andi zum Krankenhaus. Er kann nicht bleiben, denn er muss nach Hause zu den Kindern. Bevor er wegfährt, nehme ich das SOS-Kinderdorf-Jahrbuch, das noch im Handschuhfach liegt, zeige ihm die Geschichte über das neugeborene Kind und sage: „Wenn es dir schwer fällt, dann lies diese Geschichte.“

Um 7 Uhr früh bin ich also dort. Alles läuft „wie geschmiert“: Blut abnehmen, Schamhaare rasieren, Kanüle setzen, Rezept für Tropfen für „danach“, damit sich die Gebärmutter wieder zusammenzieht. Wir sind acht Frauen, zuerst redet keine etwas.

Während ich warte, dass ich an die Reihe komme, denke ich: „Im Oktober könnte ich schon zu Hause bleiben – Patrick wünscht sich so sehr, dass ich nicht mehr arbeiten gehe – im Februar wäre der Termin – ab Jänner geht Sandra in den Kindergarten, dann hätte ich wieder eine Aufgabe …“

Als die ersten Frauen schon aus der Narkose erwachen, warte ich immer noch. „Du kommst als Letzte dran“, meint eine der Frauen. Eine Krankenschwester kommt und ich frage sie, ob das Blutbild in Ordnung ist. „Ja!“, antwortet sie.

„Bevor ich in den OP muss, rufe ich nochmals Andi an“, überlege ich. Er hat nie etwas gegen das Baby gesagt. Andi ist keiner, der viel redet. Und jetzt am Telefon sagt er wieder nichts, auch nicht, ich soll „es“ nicht tun. Eine Ärztin sieht mich telefonieren und meint: „Überlegen Sie noch einmal, wenn Sie unsicher sind – das könnte sonst psychisch werden!“

Die Krankenschwester fragt teilnahmsvoll:

„Ist Ihr Mann dagegen?“ – „Nein!“

„Oder wegen der Arbeit?“ – „Ich kann ja in Karenz gehen!“

„Und Platz?“ – „Den haben wir auch!“

„Na also, dann wird es schon gehen!“

„Aber hat das dem Kind nicht schon geschadet, dass ich es nicht so annehme wie die anderen vorher, mich nicht darauf gefreut habe?“

Der Gedanke an eine Abtreibung ist weg. Jetzt mache ich mir Sorgen um das Kind.

Die Ärztin meint: „Glaub ich nicht, dass es ihm schadet, es ist ja noch so klein.“

Sie rät mir, übers Wochenende noch zuzuwarten, mit meiner Familie zu sprechen. Aber am Montag, dem 20. Juli, sei schon der letzte Tag der 12. Woche. Da müsse ich mich endgültig entschieden haben.

Andi holt mich ab und ist wirklich froh, mich wieder bei sich zu haben. Zuhause umarmt er mich: „Schau, wenn dir das Kleine zu viel wird, kann ja auch deine Mama kommen und dir helfen!“

Am Nachmittag dieses Tages wollen wir nach Linz fahren, um Wohnzimmergarnituren anzusehen. Wir haben uns ja sozusagen 5 500 Schilling „erspart“, weil wir die Abtreibung nicht durchführen ließen. Aber dann fahren wir doch mit den Kindern in Richtung St. Oswald, um Heidelbeeren zu pflücken. Das wäre die Gelegenheit gewesen, bei Oma und Opa in Pregarten vorbeizuschauen und ihnen vom neuen Enkerl zu erzählen. – Hätten wir es doch getan!

Von Freitag auf Samstag schlafe ich schlecht. Am Samstag werden die negativen Gedanken wieder übermächtig: „Ich möchte mehr Zeit für Patrick und Sandra haben. Mit ihnen kann man schon so viel unternehmen und das Kleine ist für vieles ein Hindernis … Vielleicht bewirkt die Spirale doch eine Behinderung … Und die Krampfadern und die Hämorrhoiden …!“ An all das denke ich und zähle es auch Andi wieder auf. Daneben aber male ich mir in Gedanken aus, wie sehr sich die Kinder freuen würden, wenn ich zu Hause bliebe. Vor allem im Winter hätte ich mehr Zeit für sie, denn da fällt die Gartenarbeit weg. Und im Sommer, da könnte ich das Kleine schon ein bisschen mit ins Schwimmbad nehmen, das wir diesen Sommer aufgestellt haben …

Dennoch …

… bringe ich am Sonntag Patrick und Sandra zu meiner Mutter. Ich frage nur, ob sie ein paar Tage bei ihr bleiben können, erkläre aber nicht, warum. Den Nachmittag verbringe ich mit unserer Familie, mit Mama und meinem Bruder Geri im Schwimmbad. Als ich den Bikini anziehe, hoffe ich, Mama merkt nicht, dass ich schwanger bin, denn ein wenig Bauch sieht man schon. Aber niemandem fällt etwas auf. Am späten Nachmittag verabschieden sich Andi und ich, um mich für den nächsten Tag im Allgemeinen Krankenhaus für den Schwangerschaftsabbruch und eine Eileiterunterbindung vormerken zu lassen. Eine Frau hatte am Freitag, als ich das erste Mal im Allgemeinen Krankenhaus war, davon gesprochen, dass sie das gleichzeitig machen lässt.

Am Abend gehe ich noch an Papas Grab. „Papa, was soll ich tun?", frage ich ihn in Gedanken, während ich die Grabeinfassung zurechtschneide. Habe ich nicht schon viele Zeichen von ihm erhalten? Aber ich war taub und blind.

Natürlich spreche ich mit Andi noch einmal über mein Vorhaben. Plötzlich meint er: „Was ist, wenn Patrick oder Sandra etwas passiert?" „Die zwei kann sowieso niemand ersetzen", erwidere ich, schlagfertig wie immer. Und dieses dritte Kind? Auch dieses Kind ist unersetzlich! Aber ich habe es noch nicht gewusst.

Schließlich befinde ich mich am Montag wieder im Allgemeinen Krankenhaus. Noch einmal gibt es eine kleine Chance abzuspringen. Der Computer fällt nämlich gerade dann aus, als ich an der Reihe bin. Bis heute glaube ich, mein Vater, den ich schon mit neun Jahren verloren habe, hat mir dieses Zeichen geschickt.

Weil ich gleichzeitig mit der Abtreibung eine Eileiterunterbindung durchführen lassen möchte, werde ich wegen der länger dauernden Narkose zu einer Besprechung mit der Anästhesistin gerufen. Andi begleitet mich. Wir sind beide sehr unsicher und unschlüssig. „Eigentlich kann ich es heute nicht machen, denn vor neun Jahren habe ich auf den Tag genau – am 20. Juli – die Bestätigung für Patricks Schwangerschaft erhalten …", denke ich. Doch Andi verschweige ich meine Gedanken. – Er hat von mir immer nur die negativen Gedanken zu hören bekommen, niemals die positiven!

Die Narkoseärztin bemerkt meine große Angst vor einer länger dauernden Narkose, die bei einer gleichzeitigen Eileiterunterbindung erforderlich gewesen wäre. „Lassen Sie sich damit Zeit!", rät mir zum Glück die Ärztin. Für den Abbruch allerdings kann ich mir keine Zeit mehr lassen und so geht jetzt alles Schritt für Schritt: Zuerst muss ich zum Ultraschall. Ich möchte Andi so gerne dabei haben, doch die Ärztin meint: „Das machen wir grundsätzlich alleine." So muss er draußen warten. „Wie sieht es mit der Spirale aus?", frage ich schließlich; meine Unsicherheit ist mit Händen zu greifen. Aber die Ärztin bleibt auf Distanz und entgegnet mir nur: „Sie sind ganz normal schwanger. Wenn Sie sich beraten lassen wollen, dann wenden Sie sich an unsere Beraterin."

Nach der Untersuchung erzähle ich Andi von dem kurzen Gespräch. Doch er meint: „Die Beraterin kann dir auch nicht mehr helfen." Vielleicht hätte ein offenes Gespräch zwischen Andi und mir unsere Entscheidung doch noch verändert, aber Andi gegenüber habe ich immer nur Gründe gegen das Kind aufgezählt. Wie hätte er die Gefühle und geheimen Wünsche in meinem Inneren, die für das Kind sprechen, ahnen und heraushören können? Ich habe sie immer verschwiegen, und das hat mich so weit gebracht – bis hierher.

Als man mich auf dem Krankenbett in den Operationssaal schiebt, möchte ich am liebsten davonlaufen. „Aber ich kann doch nicht schon wieder davonlaufen", denke ich.

Als man mir die Narkose gibt, weiß ich: **„Ich will es nicht!"**

„Nnnnn" kann ich noch sagen – dann versinke ich in den Narkoseschlaf …

Ich war nicht mehr die Gleiche

Am Nachmittag nach dem Abbruch legte ich mich im Garten auf eine Liege – ich sollte mich ja noch schonen. Und nun las ich in dem Buch: „Lachen macht Erziehung leichter"[1], welches ich mir von meiner Arbeitskollegin ausgeborgt hatte. Und gerade am Anfang dieses Buches stand, dass jedes Kind schon wie ein randvoll gefülltes Buch ist, bevor eine Frau überhaupt ahnt, dass sie schwanger ist. Denn sobald ein Ei eine Spermazelle in seine Hülle schlüpfen hat lassen, tauschen die beiden wichtige Informationen miteinander aus – sie schreiben ein Buch – eine Menschengeschichte – miteinander.

„Ich selbst lese gerne Bücher, und nun zerstöre ich mein eigenes!", dachte ich. Zu meinem Mann Andi sagte ich im selben Augenblick: „Es war ein Fehler!" Aber Andi tröstete mich: „Denk doch, es war eine Spiralenschwangerschaft, das Kind hätte etwas ‚haben' können, es ist vielleicht besser so."

Eine Woche war nach meinem Schwangerschaftsabbruch vergangen. Ich konnte von einem auf dem anderen Tag nicht mehr richtig schlafen, deshalb ging ich zu meinem Hausarzt. Dieser meinte: „Sie haben sich ja selbst zum Schwan-

---

[1] „Lachen macht Erziehung leichter" (S. 20) von Carola Schuster-Brink, 1996 Südwest-Verlag München

gerschaftsabbruch entschieden! Das können Sie jetzt nicht mehr rückgängig machen! Zu Ihrem Mann haben Sie auch Ja gesagt und können ihn jetzt nicht einfach ‚umtauschen'. Aber gut, dass Sie schon jetzt kommen, denn nach einigen Monaten wäre es wahrscheinlich viel schwieriger, Ihr Problem zu behandeln." Der Arzt verschrieb mir schließlich ein pflanzliches Präparat, worüber ich froh war, weil ich viel auf natürliche Heilmittel halte. Zuhause erzählte ich Andi ausführlich von meinem Arztbesuch.

Ich hatte mir vorgenommen, außer Andi niemandem von meiner Abtreibung zu erzählen. Doch es ergab sich, dass meine Freundin Renate bald davon erfuhr. Während der Hochzeitsfeier einer gemeinsamen Freundin sagte Renate: „Schön langsam werden wir alt!" Darauf entgegnete ich: „Das ist das Wenigste", und brach in Tränen aus. „Was ist denn los?", erschrak Renate. „Bist du krank? Oder bist du schwanger?" „Nein, viel schlimmer!", bekam sie zur Antwort. Und nun sprudelte es aus mir heraus, und ich sagte alles, was mich bedrückte. „Warum hast du mir das nicht vorher erzählt? Du, wo gerade du es bist, die so viel nachdenkt. Nein, das warst nicht du, als du das gemacht hast!", meinte Renate.

Renate kennt mich schon mein halbes Leben lang. Mit ihr zusammen habe ich im selben Schuhgeschäft gelernt und gemeinsam gearbeitet, bis ich zum ersten Mal in Mutterschutz ging. Aber wir arbeiteten nicht nur zusammen, wir gingen auch jedes Wochenende gemeinsam fort. Sie kennt mich wirklich am besten. Deshalb hat mich ihr Satz: „Das warst nicht du", innerlich sehr getroffen. Ich dachte mir: „Es stimmt! Ja, das war nicht ich!" ICH WAR NICHT MEHR DIE GLEICHE! Entgegen meiner ursprünglichen Absicht war nun meine Freundin in mein „Geheimnis" eingeweiht und ich wollte unbedingt, dass sie es niemandem weitererzählt, selbst nicht ihrem Mann.

Ich suchte Hilfe

Die Ärztin in der Tagesklinik hatte mir gesagt, ich könnte durch eine Abtreibung psychische Probleme bekommen. Ich wusste zu dieser Zeit überhaupt nicht, was *psychische Probleme* sind und hatte deshalb auch keine Ahnung, was nun alles auf mich zukommen sollte! Doch es war offensichtlich: Jetzt hatte ich psychische Probleme und konnte deshalb nicht schlafen! Die Schlafmittel, die ich einnahm, zeigten bei mir keinerlei Wirkung. Immer wieder suchte ich meinen Hausarzt auf, um mir stärkere Schlaftabletten verschreiben zu lassen. Doch es half alles nichts! Eines Tages überreichte mir mein Arzt eine Broschüre über EXIT. Es ist dies eine Einrichtung, die Hilfe bei psychischen Schwierigkeiten anbietet.

Ich brauchte Hilfe, und ich sollte sehen, dass es keineswegs einfach war, wirkliche Hilfe zu finden. Zunächst nahm ich das Angebot von EXIT wahr und sprach mit einer Therapeutin über mein Problem. Sie gab mir den Rat, an mein Kind einen Brief zu schreiben. Außerdem empfahl sie mir, eine Selbsthilfegruppe für Frauen nach einem Schwangerschaftsabbruch aufzusuchen. Daraufhin setzte ich mich mit der Leiterin der Selbsthilfegruppe in Verbindung, konnte jedoch keinen Termin vereinbaren. Einerseits deshalb, weil die Leiterin in Kürze in Urlaub ging, andererseits, weil gar keine Selbsthilfegruppe zustande gekommen war. „Die Frauen trauen sich in einer Gruppe nicht zu sprechen", erklärte mir die Leiterin. Auch bei der psychotherapeutischen Ambulanz der Krankenkasse war erst in zwei Monaten ein Termin frei. „Für mich ist es dann schon zu spät!", dachte ich. Daher blätterte ich im Telefonbuch, in dem ich auf eine psychosoziale Beratungsstelle in Freistadt aufmerksam wurde. Kurz entschlossen rief ich an und erzählte meine Geschichte. Die Beraterin machte mich schließlich auf das Kriseninterventionszentrum in Linz aufmerksam. Ein Mitarbeiter dieser Stelle hörte mir zu und fragte mich um mein Einverständnis, ob er auch eine kritische Frage stellen dürfe: „Sie haben sich ja selbst entschieden, oder?"

Das war natürlich nicht die erwartete Hilfe! Im Grunde meines Herzens aber dachte ich mir: „Er hat Recht! Ja er hat wirklich Recht! Ich habe es selbst gemacht und niemand kann mir helfen!"

Den Rat aber, an mein Kind einen Brief zu schreiben, den mir die Therapeutin von EXIT gegeben hatte, nahm ich an.

Brief an mein Kind

Gewissen – Schwangerschaftsabbruch

Jetzt ist es passiert! Eine Spiralenschwangerschaft! Ich habe zwei ganz, ganz liebe Kinder und die reichen mir, habe ich gedacht …

Es ist immer die Angst vor etwas Neuem, einer Veränderung im Leben da. Aber ebenso die Hoffnung, dass alles gut geht.

Irgendwie habe ich es mir schon vorgestellt, wie es sein würde … und was im Kopf ist, bringt man nie mehr los!

Leider habe ich mit meinem Mann zu wenig über all meine Gedanken gesprochen und es niemandem erzählt, es wäre sonst nie passiert.

Ich wollte einfach nicht dick werden, womöglich Krampfadern oder Hämorrhoiden bekommen oder ein wegen der Spirale behindertes Kind.

Der Gedanke, im letzten Moment noch davonzulaufen, wäre richtig gewesen – leider ist es zu spät und mein schlechtes Gewissen und die Angst, es nicht zu schaffen, lassen mich nicht mehr richtig schlafen.

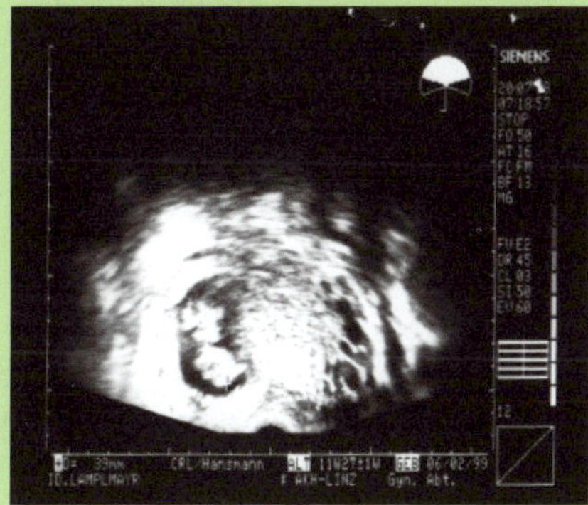

Es ist ein Wunder, dass du uns „passiert" bist, und es tut mir so leid, dass ich dich nicht auf uns (mich) zukommen habe lassen. Ich weiß, du hättest mir die Angst vor dem Morgen genommen!

Die Frage deines Bruders kurz danach hat mich sehr betroffen gemacht: „Mama, wenn du noch ein Baby bekommst, wie nennen wir das?"

Als ich beim Äpfelschälen einen Wurm entdeckte, bat deine Schwester: „Mama, gib mir den Wurm. Ich liebe Wurmerl und Katzen."

Sandra liebt das Leben, sogar einen Wurm – und ich habe ihr Geschwisterchen umgebracht.

„Mir kann zwar niemand helfen", dachte ich, „aber meine Geschichte könnte für andere wichtig sein. Vielleicht kann mein Leid anderen Hilfe bringen, dann ist es nicht umsonst." Ich könnte meinen „Brief an mein Kind" und die Geschichte von den zwei Zellkernen, die miteinander eine neue Menschengeschichte schreiben an Frauen und Ärzte weitergeben.

Jene Sozialarbeiterin, die abbruchwillige Frauen im Allgemeinen Krankenhaus berät und bei Bedarf eine Selbsthilfegruppe leitet, sollte als erste meinen Brief und die Geschichte erhalten. Sie zeigte wenig Verständnis für meine Absicht und erzählte mir, dass sie selbst – aus guten Gründen – einen Schwangerschaftsabbruch hatte durchführen lassen. Sie wirkte ziemlich selbstsicher und litt offenbar an keinen psychischen Folgen. Als ich ihr von meinen Schlafproblemen erzählte, meinte sie, neben ihr könnte jemand das Zimmer ausräumen, ohne dass sie es merke, so gut schlafe sie. Ich dachte mir: „Die versteht mich nicht, die kann mir nicht weiterhelfen!" Von ihr wollte ich deshalb keine Beratung mehr annehmen, aber das von mir Geschriebene sollte sie lesen. Ich bat sie, den „Brief an mein Kind“ und die Geschichte von den zwei Zellkernen, die miteinander eine neue Menschengeschichte schreiben, jenen Frauen zu geben, die einen Abbruch beabsichtigen. Nur sehr zögernd nahm sie meine Briefe an.

Ich wollte auch, dass mein Frauenarzt diese beiden Schreiben liest und an Frauen, die an eine Abtreibung denken, weitergibt. Er war es, dem ich bei der Untersuchung nach meinem Abbruch weinend gesagt hatte: „Ich habe falsch entschieden!“ Damals hatte er geantwortet: „Sie haben wenigstens noch ein Gewissen. Aber machen Sie sich und Ihre Familie nicht kaputt! Gehen Sie zu einem Therapeuten oder vielleicht auch beichten.“

Innere Leere

Nach dem Besuch beim Frauenarzt setzte ich mich ins Auto, um nach Hause zu fahren. Plötzlich bremsten die beiden Autos vor mir, denn die Fußgängerampel zeigte Grün. Ich reagierte zu spät und fuhr auf das Auto vor mir auf. Nun auch das noch! Bei meinem Auto ging der Scheinwerfer kaputt, und die Stoßstange hing herunter. Die Fahrerin vor mir hatte allerdings einen beträchtlichen Schaden. Bisher hatte mich so ein Ereignis immer sehr betroffen gemacht, aber jetzt ging mir dies alles nicht nahe. Nichts berührte mich. Gegen das Problem, das mich bewegte, war so etwas für mich völlig unbedeutend.

Nach wie vor ging ich an drei Nachmittagen in der Woche zur Arbeit, obwohl sich meine Schlafstörungen verschlechtert hatten und ich mich vollkommen kraftlos fühlte. Ich fürchtete sogar, dass ich sterben würde, ja ich war überzeugt davon. So tot und innerlich leer fühlte ich mich. Was sollte dann aus Andi werden? Er müsste sicherlich immer daran denken, dass ich wegen des Schwangerschaftsabbruchs gestorben bin. Bei solchen Gedanken, wie sollte er dann sein Leben schaffen? Einmal, bevor ich zur Arbeit ging, sagte ich weinend zu meinem Mann: „Andi, ich muss an Romeo und Julia denken. Du weißt ja, dass einer ohne den anderen nicht leben konnte.“

Meine Freundin Renate war außer Andi die einzige Person, mit der ich mich aussprechen konnte. Immer wieder sagte ich ihr: „Ich spüre, dass ich nicht alt werde. Ich habe mein Leben verkürzt. Eigentlich habe ich mich durch den Abbruch selbst zerstört.“

An einem Sonntag fuhren wir mit den Kindern zum Schloss Riedegg. Das letzte Stück gingen wir zu Fuß hinauf. Mir gefiel es hier schon immer, besonders schön in Erinnerung habe ich mein letztes Schuljahr, das ich hier verbracht habe. Auch unsere Hochzeit wurde, wie ich es mir gewünscht hatte, dort gefeiert.

Ich war mit einer bestimmten Absicht hierher gekommen. Ich wollte zu einem Priester, den ich schon seit meiner Schulzeit kannte, beichten gehen. Tatsächlich trafen wir ihn, und wie vorgehabt legte ich eine Beichte bei ihm ab. Aber die einerseits erhoffte, andererseits bezweifelte Erleichterung traf nicht ein. Meine innere Leere war geblieben. Mein Lebensende stand unmittelbar bevor, so fühlte ich mich. Hatte ich doch mit dem Schwangerschaftsabbruch meine Seele verloren, und niemand kann ohne Seele leben!

Das hält mein Herz nicht lange aus!

Eine Frage nahm immer mehr Raum ein: Wie lange wird es mein Herz noch schaffen? Ich konnte nämlich fast nicht schlafen. Nacht für Nacht wälzte ich mich unruhig in meinem Bett, aber der erlösende Schlaf kam nicht. Meine Gedanken kreisten ununterbrochen und ließen keinen Schlaf zu. Weder Schlaf, noch Rast, noch Ruhe konnte ich finden.

Im Grunde war ich auch nicht müde. Es war ein unbeschreiblicher Zustand, der mich davon überzeugte: Das hält mein Herz nicht lange aus!

Meine Tochter Sandra war nicht einmal vier Jahre alt. So klein sie auch war, sie merkte meine Veränderung. Hatte sie früher durchgeschlafen, so schlüpfte sie jetzt fast jede Nacht zu mir ins Bett. Sobald sie aber neben mir lag, war es mir gar nicht mehr möglich einzuschlafen.

Die Vorstellung, nie mehr aus dem Schlaf zu erwachen, war zu einer übermächtigen Befürchtung geworden. Das wollte ich meiner kleinen Tochter auf keinen Fall antun! Ich wollte ihr dieses Trauma ersparen, neben einer Mutter zu liegen, die auf ihr Rufen nicht mehr antwortet, die nicht mehr, wie immer, als erste der Familie aufsteht, die sie nie mehr umarmen könnte.

Die Sorge um meinen Sohn Patrick beschäftigte mich ebenfalls sehr stark. Was sollte er, erst achtjährig, tun, wenn ich nicht mehr aufwachte? „Wenn er einmal keine Mutter mehr hat, dann soll ihm wenigstens Klavierspielen Freude bereiten. Er möchte doch so gerne Klavierspielen lernen“, dachte ich und hob das gesamte Guthaben von meinem Sparbuch ab. Doch wenige Minuten später – ich saß gerade erst im Auto – hielt ich mein Vorhaben für unsinnig, stieg sofort wieder aus und begab mich abermals zum Bankschalter, um das Geld wieder einzuzahlen. So zerrissen war ich in meinem Inneren! Ein Gedanke jagte den anderen. Eine Überlegung widersprach der nächsten. Eine getroffene Entscheidung fand ich im nächsten Augenblick schon wieder falsch.

Nachdem ich zutiefst überzeugt war, dass ich bald sterben würde, brachte ich das Sparbuch und einen kurzen Brief für Andi zu meiner Freundin Renate.

Nach meinem Tod sollte Renate die ihr anvertrauten Dinge meinem Mann übergeben. Für Andi wählte ich eine Karte, auf der folgender Spruch gedruckt war: „*Die Liebe ist ein Wunder, das immer wieder möglich ist.*" Auf die Rückseite schrieb ich:

Lieber Andi!

Das ist so ein schöner Spruch, darum habe ich mir diese Karte ausgesucht.

Ich möchte dich glücklich sehen, denn ich werde immer bei dir sein, auch wenn ich nicht mehr bei dir bin. In Patrick und Sandra kannst du mich, nein, musst du mich jeden Tag umarmen und küssen. Ich weiß, das machst du sicherlich.

Du bist das Beste, was mir passieren konnte.

DANKE für all deine Liebe und Geduld mit mir.

DU SCHAFFST ES, DENN ICH BIN BEI DIR – IRGENDWIE

In Liebe

Karin

Ein geplanter Unfall

Nach wie vor konnte ich nicht schlafen. Ich besorgte mir in der Apotheke verschiedene Schlafmittel und probierte sie durch. Aber sie zeigten keine Wirkung. Die Überzeugung, dass mein Leben bald zu Ende gehen würde, wuchs beständig. Gleichzeitig wurde meine Angst, dass meine Kinder eines Tages ihre Mutter tot auffinden würden, immer größer. Ich wollte nicht sterben! Aber leben konnte ich auch nicht! So kam ich zu dem Schluss, dass es am besten sei, mein Leben, das eigentlich kein Leben mehr war, selbst zu beenden. „Am besten ist ein Autounfall", dachte ich. „Wenn ich bei einem Autounfall umkomme – so furchtbar es auch wäre – dann werden alle Mitgefühl und Verständnis haben. Nur so kann meine Schande verborgen bleiben. Ein Autounfall kann ja jedem passieren!"

„Wenn ich aber noch länger warte", dachte ich, „dann werden sie irgendwann von meinem Schwangerschaftsabbruch erfahren und fragen: „Warum hat sie es nur gemacht?" Genau diese Frage aber sollte vor allem meine Familie nicht stellen, denn darauf wusste ich keine Antwort! Meine Angehörigen sollten nicht auch noch mit dieser unbeantworteten Frage leben müssen. Sie würden mir helfen wollen, aber es nicht können. Auch sie würden verzweifeln. Das wollte ich ihnen nicht antun.

Ein Autounfall ist der einzige Ausweg! Ich war davon fest überzeugt. Bevor ich „es“ aber machen wollte, sollten alle Spuren, die auf einen Schwangerschaftsabbruch schließen ließen, beseitigt werden. Vor allem die Schlafmittel mussten verschwinden. Ich fühlte mich wie ein Verbrecher, als ich sie aus dem Schrank holte und im Auto versteckte. In einem weit entfernten Abfalleimer wollte ich sie entsorgen. Die Kinder brachte ich zu meinen Schwiegereltern, und am Heimweg besuchte ich noch meine Freundin Renate. Sie erhielt Einblick in meine Seele, als ich zu ihr sagte: „Weißt du, wenn ich eine Million Schilling oder den schönsten Urlaub bekäme, ich könnte mich nicht darüber freuen.“

Nach dem Gespräch war es spät geworden, Andi schlief schon, als ich nach Hause kam. Eigentlich waren wir an diesem Tag zu einer Hochzeit eingeladen. Andi schlief, und ich fühlte mich sehr erschöpft. So fuhr auch ich nicht zur Hochzeitsfeier und ging gegen meinen Plan schlafen. Mitten im Schlaf schreckte ich auf, weckte Andi. „Meinen Tod wird er nicht verkraften“, dachte ich, „da ist es besser für ihn, ich nehme ihn mit!“ So drängte ich ihn und sagte: „Andi, es ist ‚*die Gelegenheit!*‘ Fahren wir doch noch zur Hochzeit!“ Zuerst wusste Andi nicht, was ich mit „*der Gelegenheit*“ meinte. Doch es ließ ihm keine Ruhe, und er lockte mir mein Vorhaben heraus: Ein Unfall, den ich auf der kurvenreichen Strecke zum Ort der Hochzeit inszenieren könnte, würde keinem verdächtig vorkommen. Als ihm das klar wurde, war er total niedergeschlagen und sagte: „Ich lebe doch gerne!“ Dadurch erst wurde mir plötzlich klar, was ich ihm beinahe angetan hätte. NEIN, das wollte ich wirklich nicht! Den Kindern auch noch den Vater nehmen! Meine Ideen und Gedanken waren so verworren, dass ich mich bei mir nicht mehr auskannte. Ich war nicht mehr „in mir“ zu Hause und selbst entsetzt über meine Gedanken. Ohne innere Überzeugung versprach ich Andi am nächsten Morgen, nicht mehr an Selbstmord zu denken.

Der Satz „Ich lebe doch gerne!“, galt für Andi, für mich allerdings nicht! Ich hatte ihm zwar das Versprechen gegeben, nicht mehr an Selbstmord zu denken, doch der Gedanke daran ließ mich nicht los. War ich doch unumstößlich davon überzeugt, dass mein Leben bald enden würde. Und gerade dies wollte ich meinen Kindern nicht antun. Sie sollten nicht eines Tages ihre Mutter tot auffinden, dem *musste* ich zuvorkommen!

Neun Tage später bot sich „*meine Chance*“! Es war ein Tag im Frühherbst, nebelig und regnerisch, das ideale Unfallwetter! Heute muss es sein, dachte ich, sonst ist es zu spät! Ein Zahnarztbesuch diente als glaubwürdiger Vorwand für eine Autofahrt. Ich täuschte Zahnschmerzen vor, ließ mir beim Zahnarzt einen Termin geben, versorgte die Kinder und fuhr los! Nun war ich auf der Autobahn in Richtung Linz. Aber wie sollte ich es anstellen? Ich hatte Angst, zögerte, fuhr von der Autobahn ab, kehrte aber bald wieder um. Im Grunde wollte ich ja leben, aber es „*musste*“ sein! Und dann! Beim zweiten Anlauf fuhr ich über den Pannenstreifen auf die Böschung der Autobahn und das Auto überschlug sich! Als alles vorbei war, bemerkte ich, dass ich unverletzt war, ich war ja gewohnheitsmäßig angegurtet! Mir war zwar nichts passiert, aber nun wartete ich auf einen Herzinfarkt. Doch nichts geschah!

Zwei Autofahrer blieben stehen. Die Ironie des Schicksals wollte es, dass einer von beiden Gynäkologe war. Ausgerechnet er fragte mich, ob ich Probleme habe. Ich log und sagte, mir sei schlecht geworden, und ich habe wenig geschlafen. Die Rettung wurde gerufen und brachte mich ins Allgemeine Krankenhaus. Bald danach kam Andi ganz schockiert und bleich ins Krankenhaus. Er hegte Misstrauen und fragte mich so lange, bis ich zugab, dass ich den Unfall selbst herbeigeführt hatte. Andi besprach sich mit einer Ärztin. Ich sollte mich freiwillig in die Linzer Nervenklinik überstellen lassen, meinte sie, und Andi bat weinend um meine Zustimmung dazu. Er sagte: „Ich weiß nicht mehr, wie ich dir sonst helfen kann.“ So landete ich schließlich in der Nervenklinik.

Angst und Zerrissenheit

Jetzt erfuhren auch meine Mutter und die Schwiegereltern, wie es um mich bestellt war. Nun wussten auch sie, was sie doch nie erfahren sollten. Zu meinem großen Trost sagte meine Schwiegermutter: „Wir mögen dich trotzdem genauso, und Andi möchte keine andere Frau als dich.“

Die Ärzte verordneten mir verschiedene Medikamente. Ein Mittel jagte mir Schrecken ein, denn auf dem Beipackzettel wurde vor einer Belastung für das Herz gewarnt. Ich war zwar überzeugt, sehr bald einem Herzinfarkt zu erliegen, wollte ihn aber meiner Kinder wegen nicht noch schneller herbeiführen. In meinem Inneren war ich zerrissen und gespalten.

Eine andere Sorge, die mich sehr bewegte, war die Angst vor dem Gerede der Leute.

„Was werden die Leute denken, wenn ich so lange im Krankenhaus bin?“ Mir war doch im Grunde bei dem Unfall nichts zugestoßen. Zu meiner Erleichterung wurde ich aber bald aus dem Krankenhaus entlassen und trug, mehr als Alibi als aus Notwendigkeit, eine Halskrause. So würde wenigstens niemand Verdacht schöpfen.

Fünf Tage nach meiner Entlassung feierten wir Sandras vierten Geburtstag. Nie hatte ich gedacht, dass ich diesen Tag erleben würde. Einerseits war ich froh darüber, andererseits war ich unfähig Freude zu verspüren. Wenige Tage danach musste ich zur Polizei, um eine Niederschrift wegen des Autounfalls zu machen. Wieder war ich hin- und hergerissen. Einerseits wollte ich meinen Führerschein nicht verlieren, andererseits dachte ich: „Wenn ich ihn verliere, ist es auch nicht tragisch. Ich werde ja bald sterben und dann brauche ich sowieso keinen Führerschein mehr!" Der Beamte war aber sehr freundlich und stellte keine peinlichen Fragen.

Da ich immer noch meinen plötzlichen Tod erwartete, wollte ich mit den Kindern nicht alleine sein. Was sollten sie machen, wenn plötzlich mein Herz versagte? Es kam mir der Gedanke, um eine Familienhelferin anzusuchen. Aber wie sollte ich begründen, dass ich eine brauche?

Ich stellte telefonisch ein Ansuchen, widerrief es, stellte es neu und widerrief es wieder. Trotzdem kam eine Familienhelferin in unser Haus. Gleichzeitig erhielt ich von der Krankenkasse die Zusage für einen Erholungsaufenthalt im November. Erleichtert dachte ich: „Wie gut, dass ich nun wegkomme! Wenn mein Herz aufhört zu schlagen, dann bin ich wenigstens nicht zu Hause!"

Angst und gute Ratschläge

In der Nervenklinik lernte ich Josef und Rosi kennen. Ihnen hatte ich mein Geheimnis anvertraut. Nun erhielt ich von Josef einen Brief. Er zitierte darin die „Lebensregel von Baltimore", die mich tief betroffen machte. Ich las da: „Sag die Wahrheit, ruhig und besonnen, denn jeder Mensch hat Probleme …". Genau das war aber der Punkt! Ich konnte die Wahrheit nicht sagen! Ich konnte diese feste Mauer des Schweigens noch nicht durchbrechen. Ich war überzeugt, dass ich wegen meines Schwangerschaftsabbruchs bald sterben würde, aber niemand sollte es wissen. Ich wollte dieses schreckliche Geheimnis mit ins Grab nehmen. Niemand sollte erfahren, dass ich selbst, wegen meiner furchtbaren Tat, die Schuld an meinem Tod trug.

Es trennten mich noch vier Tage von meinem Erholungsaufenthalt. „Werde ich ihn überhaupt noch antreten können? Oder wird mein Herz vorher zu schlagen aufhören?", fragte ich mich und ging zu meinem Hausarzt, um ein EKG machen zu lassen. Das EKG war in Ordnung, doch meine Zweifel blieben.

Der Arzt verschrieb mir Xanor, ein noch stärkeres Schlafmittel. Ich nahm es jedoch nicht ein, da ich Angst hatte, nach dem Einschlafen nie mehr aufzuwachen. Ich hatte Angst vor dem Tod und auch der Arzt konnte diese Angst nicht zerstreuen. Für mich war es unumstößliche Gewissheit, dass ich den Tod unmittelbar vor mir habe.

Bevor ich zur Erholung fuhr, meinte Josef: „Denk an das Schöne, was du mit deiner Familie erlebt hast, und mach dort etwas, was dir Freude bereitet.“ Doch alles Schöne war verdeckt und Freude konnte ich nicht empfinden!

Endlich war es so weit! Andi hatte mich nach Bad Ischl gebracht und ich war froh, keine Bekannten mehr um mich zu haben. Vor allem war ich erleichtert, den für mich sicheren Tod nicht zu Hause erleiden zu müssen. Dies würde meine Familie sicher leichter verkraften.

Gleich in der ersten Woche bekam ich von meinem Sohn Patrick einen Brief, der mir sehr nahe ging. Insbesondere bewegten mich die Worte eines Spruches, den er mir abgeschrieben hatte:

Hallo Mama

Ich Hofe dirn gefäld es sehr in Badischl.
Ich Hofe auch es geht dir sehr gut und ich wünschete
mir sogern dass du mir einen Brief schickst.
Und jetzt schreibe ich dir einen spruch auf.

dein Patrick

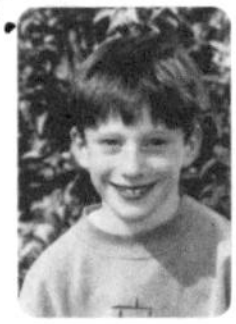

Ws lohnt sich, auch wenn wir ~~imer~~ immer nur diesen
Moment haben. Vertraue dem növchsten Moment,
weil in ihm die Welt neu beginnt.
Wenn wir aus dem gewesenen lernen kann es uns gelingen, für
dass Kommende so zu gestalten, dass wir uns in ihm wohl

Jeder Moment trägt in sich die Möglichkeit der Überaschung
Dein Tage mussen nich leer sein.
Wenn du dich in sie beineingibest, werden sie die mit
Verwicklungen bechloren. Das Leben wird nich an dir
vorbeigehen, sondern du wirst es in die Hand nehmen

Und Ich mocht dir noch was sagen Mama nemlich
Sandra hat jetzt auch Husten.

„Du wirst dein Leben in die Hand nehmen“, stand in Patricks Brief. Ja, das wäre es! Aber wie soll ich es tun? Wie soll ich es bloß machen, wo mir mein Leben total entglitten, voll Angst und ohne Trost war? Betroffen und aufgewühlt von diesen Worten, wollte ich unbedingt sofort die im Erholungsheim tätige Psychologin aufsuchen. Aber mein Termin war erst für die folgende Woche festgesetzt. So blieb mir nichts anderes übrig als zu warten. Meine Gefühle waren zwiespältig wie mein ganzes Wesen. Einerseits wollte ich Rat und Hilfe, andererseits wollte ich mein Geheimnis bewahren. Je näher der Aussprachetermin rückte, umso weniger wollte ich ihn in Anspruch nehmen.

Als ich schließlich mit der Psychologin sprach, merkte ich bald, dass sie mir nicht helfen konnte. Ihre Aussage: „Sie haben sich dafür schon genug bestraft!“, war für mich kein Rat und keine wirksame Hilfe.

So verstrichen die Tage meines Erholungsaufenthaltes ohne Trost. Früher war ich sehr kontaktfreudig gewesen, jetzt aber froh, wenn das Essen und damit die Tischgespräche vorüber waren. Reden war für mich eine Belastung, Karten schreiben machte mir Mühe und beim Lesen konnte ich mich nicht konzentrieren. Ich begann Tagebuch zu schreiben, da ich aber nicht ehrlich mit mir selber war, führte es zu keiner Erleichterung. Auch die Nächte brachten mir keine Ruhe. Dominal, das Schlafmittel, das ich nahm, verschaffte mir etwa vier Stunden Schlaf. Eines Nachts erwachte ich jäh mit Herzrasen und voll Angst, denn ich hatte geträumt, dass Erde auf mich geworfen wurde. War es schon eine Vision meines bevorstehenden Begräbnisses?

Am zweiten Wochenende meines Erholungsaufenthaltes besuchte mich Andi mit den Kindern. Um Patrick und Sandra Freude zu bereiten, gingen wir in die Therme baden. Tatsächlich hatten sie viel Spaß, aber ich konnte mich auch in der Therme nicht richtig entspannen. Am Abend wollte ich den Abschied immer weiter hinausschieben, denn ich würde ja meine Kinder und Andi nie mehr wieder sehen! Immer wieder überfielen mich die Gedanken an den Tod. Gleichzeitig begleiteten mich die Worte:

„Es gibt keine Schwierigkeit, die sich nicht mit genügend Liebe bewältigen ließe. Es gibt keine Krankheit, die sich nicht mit genügend Liebe heilen ließe …“[1] In meinem Herzen hatte ich Zweifel, ob ich je richtig geliebt hatte. Ich konnte ja keinerlei Liebe fühlen! Was soll ich bloß tun, dachte ich angsterfüllt. Nach Liebe sehnte ich mich. Wie konnte ich sie erlangen oder wiedererlangen?

---

[1] Zitat aus dem Buch: „Wahre Kraft kommt von Innen“ von Luise Hay (Wilhelm-Heyne-Verlag), welches ich mir von Josef für den Erholungsaufenthalt ausgeliehen hatte.

Es hatte mich auch die Inschrift am Gewölbe der Pfarrkirche von Bad Ischl, die ich während meines Aufenthaltes besuchte, so sehr bewegt, dass mir die Tränen in die Augen traten, weil es um die Liebe ging.

Die Inschrift am Gewölbe dieser Kirche lautet nämlich:

„Und dann bleiben nur noch diese drei:

GLAUBE, HOFFNUNG, LIEBE.

Aber am größten unter ihnen ist die LIEBE."

„Auf die Liebe kommt es an", dachte ich, „aber ich kann wegen meines Schwangerschaftsabbruchs keine empfinden!" Ich war völlig leer und trostlos geworden!

Ich bin nicht lebensfähig

Inzwischen war der Tag vor meiner Heimreise gekommen, und ich lebte immer noch! „Ich kann doch unmöglich nach Hause fahren, um dann daheim zu sterben", dachte ich bedrückt.

In dem Dilemma, in dem ich mich befand, löste ich ein Dutzend meiner Antidepressiva in einem Becher auf und presste zusätzlich – in der Meinung er sei giftig – den Saft eines Weihnachtssterns hinein. So stand ich mit diesem Cocktail im Bad vor dem Spiegel. Sollte ich nun trinken? Ich setzte den Becher an meine Lippen und nahm einen Schluck in meinen Mund. Ich spuckte wieder aus, nahm einen neuen Schluck und spuckte wieder aus. Dies wiederholte ich einige Male. Einerseits wollte ich leben und hatte riesige Angst vor dem Tod, andererseits wollte ich sterben. In diesem Zwiespalt befürchtete ich, dass man mich am nächsten Morgen suchen und noch rechtzeitig retten würde. Dann käme ich wieder in die Nervenklinik! Nach den Trinkversuchen lief ich in meinem Zimmer am Stand so lange ich konnte und hoffte, dass mein so über alle Maßen strapaziertes Herz aufhören würde zu schlagen. Aber nichts geschah! Verzweifelt und erschöpft legte ich mich nieder, um wieder eine schlaflose Nacht zu verbringen.

Ich bin es nicht wert, zu leben

Nun war ich doch wieder zu Hause. Die Familie hatte alles getan, um mir Freude zu bereiten. Das Haus war tipptopp in Ordnung, Sandra und Patrick begrüßten mich stürmisch. Patrick hatte mir von seinem Taschengeld in der Schule ein Los gekauft und gemeinsam wollten sie mich mit einem Lebkuchenhaus überraschen, das sie gemeinsam mit der Familienhelferin gebacken hatten. Mich berührte die so offen gezeigte Liebe meiner Familie sehr, und es kam auch etwas von der Wiedersehensfreude in mein Herz. Ich hatte ein schlechtes Gewissen, als ich daran dachte, dass ich noch wenige Stunden zuvor einen Becher an meine Lippen gesetzt hatte, der mich töten sollte.

Zu Hause verkroch ich mich, wollte niemandem begegnen und mich mit niemandem unterhalten. Schließlich musste ich wieder arbeiten gehen. Zwar hatte mir Andi die Entscheidung überlassen, ob ich zu Hause oder weiter berufstätig bleiben wolle. Ein Gedanke war es, der mich das Letztere wählen ließ: *Es* könnte auch in der Arbeit passieren und nicht zu Hause neben den Kindern. Doch jedes Mal, wenn ich an meiner Arbeitsstelle war, wünschte ich:

Einmal noch möchte ich meine Kinder sehen. *Einmal noch …!*

Mein völlig verändertes Wesen fiel natürlich auch meinen Arbeitskolleginnen und -kollegen auf. Ich war nicht mehr wie früher! Auf Bitten meiner Familie und Freunde suchte ich eine Neurologin auf. Widerwillig ging ich hin und genauso hoffnungslos wieder weg. Sie wollte mich beruhigen und sagte: „Vergessen Sie doch einmal das Christliche!" Sie verschrieb mir Seropram, um meine Stimmung aufzuhellen. In zwei Wochen sollte ich berichten, wie ich darauf anspreche, doch ich kam nicht wieder! Es lag nämlich nicht *am Christlichen*, dass es mir so schlecht ging. Besonders „christlich" war ich nie gewesen. Mein Problem hatte mit meiner innersten Person zu tun. Mein Inneres, mein ICH, erlaubte es mir nicht, einfach über die Tötung meines Kindes hinwegzugehen. Zu all dem fand ich es ausgesprochen ironisch, ein Medikament für meine „Aufheiterung" zu schlucken, wo ich doch von meinem nahen Tod überzeugt war. Jeden Morgen jedoch erwachte ich neu, aber ich hatte keinerlei Kraft mehr und wünschte sehnlichst, einmal nicht mehr aufzuwachen. Es kam sogar der Punkt, wo es mir völlig gleichgültig war, ob meine Kinder mich am Morgen tot finden würden oder nicht. Ich wünschte, dass ich nie geboren wäre! Alle meine Gedanken waren gegen mich gerichtet. Ich fand mich nicht für wert, auf dieser Welt zu leben!

Inzwischen nahte das Weihnachtsfest. Dieses Fest wollte ich meinen Kindern auf keinen Fall verpatzen. Darum „schonte" ich mich und ging einige Male nicht zur Arbeit.

Wie ich es gewohnt war, wollte ich Weihnachtsgeschenke für meine Kinder kaufen. Geschenke aussuchen und einkaufen hatte mir sonst immer große Freude bereitet, doch heuer fand ich mich nirgends zurecht. Ich irrte umher und dachte: „Ich gehöre nicht in diese Welt! Und außerdem: Meine Kinder brauchen ja gar keine Spielsachen! Was sie brauchen, das bin ICH!" Was ich wirklich hätte schenken wollen: MICH SELBST! Genau das aber konnte ich nicht.

Ein Brief von Rosi

Während ich mich von dieser Erde wegwünschte, erreichte mich ein Brief von Rosi, mit der ich mich in der Nervenklinik angefreundet hatte. Sie schrieb:

Liebe Karin!

Einige Zeilen für dich, diese Zeilen erzählen von einer anderen Welt, wo ich glaube, dass du noch oft dort bist. (Jenseits – Himmel)

Es gibt einen See in der Anderwelt, darin sind alle Tränen vereint,
die irgend jemand hätte weinen sollen, und hat sie nicht geweint.
Es gibt ein Tal in dieser Anderwelt, da gehen die Gelächter um,
die irgend jemand hätte lachen sollen, und blieb statt dessen stumm.
Es gibt ein Haus in der Anderwelt, da wohnen die Kinder beinand,
Gedanken, die wir hätten denken sollen,
und waren´s nicht imstand.
Und Blumen blühen in der Anderwelt, die sind
aus der Liebe gemacht,
die wir hätten geben sollen, und haben´s nicht vollbracht.
Und kommen wir einst in die Anderwelt,
viel Dunkles wird sonnenklar,
denn all das wartet dort auf uns, was hier nicht möglich war.

Komm mit deinen Gedanken, deiner Liebe,
deiner Kraft wieder zurück!
Das Christkind möge dir heuer die ganze Kraft dazu geben,
denn du bist du!

Du bist du!
Sei wie du bist!
Verlangst du denn vom Flieder rote Blüten?
Vom Apfelbaum Orangen?
Einen hohen Stängel vom Veilchen?
Oder dass die Tulpe duftet?
Du weißt, dass Rose und Kaktus stechen.
Trotzdem magst du sie, findest sie schön.
Du magst sie, wie sie sind.
Sie sind richtig, müssen so sein, sonst wären sie nicht Flieder, Apfelbaum

und Veilchen,
nicht Rose und Kaktus.
Was auch immer du für Blätter, Blüten,
Stängel oder Stachel hast,
sie gehören zu dir,
machen dich aus.
Und du bist richtig, wie du bist.
DU bist DU.
Und ich mag DICH, DU!

Deine Rosi

Alleine

Den Brief von Rosi fand ich schön! Aber er konnte mich nicht wirklich trösten. Würde ich je aus diesem Strudel, der mich immer tiefer hinunterzog, herauskommen? In diesem zerrissenen und trostlosen Zustand feierte ich mit meiner Familie Weihnachten. Patrick hatte auf dem Klavier ein Weihnachtskonzert für uns vorbereitet. Er war so stolz darauf, und ich war da und konnte es hören! Patrick war es auch, der ein Buch von der Schulbibliothek mit dem Titel: „Therese, eine Freundin für immer" ausgeliehen hatte. Gemeinsam lasen wir einige Kapitel. Dass dieses Buch noch eine ganz besondere Bedeutung für mich bekommen sollte, ahnte ich noch nicht.

Am Nachmittag des Silvestertages war ich mit Patrick und Sandra bei meiner Freundin Renate. Bevor ich wieder nach Hause fuhr, sagte ich zu ihr: „Eigentlich dürfte ich gar nicht mit dem Auto fahren, denn wenn mein Herz zu schlagen aufhört, bin ich eine Gefahr für die anderen." Da ich spät zu Bett ging, versuchte ich ohne Schlafmittel auszukommen. Es war eine schreckliche Nacht! Der Morgen kam, ohne dass ich eingeschlafen war. Ich erfuhr auf quälende Weise, dass weder totale Übermüdung noch Übernächtigung den ersehnten Schlaf herbeiführen können. „Mein Unterbewusstsein verlangt eben die Schlaftablette", meinte ich. „Es hat sich eben in mir schon so tief festgesetzt, dass ich nur mit dieser Hilfe einschlafen kann."

Am Neujahrstag fuhren wir wie jedes Jahr zu den Schwiegereltern, um ein gutes neues Jahr zu wünschen. Meine Schwiegermutter, die meinetwegen viel gelitten hatte, sagte, sie sei froh, dass das alte Jahr vorüber sei, und das neue Jahr nur besser werden könne. Beim Abschied meinte sie liebevoll: „Schau auf dich!"

Ach! Wie anders dachte ich! Niemand ahnte, wie es wirklich um mich stand. Niemandem konnte ich meinen wahren Zustand schildern. Niemanden wollte ich noch mehr mit meiner ständigen Erwartung, dass mein Lebensende unmittelbar bevorstand, belasten. Ich blieb mit meinem trostlosen Zustand allein, unfähig mich mitzuteilen, unfähig Hilfe in Anspruch zu nehmen. Wie hätte ich es auch erklären können, dass ich es in mir selbst nicht aushielt. Wie sollte denn das neue Jahr besser werden? Wie?

Ein Hoffnungsschimmer

Es gab eine kleine Hoffnung! „Mein Leben könnte wieder Sinn bekommen", dachte ich. „Ich könnte in das Allgemeine Krankenhaus gehen, dorthin wo es passiert ist und könnte dort jenen, die einen Schwangerschaftsabbruch planen, von den schrecklichen Folgen dieses unseligen Eingriffs erzählen. Wenn mir das gelänge, dann könnte ich doch noch Gutes tun!"

Aus diesem Gedanken wurde ein unumstößlicher Entschluss. Ja, ich wollte ins Allgemeine Krankenhaus, und zwar um jeden Preis! Niemand könnte mich davon abbringen. Und wenn im Allgemeinen Krankenhaus plötzlich mein Herz stillstehen sollte, dann wäre ich wenigstens im Krankenhaus. Dann könnten die Ärzte leichter meine Organe verpflanzen, die ich ohnehin nach meinem Tod spenden wollte. Dann wäre ich noch nützlich für diese Welt! Nach einer so langen Zeit völliger Unsicherheit und Unentschlossenheit traf ich eine unwiderrufliche Entscheidung: Ich gehe ins Krankenhaus!

Als ich Andi erzählte, dass ich am nächsten Morgen ins Allgemeine Krankenhaus gehen würde, war er darüber sehr bestürzt. Für mich unerwartet, bekam er an jenem Abend auch Schützenhilfe von meiner Schwiegermutter und meiner Freundin Renate. Alle wollten mich davon abbringen, ins Krankenhaus zu gehen. „Glaubst du wirklich, dass du im Krankenhaus aufgenommen wirst, wenn sie deine wahren Absichten erfahren?", fragte meine Schwiegermutter und fügte hinzu: „Du kannst dich doch nicht in das Leben anderer Menschen einmischen!" Trotz aller Argumente konnte mich aber niemand von meinem Vorhaben abhalten. Ich wollte da anfangen, wo es mir passiert war. Als meine Schwiegermutter und meine Freundin weinend aus unserem Haus gingen, dachte ich: „Alle bekommen einen Nervenzusammenbruch, nur ich einen Herzinfarkt."

Am nächsten Morgen sagte ich meinen Kindern, dass ich heute ins Krankenhaus gebracht werde, weil es mir nicht gut gehe. Andi sollte für mich von meinem Hausarzt eine Einweisung für das Krankenhaus holen. Er kam auch tatsächlich mit einer Einweisung, aber … nein! Diese war für die Nervenklinik ausgestellt. „Ich gehe aber nicht in die Nervenklinik", sagte ich verärgert und ging entschlossen selbst zu unserem Hausarzt. Dieser akzeptierte meine Argumente und änderte die Einweisung für das Allgemeine Krankenhaus.

Ich war an meinem Ziel! Mit allen Kräften wollte ich helfen, damit nicht auch andere Menschen denselben Fehler wie ich begingen und später schwer darunter zu leiden hätten. Wenn schon mir niemand mehr helfen kann, so kann ich vielleicht anderen helfen!

Am ersten Morgen stand ich schon vor sieben Uhr beim Eingang zur Tagesklinik, wo unter anderem die Abtreibungen durchgeführt werden. Ich musste von meiner Abteilung nur die Stiegen hinuntersteigen, um dorthin zu gelangen. Dort angekommen wartete ich – und wartete! Niemand kam! Enttäuscht wandte ich mich an die Aufnahmeschwester. Diese konnte sich noch an mich erinnern und versprach mir, bei ihren Vorgesetzten mein Anliegen vorzubringen. Als ich am nächsten Morgen wiederkam und auf eine positive Unterstützung hoffte, wurde ich allerdings enttäuscht. „Wenn die Frauen in die Tagesklinik kommen", sagte die Krankenschwester, „so ist der Abbruch bereits beschlossene Sache und deswegen besteht keine Möglichkeit, nochmals mit ihnen zu sprechen."

„Wenn ich hier mein Vorhaben, das mir so wichtig ist, nicht ausführen kann", dachte ich, „so werde ich zur gynäkologischen Ambulanz gehen." Das erschien mir dann auch noch naheliegender, denn dort hatte ich mir vor einem halben Jahr ja selbst einen Termin für meinen Abbruch geholt.

Der Sozialarbeiterin, die dort beschäftigt war, hatte ich im vergangenen Herbst den „Brief an mein Kind" und „Die Geschichte von den zwei Zellkernen, die miteinander eine neue Menschengeschichte schreiben" gegeben. Ob sie diese wohl weitergegeben hat? Ich wollte der Sache nachgehen und fragte die Sozialarbeiterin nach den beiden Briefen. Nach einigem Suchen fand sie die Schreiben und übergab sie mir kommentarlos. Es war offensichtlich, dass sie völlig unbeachtet in einer Lade gelegen waren und ihren eigentlichen Zweck nicht erfüllt hatten. Ich war froh, dass sie überhaupt noch vorhanden waren und wollte sie Frauen, die zu einem Gespräch bereit waren, zum Lesen geben.

Die folgenden Vormittage verbrachte ich so unauffällig wie möglich in der gynäkologischen Ambulanz. Ich hatte Straßenkleidung angezogen und schien in ein Buch vertieft. Ich wusste aus eigener Erfahrung, dass Patienten, die einen Abbruch vorhatten, ein bestimmtes Formular ausfüllen mussten. Also wartete ich, bis jemand ein solches Formular holte.

Bald schon sah ich ein Pärchen beim Ausfüllen. Ich sprach sie an, und sie waren tatsächlich bereit, mit mir zu reden. Sie lasen meine beiden „Briefe" und es schien, dass sie davon berührt waren. Wir führten ein offenes Gespräch, in dessen Verlauf ich ihnen die Babykleidung, die ich noch von meinen Kindern hatte, anbot, falls sie sich doch für das Kind entscheiden sollten. Sie waren noch Schüler – er 20, sie 18 Jahre alt.

„Möchtest du einmal Kinder haben?", war meine letzte Frage an sie. „Ja, drei!", antwortete die junge Frau. „Hoffentlich kannst du noch welche bekommen, falls du jetzt doch abtreiben lässt", dachte ich mir in Sorge um sie. Leider habe ich von den beiden nichts mehr gehört.

Am nächsten Tag traf ich Tanja und Thomas[1]. „Bist du dir unsicher?", waren die ersten Worte, die ich an die junge Frau richtete. „Ja", bekam ich sofort zur Antwort. So erzählte ich meine Geschichte, und sie hörten aufmerksam zu. Tanja ließ sich zwar einen Termin geben, aber es kam anders! Wie groß war meine Freude, als mich Tanja genau an jenem Tag, an dem der Abbruch hätte stattfinden sollen, zusammen mit Thomas auf meiner Station im Allgemeinen Krankenhaus, besuchte. Ich freute mich riesig über die beiden, besser gesagt die „drei". Wir umarmten uns herzlich und ich konnte zum ersten Mal seit meinem Schwangerschaftsabbruch wieder echte Freude empfinden. Es war der schönste Tag seit einem guten halben Jahr!

Leider konnte ich meine Mission auf der gynäkologischen Ambulanz nicht weiter so ausüben, wie ich es mir gewünscht hatte. Es ergab sich zwar die Gelegenheit, noch zwei weitere Frauen anzusprechen, doch dann wurde die Aufnahmeschwester aufmerksam auf mich und bald darauf wurde ich gewarnt. Ich würde aus dem Allgemeinen Krankenhaus entlassen, falls ich noch einmal in der gynäkologischen Ambulanz erblickt würde. Ein Brief von der gynäkologischen Abteilung an meine Station bewirkte, dass ich mich jedes Mal ab- und wieder anmelden musste, wenn ich meine Station verließ. Zu allem Überdruss erhielt ich noch eine Verwarnung. Ich dürfe ausschließlich mit dem Personal über meine Geschichte sprechen, mit niemandem sonst! Darin besteht also meine Freiheit, dachte ich! Die Freiheit zu einem neuerlichen Schwangerschaftsabbruch hatte ich, nicht aber die Freiheit zu anderen über eventuelle Folgen zu sprechen! Wie litt ich unter dieser Freiheitseinschränkung. Ich fühlte mich unverstanden und eingesperrt! Das einzige Mittel, das mir helfen konnte, wurde mir genommen. Es wurde mir verboten, über meine Probleme zu sprechen, um andere vor solchen Leiden zu bewahren, die mich lebendig tot sein ließen.

---

[1] Tanja und Thomas: „Heute sind wir sehr glücklich über die Entscheidung für unser Kind" auf Seite 137

Vom Verschweigen zum Verkünden

Hatte ich vor kurzem noch um jeden Preis mein Geheimnis bewahren wollen, so wollte ich jetzt unbedingt meine Erfahrung publik machen. So rief ich in der Redaktion einiger Tageszeitungen an und bot ihnen meine Geschichte an. Ich wurde aber nicht sehr freundlich behandelt. Margit, meine Zimmerkollegin, bemerkte meine erfolglosen Versuche und gab mir einen guten Tipp. Ich befolgte dankbar ihren Rat, und tatsächlich wurde mein Beitrag eine Woche später in der „Linzer Rundschau" veröffentlicht.

„Abtreibung hat mir das Herz gebrochen"[1]

Junge Frau kämpft mit psychischen Problemen

„Ich musste damals eine Entscheidung treffen. Und die konnte mir niemand abnehmen. Heute weiß ich, dass es die falsche Entscheidung war", sagt Karin L. leise. Die 29-Jährige hat im Juli vergangenen Jahres abgetrieben. In der zwölften Woche.

„Es war eine Spiralenschwangerschaft und ich habe nur das Negative gesehen. Trotzdem habe ich übereilt und vorschnell gehandelt", sagt Karin L.

Beratung hat gefehlt

Professionelle Beratungen hat die Mutter von zwei Kindern damals keine in Anspruch genommen, auch gegenüber Freundinnen hat sie ihre Schwangerschaft verschwiegen.

„Ich habe viel zu wenig darüber gesprochen. Das war ein Fehler. Denn innerlich hatte ich das Kind ja angenommen."

Trotzdem hat Karin L. abtreiben lassen. Und seitdem wird sie ihres Lebens nicht mehr froh. Der Eingriff hat sich auf ihre Psyche geschlagen.

„Die Abtreibung hat mir das Herz gebrochen. Ich habe meine Seele verkauft", sagt Karin L. Die Ärzte sprechen von Depressionen. Seit dem Schwangerschaftsabbruch Mitte 1998 verbrachte Karin L. viele Wochen im Krankenhaus.

Auch einen Selbstmordversuch hat die 29-Jährige bereits hinter sich. Mit dem Auto. Karin L. hatte einen Schutzengel, blieb unverletzt. „Damals war ich ganz unten", sagt Karin L.

---

[1] Artikel aus der „Linzer Rundschau" Nr. 6 vom 11. Februar 1999

Heute will sie wieder leben. Und zwar, um Schwangeren in Not zu helfen, die richtige Entscheidung zu treffen. Die Entscheidung zum Leben.

Karin L. will von ihren Erfahrungen berichten, will auf die möglichen psychischen Folgen einer Abtreibung hinweisen.

Als ich schließlich aus dem Krankenhaus entlassen wurde, war das Personal, vor allem meine zuständige Ärztin, sehr erleichtert. War ich doch wirklich keine angenehme Patientin für sie gewesen! Im Grunde erwartete ich keine Hilfe von den Ärzten. Man hatte mir Haldol verschrieben. Dieses Medikament ist unter anderem angezeigt bei „Wahnvorstellungen". Ich wusste aber genau, dass ich an keinen Wahnvorstellungen litt, sondern an den Auswirkungen meiner Abtreibung. Meine zuständige Ärztin wollte dies einfach nicht wahrhaben!

„Mit Gedanken habe ich mich schon so sehr vergiftet, aber mit Medikamenten will ich mich jetzt nicht auch noch vergiften!", dachte ich. Voll Empörung brachte ich die Medikamente in die Apotheke zurück. Ja, meine Gedanken hatten mich vergiftet, und das Negative in mir ließ mich nicht zur Ruhe kommen. Ich sann auf Flucht.

Flucht und Aktivität

Ja, flüchten wollte ich schon lange! Schon unmittelbar nach meinem vorgetäuschten Unfall wünschte ich: „Wäre ich doch statt dessen weit weg geflogen. Das wäre die bessere Lösung gewesen!" Auch während meiner Erholung in Bad Ischl wollte ich am liebsten weglaufen, einfach fort! Mein Freund Josef gab mir zu bedenken: „Aber deine Probleme nimmst du trotzdem mit, sie sind durch eine Flucht nicht gelöst!" Und er hatte recht! Man kann überall auf der Welt sein und das Schöne trotzdem nicht entdecken. Im Innersten erkannte ich: „Wo ich auch sein werde, ich kann doch nicht vor mir selber davonlaufen." Dennoch war ich ständig auf der Flucht. Einmal schon hatte ich meinen Pass und das Notwendigste in meine Tasche gepackt und wollte per Autostopp weg. Nur die Möglichkeit, dass ich Patrick auf seinem Heimweg hätte treffen können, ließ mich meinen Plan aufgeben.

Seit dem Schwangerschaftsabbruch hatte ich immer von mir selbst davonlaufen wollen. Eine innere Unruhe hielt mich stets in solch einer Spannung, dass ich keine fünf Minuten irgendwo ruhig verweilen konnte. Davonlaufen! Nur fort! Das begann schon, als ich vor meinem Abbruch in den Operationssaal geschoben wurde. Damals wäre es noch nicht zu spät gewesen! Aber …

Als ich meinen absoluten Tiefpunkt erreicht hatte, dachte ich über mich selbst: „Ich bin nur deshalb am Leben, weil ich noch nicht gestorben bin." Diesen Tiefpunkt aber hatte ich nun überwunden. Ich wollte nicht mehr nur flüchten, sondern auch wieder aktiv werden! Da ich überzeugt war, meinen Kindern keine Lebensfreude mehr vermitteln zu können, war ich fest entschlossen, nach Wien zu gehen. Nicht um ziellos davonzulaufen, sondern um die von mir erkannte Wahrheit gleichsam hinauszuschreien. Ich hatte mich gewaltig verändert: Vom strikten Schweigen war ich zur beabsichtigten Preisgabe meines Geheimnisses gelangt. Jeder konnte und sollte es wissen! Ich setzte mich mit den Redaktionen von „Thema", „Help TV" und „Vera" per Fax in Verbindung und wollte im Fernsehen meine Geschichte publik machen. Ich hoffte in einer Wohngemeinschaft unterzukommen und dachte dabei an Studentinnen und Studenten der Psychologie, weil ich überzeugt war, dass auch sie etwas von mir lernen könnten.

Meine Familie brachte meinem Entschluss nach Wien zu gehen, kein Verständnis entgegen. „Was und wie soll ich es den Kindern erklären?", fragte Andi besorgt. Er wollte mich um jeden Preis zu Hause halten. Meine Nachbarin Gertrude sagte weinend zu mir: „Karin, gib dich nicht auf, bitte gib dich nicht auf!" In diesem Zuspruch kam am deutlichsten zum Ausdruck, was auf mich zutraf. Ich hatte mich schon längst aufgegeben. – „Ich habe meine Seele verloren. Aber ohne Seele kann kein Mensch leben!", dachte ich wieder und immer wieder.

Alle meine Freunde, die von meiner Absicht hörten, gaben mir gute Ratschläge. Nicht alles war für mich akzeptabel, aber was mir gut erschien, nahm ich dankbar an. Eine Bekannte meinte, dass ich doch nicht nach Wien gehen müsse, um Abstand zu gewinnen. Ein Ehepaar, das selbst drei Kinder hat, machte sich große Sorgen um mich. Besonders der Mann, ein geborener Syrer, konnte mein Vorhaben absolut nicht verstehen. Kinder bedeuten ihm einfach alles. Er wollte mich sogar nach Wien begleiten, nur um sicher zu gehen, dass ich wieder heimfahren würde. Doch ich wollte auf keinen Fall begleitet werden. Seine engagierte Fürsorge drückte er allerdings noch darin aus, indem er mir einen weisen und sehr schönen Spruch brachte:

Gott gebe dir

die Gelassenheit, zu akzeptieren, was du nicht ändern kannst,

den Mut, zu ändern, was du ändern kannst,

und die Weisheit, das eine vom anderen zu unterscheiden.

Wieder eine andere Bekannte riet mir, zu einem ganz bestimmten Arzt in Wien zu gehen, der mittels einer Computertomographie eine fundierte Diagnose stellen könne. Diesen Rat wollte ich annehmen, weil ich großes Vertrauen zu ihr hatte. Sie ist blind, kann nur zwischen hell und dunkel unterscheiden. Dennoch bemerkte ausgerechnet sie, was sonst niemand wahrnahm. „Ich habe mir schon im Sommer gedacht", sagte sie mir nun, „dass es dir nicht gut geht." Und dann folgte die verblüffende Erklärung: „Wenn du gesprochen hast, waren deine Mundwinkel immer unten."

Inzwischen kamen die Semesterferien und mein Mann brachte Patrick und Sandra zu ihren Großeltern. Darüber war ich sehr froh, denn ich dachte, das Haus ohne Kinder würde mir den Abschied erleichtern. Allerdings hielt mich ein wichtiger Grund von einer sofortigen Abreise zurück. Ich wollte die notwendigen juristischen Angelegenheiten regeln, um meinen Anteil am Haus meinem Mann zu überschreiben.

In diese Zeit des Wartens fiel der Geburtstag meiner Freundin Renate. Mit einem selbstgebackenen Kuchen machte ich mich auf den Weg zu ihr. Genau an diesem Tag gab es ein Wintergewitter; es donnerte bedrohlich und es war sehr düster. „Warum kann die Welt nicht meinetwegen untergehen?", sagte ich zu meiner Freundin Renate. Sie antwortete: „Aber die meisten Menschen leben doch sehr gerne!"

Die Semesterferien waren unterdessen zu Ende gegangen und die Kinder kehrten nach Hause zurück. Unmittelbar danach erkrankten beide. Zog es mich einerseits nach Wien, um – wie ich meinte – einen wichtigen Auftrag zu erfüllen, war ich jetzt erleichtert, doch zu Hause bleiben zu *müssen*. Denn es war mir klar, kranke Kinder brauchen ihre Mutter.

Ein Podiumsgespräch

Wenige Tage später fand eine Diskussionsrunde in Linz statt. Diskussionsrundenleiter war der Reporter von der „Linzer Rundschau", in der mein Bericht veröffentlicht wurde. Als er mich sah, begrüßte er mich freundlich und übergab mir einen Brief. Eine Leserin meines Artikels, Birgit, schrieb mir wohlwollende und ermutigende Zeilen:

> *„… Ich verstehe nicht, wie manche Frauen schwer nach einer Abtreibung zu kämpfen haben und andere leichter damit fertig werden. Ich selbst hatte schwer damit zu kämpfen. Dadurch aber lebe ich jetzt bewusster und mache mir Gedanken über jeden gelebten Tag … Ich getraue mich schon jetzt zu dokumentieren, dass niemand für das, was Sie machen, besser geeignet ist als Sie."*

Schließlich begann das Podiumsgespräch. Die Aussagen der geladenen Redner gipfelten in folgender Aussage: „Die Entscheidung für oder gegen das Kind liegt bei der Frau, und eine entsprechende Beratung ist gegeben." Der Satz: „Die entsprechende Beratung ist gegeben!", empörte mich aufs Äußerste! Ich stand auf und widersprach: „Nein, die Beratung ist NICHT gegeben!" Zumindest ist sie nicht das, was sie sein sollte! Gerade das ist ja das Problem. Weder ich noch unzählige andere Frauen wussten, was durch einen Schwangerschaftsabbruch auf sie zukommen würde.

Eine ältere Frau aus dem Publikum bestätigte meine Überzeugung und sagte: „Mir tut *heute* noch das Herz weh, wenn ich daran denke." Eine andere Frau stellte die Frage in den Raum: „Was gibt es überhaupt für einen Grund, einen Schwangerschaftsabbruch durchführen zu lassen?" Sie hatte eine Abtreibung erwogen, letztlich aber nicht durchgeführt, weil sie damals noch nicht legalisiert war. Offensichtlich war sie sehr froh darüber, dass sie ihr Kind behalten hatte. Bewegend war auch der Beitrag eines Herrn, der von seinem Sohn erzählte. Der Arzt meinte, dass durch eine Erkrankung der Mutter in der Schwangerschaft das Kind eventuell behindert sein könnte. Doch der Sohn kam gesund zur Welt. Der Arzt erkundigt sich noch heute voll Interesse nach ihm.

Eine Gynäkologin, die eine Beratungsstelle leitet, behauptete: „Die Frauen haben den Abbruch innerhalb eines Jahres verarbeitet, oder sie waren vorher schon depressiv." – Sie hat keine Ahnung! Das konnte ich nicht unwidersprochen lassen. Am Ende der Diskussionsrunde ging ich zu ihr hin und sagte: „Was Sie gesagt haben, stimmt nicht! Ich war nie depressiv, aber ich werde meine Probleme, die der Schwangerschaftsabbruch bei mir ausgelöst hat, nicht innerhalb eines Jahres verarbeitet haben!"

Und weiß sie wohl, was solch ein Leiden auch nur von einem *halben* Jahr bedeutet?

Aufgewühlt

Das Podiumsgespräch hatte mich aufgewühlt, ich wurde richtig aktiv! Bevor sich die Versammlung auflöste und auch ich im Begriff war zu gehen, sprach mich eine junge Frau an. „Das war gut, was Sie gesagt haben!", waren ihre ersten Worte. Ganz offensichtlich war sie, Regina, eine aufmerksame Zuhörerin gewesen. Regina ist Volksschullehrerin und engagiert bei einer Gruppe junger Menschen[1], die sich *für* das Leben einsetzt. Sie war für mein spezielles Problem besonders hellhörig. Sie versuchte mir Mut zu machen, und kurzerhand tauschten wir die Adressen aus. Tatsächlich besuchte sie mich kurz darauf und

[1] Jugend für das Leben

wir unternahmen miteinander einen Spaziergang, bei dem ich über mein Problem sprach. „Ich wüsste eine Psychotherapeutin für dich", schlug Regina vor. „Eine Therapeutin kann mir auch nicht helfen", widersprach ich voll Überzeugung. „Diese Frau hat auch ein Kinderbuch geschrieben", erzählte Regina weiter, ohne auf meinen Einwand einzugehen. „Es heißt: ‚Therese, eine Freundin für immer'[1]." Dieses Buch kannte ich doch! Patrick hatte es vor Weihnachten von der Schulbibliothek ausgeliehen. Es war genau jenes Buch, das ich mit den Kindern zusammen gelesen hatte und das uns, besonders mir, so sehr gefallen hat. Plötzlich hatte ich an dieser Psychotherapeutin Interesse. Obwohl ich davon überzeugt war, dass mir kein Therapeut und keine Therapeutin auf der Welt helfen könne, wollte ich diese Frau kennen lernen. Einfach wegen des Buches wollte ich mit ihr zusammentreffen. Regina, die so sehr bestrebt war, mir zu helfen, schien erleichtert, als ich mir die Adresse dieser Therapeutin aufschrieb.

Zum Abschied schenkte sie mir zögernd das Buch: „Myriam … warum weinst Du?"[2]

Schon am gleichen Abend begann ich darin zu lesen, nicht systematisch, sondern „quer".

Ich wusste aus eigener Erfahrung, wie es Frauen nach ihrer Abtreibung geht und dachte: „Dieses Buch hätte ich *vorher* lesen müssen!" *Vorher! Vor* meiner Abtreibung hätte ich all das wissen sollen, was in diesem Buch stand.

Weder ich noch andere Frauen – und allem Anschein nach auch nur wenige Gynäkologen haben von den psychischen Auswirkungen eines Schwangerschaftsabbruchs irgendeine Ahnung.

Hatte nicht der Frauenarzt bei der Podiumsdiskussion vor wenigen Tagen gesagt, dass eine ausreichende Beratung durchgeführt wird? Hatte ich nicht in der darauffolgenden Nacht noch weniger und noch schlechter geschlafen als sonst? Immer dachte ich an die absurde Aussage des Arztes: „Eine Beratung wird durchgeführt." Nein, das stimmt einfach nicht!!! Es muss etwas geschehen! Es gehört unbedingt etwas geändert! Es kann doch nicht so weitergehen! Wie viele Frauen noch sollen auf ähnliche Weise leiden wie ich? Wie viele Angehörige noch sollen mit ihnen mitleiden? Wie zum Beispiel meine Schwiegermutter. Eines Tages bekam sie intensive Schmerzen, die von der Wirbelsäule herrührten. Der Arzt meinte, sie müsse mit ihren Schmerzen leben lernen, denn man könnte nichts dagegen tun. Ich aber wusste, dass mein seelischer Zustand auf

---

[1] Ingeborg Obereder: „Therese, eine Freundin für immer", Vier-Türme-Verlag, Münsterschwarzach

[2] „Myriam … warum weinst Du?" – Die Leiden der Frauen nach der Abtreibung. Erlebnisberichte von betroffenen Frauen. Ärzte berichten über die psychischen Folgen der Abtreibung. Verlag: Stiftung „Ja zum Leben – Mütter in Not", Postfach, 8730 Uznach, Schweiz

Grund meines Schwangerschaftsabbruchs die Ursache ihrer Schmerzen war. Sie hatte Mitleid mit mir und große Sorgen, vor allem, weil sie noch glaubte, dass ich von der Familie weg nach Wien gehen würde. Sie sollte jedoch bald von ihren Sorgen und somit von ihren Schmerzen erlöst werden.

Ich erkannte meine Aufgabe

Die Diskussionsrunde, an der ich teilgenommen hatte, löste in mir ungeahnte Energien aus. Dort war mir bewusst geworden, dass *ein verpflichtendes Beratungsgespräch*[1] sein Ziel nicht erreicht. Viele Berater scheinen zu einseitig, zu wenig informiert, zu festgefahren in ihren Meinungen zu sein. Es musste also etwas geschehen! Und ICH war gefordert! Das war mir absolut klar geworden. Hier, zu Hause, konnte ich mich für mein Ziel einsetzen. Ich sah es nun als meine *Pflicht* an, von der mich niemand dispensieren könnte. Meine Wien-Pläne gehörten der Vergangenheit an. Meinen Auftrag konnte ich *hier* am besten erfüllen, erkannte ich. Wie erleichtert war meine Familie, und siehe da, meine Schwiegermutter war bald wieder schmerzfrei!

Ich hatte eine Aufgabe! Eine ungeheuer wichtige. Ich wusste wieder, was ich wollte. Das Rezept, um meinen seelischen Zustand nach und nach zu verbessern, hatte ich unbewusst bereits in der Hand. Es war die Aufgabe, die ich für mich erkannt habe und die meinen ganzen Einsatz fordern sollte. Ich fühlte mich verpflichtet, dem Leiter der gynäkologischen Abteilung des Allgemeinen Krankenhauses meine Sichtweise darzulegen. Er hatte damals bei dem Podiumsgespräch behauptet, eine Beratung wäre vorhanden. Dies hatte mich sehr in Unruhe und Ärger versetzt. Kurzentschlossen schrieb ich einen Brief an ihn.

So fing es an, mein neues Leben. Mein Weg zur Besserung begann. Und es funktionierte wirklich, denn alles, was mich so beschäftigte und ich mir von meiner Seele schrieb, ließ wieder etwas Luft und Raum für andere Gedanken zu.

Ich wollte meine *wahre* Geschichte schreiben. Es war wie ein innerer Zwang. Ich wollte unbedingt die Wahrheit über mich ans Licht bringen, meine Geschichte wie sie wirklich war. Alle sollten wissen, warum ich einen Selbstmordversuch unternommen habe, alle erfahren, dass ich mit meinem Schwangerschaftsabbruch etwas getan habe, was ich eigentlich in meinem tiefsten Inneren nicht

---

[1] Die Forderung nach einem verpflichtenden Beratungsgespräch war der Inhalt meines Briefes an den Landeshauptmann gewesen. Er hatte von Anfang an mein Problem wichtig genommen, mich darin bestärkt, mein Ziel zu verfolgen und seine Unterstützung zugesagt. Ich konnte mich davon überzeugen, dass er den einzelnen Menschen ernst nimmt, wofür ich ihm sehr dankbar bin. (Wichtig ist mir noch zu erwähnen, dass hinter diesem Buch weder eine politische noch eine religiöse Absicht steckt. Ich war nie an Politik interessiert und nie besonders religiös gewesen. Allerdings habe ich meinen Glauben dadurch gefunden, dass ich aus diesem „Strudel", der mich immer tiefer sinken und einen Ausweg als unmöglich erscheinen ließ, doch wieder herausgekommen bin.)

guthieß. Was ich getan hatte, tat ich mit dem Kopf, nicht aber mit dem Herzen. Ich fühlte, dass die Wahrheit ein Wert ist, der mich langsam wieder ins seelische Gleichgewicht bringen würde. Die Lüge ließ mich völlig absinken. Eine Lüge zieht eine weitere nach sich, und am Ende hat man keinen Boden mehr unter den Füßen. Und dort hatte ich mich befunden – im Nichts!

Mein Entschluss war gefasst. Ich wollte in einem Buch meine Geschichte offen legen, aber ich brauchte Hilfe dazu. Zwei Wochen vor Patricks Geburtstag rief ich beim Landesverlag in Linz an, erzählte von meinem Vorhaben und wurde sofort mit einem Lektor des Verlags verbunden. „Wissen Sie jemanden, der mir beim Schreiben meiner Geschichte helfen kann?", fragte ich, nachdem ich von mir erzählt hatte. Der Lektor hatte aufmerksam und verständnisvoll zugehört, und nannte mir tatsächlich jemanden, Veronika Hruska. Voll Hoffnung rief ich an und es stellte sich sofort heraus, dass sie genau die Richtige ist. Veronika verstand mich nur zu gut, denn sie hatte selbst vor längerer Zeit einen Abbruch machen lassen. Zwar wollte sie übers Wochenende Bedenkzeit, doch ich hoffte so sehr auf ihre Zustimmung.

Brief an die Gynäkologen

Am 17. März feierten wir Patricks Geburtstag. Für den Nachmittag war eine Party angesagt und ich war froh, dass ich dabei sein würde. Aber noch immer dachte ich: „Hoffentlich verpatze ich ihm seinen Geburtstag nicht!" Ich war nämlich noch immer davon überzeugt, dass ich nur noch ganz kurze Zeit leben würde. Der Geburtstag meines Sohnes ließ meine Gedanken zurückschweifen in die Vergangenheit – zu jenem Tag, an dem ich erfuhr, dass ich ein Kind erwartete und zu dem Tag von Patricks Geburt. Wie groß war unsere Freude damals gewesen! Wie sehr hat er unser Leben bereichert!

Nun also war Patrick in der Schule und Sandra im Kindergarten. Doch plötzlich überkam mich eine große Traurigkeit. Patrick und Sandra waren aus der gegenseitigen Liebe zwischen Andi und mir entstanden. Und das dritte Kind? Ungeplant, ungewollt! „Es" hätte nicht passieren dürfen. Ein Spiralenkind noch dazu! Und dann die ganze schreckliche Geschichte …!

Es tat so weh, am Geburtstag eines Kindes daran denken zu müssen. Wie konnte ich nur *so etwas* tun?

Am Wochenende war ich sehr fleißig gewesen, denn ich hatte einen Brief[1] verfasst, den sämtliche Gynäkologen Oberösterreichs erhalten sollten. Es war gar nicht so einfach gewesen, an alle Adressen heranzukommen. Zunächst half mir

---

1 „Klären Sie die Frauen auf" auf Seite 218

das Ärzteverzeichnis meines Hausarztes, aber da standen ja nur jene Gynäkologen drin, die eine eigene Praxis haben. Deshalb eruierte ich auch all jene, die in einem Krankenhaus arbeiten. Ich verglich die Adressen aus dem Ärzteverzeichnis mit den Telefonbüchern der verschiedenen Regionen Oberösterreichs und konnte so ergänzen. Schließlich hatte ich die Adressen von 110 Gynäkologen gesammelt und die Briefumschläge beschriftet. Ich war motiviert für diese Arbeit, weil ich es für sinnvoll hielt, die Frauenärzte mit dem Problem des Schwangerschaftsabbruchs zu konfrontieren. Keine Frau sollte mehr die Frage stellen müssen: „Warum hat mir keiner gesagt, dass nach einem Schwangerschaftsabbruch Probleme auf mich zukommen können?" Es wäre so wichtig, dass jede Frau schon vom Frauenarzt hört, welche psychischen Folgen bei einem Abbruch möglich sind.

Endlich waren die 110 Briefe zur Post gebracht. Zwei Wege lagen noch vor mir: Zum Landhaus und ins Allgemeine Krankenhaus. Im Sekretariat des Landeshauptmanns gab ich den Brief an die Gynäkologen ab, um auch ihn darüber zu informieren.

Auch im Allgemeinen Krankenhaus wollte ich mit einigen Personen sprechen und ebenfalls diesen Brief übergeben. Der ärztliche Direktor lud mich in sein Zimmer und nahm sich Zeit, mich anzuhören. Ich erzählte kurz meine Geschichte, übergab „meinen Brief" und ein Buch[1], in dem der Satz steht: „Wenn ich meinen Patienten den bestmöglichen Rat gegeben habe, den ich weiß, ist es für mich in Ordnung." Der ärztliche Direktor hörte mir aufmerksam zu und bemerkte schließlich: „*Diese* Arbeit tut keiner gern." „Wenn das so ist, dann ist es gut, wenn die Frauen vorher genügend aufgeklärt werden, damit die „Arbeit", die keiner gerne tut, nicht mehr so oft gemacht werden muss", entgegnete ich.

„Sie werden es auf diesem Weg schaffen", meinte er noch. „Hoffentlich hat er Recht", dachte ich, „aber falls ich doch an den Folgen meines Schwangerschaftsabbruchs sterben sollte, sollen alle wissen *warum*."

Als nächste Station im Allgemeinen Krankenhaus wählte ich die Tagesklinik. Die Aufnahmeschwester, die sich noch an mich erinnern konnte, bat ich: „Bitte lesen Sie diesen Brief, den ich an alle Gynäkologen Oberösterreichs geschrieben habe. Falls Sie merken, dass eine Frau wegen ihres Vorhabens unsicher ist, können Sie ihr vielleicht mit dem helfen, was Sie in diesem Brief lesen werden." Die Krankenschwester nahm mein Anliegen gut auf, und so stieg ich die Stiegen zur neurologischen Abteilung hinauf.

„Wenn ich schon da bin", dachte ich, „so soll auch die bei meinem damaligen Krankenhausaufenthalt zuständige Ärztin diesen Brief erhalten." „Kommen Sie

---

[1] „*Aus Liebe* zum Menschen" von Dr. med. David Wilhelm, R.-Brockhaus-Verlag

in meine Sprechstunde", sagte sie, als sie mich erblickte, „denn jetzt habe ich keine Zeit." „Ich habe auch keine Zeit", antwortete ich, „ich will Ihnen nur diesen Brief hier lassen." Nachdem ich ihr den Brief übergeben hatte und im Weggehen begriffen war, rief sie meinen Namen. Ich drehte mich um und hörte sie sagen: „Passen Sie auf, dass Sie nicht auf die Geschlossene (Abteilung) kommen!" In diesem Moment konnte ich nur verblüfft entgegnen: „Ich weiß schon, was ich mache!"

Nun stand mir noch der letzte Weg im Allgemeinen Krankenhaus bevor: Auch der Leiter der gynäkologischen Abteilung sollte meinen *Brief an die Gynäkologen* von mir persönlich erhalten. Tatsächlich traf ich ihn. „Kennen Sie das Buch ‚Myriam … warum weinst Du?', darin ist auch ein Beitrag von Dr. Nathanson enthalten, bekannt wegen seiner großen Anzahl von durchgeführten Abtreibungen?", fragte ich. „Er bekennt nun, dass es ein Fehler war." „Er hat schon genug daran verdient", kommentierte er meinen Hinweis auf die positive Wendung dieses Arztes.

War ich auch über vieles verärgert, so war doch mein Besuch im Allgemeinen Krankenhaus nicht umsonst! Die Menschlichkeit in den Krankenhäusern darf in unserer schnelllebigen Zeit nicht verloren gehen! Sie muss für alle Patienten gewahrt bleiben, und mein Brief sollte ein Denkanstoß dazu sein.

Nadine

So ein randvoller Vormittag ist selten! Gott sei Dank, denn er war anstrengend! Umso schöner sollte der Nachmittag mit Veronika werden. Vom ersten Augenblick verstand ich mich sehr gut mit ihr; über alles konnte ich mit ihr reden. Eine gute Zuhörerin, eine kompetente Ratgeberin und einen lieben, herzlichen Menschen habe ich in ihr gefunden. Wir sprachen über das Buch, das ich im Kopf hatte und es stellte sich sehr bald heraus, dass wir es gemeinsam herausgeben wollten.

Am nächsten Tag hatte ich meinen zweiten Termin bei der Psychotherapeutin, die mir Regina empfohlen hatte. Nun war ich doch wieder zu ihr gegangen, obwohl ich mir vor einer Woche bei meinem Erstgespräch gedacht hatte: „Die kann mir auch nicht helfen!" Sie ist zwar recht freundlich und nett, aber als während meiner Sitzung eine ihrer Töchter anrief und ich sie sprechen hörte, war ich überzeugt: „Die hat eine heile Welt, eine heile Familie. Ihr geht es gut! Wie könnte sie mich denn verstehen? Wie soll sie mir helfen können?"

Trotz meiner schon fast fixen Idee, dass mir auch diese Therapeutin keine Hilfe werde bieten können, nahm ich meinen vereinbarten Termin wahr. Einerseits deshalb, weil meine Familie beruhigt war, andererseits, weil sie das Buch „Myriam … warum weinst Du?“ kannte und sich offensichtlich mit diesem Thema befasst hatte. Bei ihr angelangt, übergab ich ihr sogleich den Brief an die Gynäkologen und sagte: „Das Porto für diese Briefe hat fast 1000 Schilling gekostet. Ich habe eigentlich dafür kein Geld, aber es war mir so wichtig, an alle Frauenärzte in Oberösterreich zu schreiben.“ Sie nahm meinen Brief, sah ihn kurz durch und antwortete: „Ich habe mir schon Sorgen um Sie gemacht“ – ich hatte mich nämlich um zehn Minuten verspätet – „und wollte Sie gerade anrufen. Ich bin froh, dass Sie wieder hier sind! Sie sind mir wirklich ein Anliegen. Ich merke, dass Sie finanziell schlecht zurechtkommen und biete Ihnen an, dass Sie die Therapie nichts kostet.“ „Gott sei Dank!“, dachte ich, „ich möchte ja gar nicht für etwas bezahlen, wovon ich für mich keinen Nutzen sehe.“

Im Verlauf dieser Therapiestunde und auch in allen weiteren bestärkte sie mich in meinen Aktivitäten, und ich konnte sie auch jederzeit telefonisch um Rat fragen. Unter den gegebenen Bedingungen war ich entschlossen, regelmäßig zur Therapie zu gehen. Nach einigen Therapiesitzungen merkte ich, dass meine Therapeutin Ingeborg echt mit mir mitfühlen konnte und mein Vertrauen wuchs immer mehr.

Mitte April fragte sie mich: „Wären Sie dazu bereit, dass wir die nächste Stunde damit verbringen, Ihrem Kind einen Namen zu geben?“ Zunächst stiegen in mir bei dieser Frage meine Erinnerungen an den Aufenthalt im Allgemeinen Krankenhaus auf. Dreimal war ich dort zu einer Therapeutin gegangen, die mich ebenfalls aufgefordert hatte, meinem Kind einen Namen zu geben. Ich nannte damals einen Mädchennamen, der mir zwar gefiel, den ich aber meinem Kind nicht gegeben hätte. Die Sache war damit erledigt und hatte in mir nichts verändert. Ich hatte einfach mitgespielt, fand diese „Namensgebung“ nicht wichtig und war damals froh, als die Therapiestunde vorüber war. Nun kam abermals der Anstoß, meinem Kind einen Namen zu geben.

„Werden Gefühle in mir aufkommen?“, fragte ich mich. „Werde ich dann echt um mein Kind trauern können? Oder werde ich einfach wieder nur mitspielen?“ Unsicher, aber doch, willigte ich ein.

Am 26. April 1999 war es so weit: Heute sollte mein Kind seinen Namen bekommen. Als ich das Therapiezimmer betrat, bemerkte ich sofort, dass sich meine Therapeutin offensichtlich auf eine richtige Feier vorbereitet hatte. Weiße Rosen in einer Kristallvase und eine Kerze schmückten den Tisch. Bevor wir uns setzten, zündete Ingeborg die Kerze an und stellte einen kleinen, leeren, mit goldenen Rosen verzierten Bilderrahmen neben die Vase.

„In diesem Rahmen ist kein Foto“, begann Ingeborg, „aber er soll Sie an Ihr Baby erinnern. Wir können das Kind nicht sehen, aber es ist da! Es lebt! Ja, es lebt bei

Gott. Deshalb kann es auch immer in Ihrer Nähe sein. Sie können mit ihm in Beziehung treten – und um dies zu erleichtern, bitte ich Sie jetzt, Ihrem Kind einen Namen zu geben."

„Nadine", sagte ich und sprach weinend weiter, „du weißt, ich würde alles für dich geben ..."

Ich redete tatsächlich zu meinem Kind, und ich konnte dabei auch wieder etwas fühlen. So lange Zeit war ich gefühllos gewesen und zweifelte, ob ich echte Trauer empfinden konnte. Aber meine Tränen flossen, ich sprach mit Nadine, bat sie um Verzeihung und verabschiedete mich schließlich von ihr.

Nadine! Sie hat in mir etwas bewegt. Ich bin nicht imstande zu beschreiben, was es eigentlich war, das mich bewegt hat, aber ich schrieb an sie einen Brief.

Brief an Nadine

Neun Monate und sechs Tage, nachdem ich DICH, mein Kind, auf die für mich schlimmste Weise verloren habe, jetzt erst hast DU endlich einen Namen bekommen.

Da wir ja verhütet haben – mit einer Spirale – hättest DU uns nicht passieren dürfen. Der Kinderwunsch war abgeschlossen. – „... außer es passiert", war immer meine Antwort auf solch eine Frage. Daran hätte ich festhalten sollen!

Wenn ich mit Renate, meiner Freundin, darüber gesprochen hätte, wäre ich den für mich wahren Weg gegangen. Sie kennt mich mein halbes Leben lang und sagte, als ich ihr als Erste von meinem Schwangerschaftsabbruch erzählte:

„Warum bist du nicht früher zu mir gekommen? Das warst nicht du!" Das stimmt! Und ich konnte mir auch nicht vorstellen, dass ICH das war!

KEINER – bis auf deinen Vater – hat sich für DEIN Leben eingesetzt.

„Fahren wir noch auf Urlaub", meinte er, denn im nächsten Jahr, wenn DU bei uns wärst, ginge es nicht mehr so einfach. Und als ich von Abtreibung sprach, meinte er: „Und was ist, wenn Patrick oder Sandra etwas zustößt?" Meine Antwort darauf war: „Patrick und Sandra kann niemand ersetzen." Das ist auch richtig!

Leider war ich zu „blind" und zu verschlossen, um zu erkennen, dass DICH auch niemand ersetzen kann.

Hätte mich jemand gefragt, ob ich mir ein Leben ohne PATRICK und ohne SANDRA vorstellen kann, hätte es nur ein klares NEIN als Antwort gegeben.

Sie sind ein Teil von uns und unserem Leben – auch DU!

Darum ist ein Leben ohne DICH so furchtbar schwer.

Ich glaubte lang, auch damals gestorben zu sein, als DU es bist, nur halte ich viel mehr aus als DU.

Lange war ich nicht mehr fähig zu leben. Nichts und niemand konnte mir noch Freude bereiten. Meine Negativität traf alles, und ich wünschte mir, nicht mehr zu leben. Ich war geschwächt, weil ich nicht mehr richtig schlafen konnte. Ich wusste genau, ich hatte die Grenzen meiner natürlichen Ruhephasen überschritten, und durch diesen lange anhaltenden Schlafentzug wurde auch mein Herz stark belastet.

Und bevor mein Herz auslässt und ich nicht mehr aufwache, – das wollte ich Patrick und Sandra nicht antun, – wäre ein vorgetäuschter Autounfall die beste „Lösung" für alle, war damals meine Meinung. Und die Wahrheit erfahren, warum, sollte keiner!

Doch alle, die danach die Wahrheit erfuhren, sagten, sie mögen mich trotz allem genauso; es half mir aber nichts.

Ich konnte mich selbst nicht mehr akzeptieren. Ich wollte davonlaufen – aber vor sich selbst davonlaufen geht leider nicht!

Jetzt bin ich froh, sagen zu können: Ich mag mich wieder und ich bin es wert, auf dieser Welt zu sein!

Auch bin ich dankbar für mein Leben, ich schätze und achte es jetzt wieder sehr, denn ich weiß, es ist unser größtes Geschenk.

Klar, man muss sich selbst helfen, aber ohne all die lieben Menschen, die ich kenne und in meiner schwersten Zeit kennen gelernt habe, würde ich nicht das Gefühl einer „gewissen Sicherheit" haben. Auch wenn ich nicht die Sicherheit für mein Leben habe, bin ich dankbar für alle, die hinter mir stehen.

Ehrlich kann ich allen sagen: ICH WILL! Und ich freue mich über jeden neuen Tag. Wenn ich zuvor dachte: „Was macht es schon, eine Woche mehr oder weniger zu leben", so kann ich jetzt sagen: JEDE MINUTE länger zu leben ist kostbar!

Vielleicht hat mir das passieren müssen, oder war es mir bestimmt, damit ich aus eigenem Erleben mithelfe zur besseren Aufklärung über die seelischen Probleme, die sich aus so einer Situation ergeben können. Denn ich weiß, ganz viele Frauen leiden darunter, nur zu wenige sprechen darüber.

Jetzt, wo ich das schreibe, kommt Sandra herein und sieht den kleinen goldenen Fotorahmen mit den Rosen darauf und meint:

„Der ist ja ganz neu, aber da ist kein Foto drinnen."

Leider! – Und es wird auch nie eines drinnen sein – nur in Gedanken … denn es ist

DEIN Fotorahmen.

Aber DU hast einen Namen der zu DIR passt:

Nadine

Eine Freundin erzählte, dieser Name bedeutet

„Hoffnung"

Die Hoffnung, dass es nie wieder ein gebrochenes Herz gibt auf dieser Welt!

Vielleicht hast DU wirklich nur diese zwölf Wochen zum Leben gebraucht, aber DU weißt auch, ich würde alles geben – FÜR DICH!

Auch wenn aus all dem Schrecklichen doch noch etwas Positives geworden ist; für DICH, für mich und für unsere Familie hätte ich mir eine andere Geschichte gewünscht …

Ich lebe!

Ich erwachte, trat zum Fenster und blickte hinaus. „Ich lebe!", war mein erster Gedanke. „Heute ist mein 30. Geburtstag!" Zu Josef habe ich immer gesagt: „29 Jahre ist mein Alter und älter werde ich nicht." – Und nun lebe ich und wie froh bin ich darüber!

Für dieses Jahr hatte ich mir selber ein Geburtstagsgeschenk gemacht. Mit meiner Familie und einigen Freunden besuchte ich ein Konzert auf Schloss Weinberg und überreichte ihnen anschließend einen Brief. Ich hatte ihn für mich und meine Freunde geschrieben:

1. Juni, Tag des Lebens ... und auch mein Geburtstag

Im Jahr 1978 wurde der „Tag des Lebens" von der „Aktion Leben" eingeführt. Er soll ein Tag der Freude für das Geschenk des Lebens sein.

Gerade erst letzte Woche fragte mich Patrick: „Mama, wie alt möchtest du gerne werden?" Meine Antwort darauf: „Ein halbes Jahrhundert würde ich schon gerne werden." Hätte mir Patrick diese Frage vor einem halben Jahr gestellt, hätte ich ihm nicht diese ehrliche Antwort geben können. Denn damals hatte ich noch so schwer mit den Auswirkungen meines Schwangerschaftsabbruchs zu kämpfen. – Besser gesagt: Mein Lebenswille war dadurch gebrochen. Ich glaubte, mit meinem Kind gestorben zu sein. Auch glaubte ich, ich sei es gar nicht wert, hier auf dieser Welt zu sein – nach dem, was ich getan hatte.

Dieses negative Denken raubt viel Energie – aber wer kann schon positiv denken – über einen Fehler, den man am liebsten ungeschehen machen möchte?

Doch ich habe eine zweite Chance bekommen und konnte diese zum Besten nutzen! Ich bin wieder da, wo ich hingehöre und wo ich auch zuvor immer war: auf der positiven Seite!

Danke möchte ich darum euch allen sagen, denn jeder von euch hat dazu ein wenig beigetragen ... Durch das, was mir passiert ist, habe ich auch von den Problemen einiger Menschen erfahren – vieles ist nicht so, wie ich es mir vorgestellt habe. – Es gibt viel Schweres und Leidvolles auf dieser Welt.

Doch allen wünsche ich, dass sie irgendwann wieder einmal sagen können, so wie ich jetzt: „Trotz allem, ich freue mich, hier auf Erden zu sein, ich weiß wieder, ich bin etwas Besonderes und achte wieder mein größtes Geschenk: DAS LEBEN!"

Karin

Am nächsten Tag war ich auf dem Polterabend bei einer Freundin eingeladen. Als ich heimfuhr, regnete es in Strömen. In meiner Erinnerung stieg das Wintergewitter auf, bei dem ich mir gewünscht hatte, die Welt möge meinetwegen untergehen. Wie sehr hat sich das gewandelt! Während der Regen auf meine Autoscheibe prasselte, dachte ich: „Die Welt braucht meinetwegen nicht mehr unterzugehen! Auch ich lebe wieder gerne.

Ja, die Freude war wieder in mein Leben zurückgekehrt. Ich wollte wieder leben. Nur *leben*!

„Am liebsten möchte ich nicht mehr schlafen gehen. – Ich möchte keine Nächte mehr, nur noch Tage“, sagte ich eines Tages zu Ingeborg. „Das ist die Liebe zum Leben“, antwortete sie, „die Sie wieder gefunden haben.“ „Genau das ist es“, erwiderte ich, „ich habe zwar immer gern gelebt, aber jetzt lebe ich intensiver.“

Meine Werte haben sich verschoben, meine Einstellungen und ich selbst haben sich verändert. Jetzt mache ich, was mir wirklich als wichtig erscheint und lasse liegen, was ich für unwesentlich halte. Immer mehr erfasst mich das Staunen über die Natur, immer mehr sehe ich den Menschen als Wunder. Patrick und Sandra haben mein Leben unsagbar bereichert, vor allem aber durch Nadine habe ich die wahren Werte erkannt. Das Leben ist der größte Wert!

In drei Tagen ist der 20. Juli

Kurz vor dem Jahrestag meines Schwangerschaftsabbruchs schrieb ich einen Brief und nannte ihn:

„In drei Tagen ist der 20. Juli“

Sicher habe ich mir oft gewünscht, es hätte diesen Tag im Juli 1998 nie gegeben, denn an diesem Tag habe ich den GRÖSSTEN FEHLER meines LEBENS gemacht! Eigentlich wollte ich es gar nicht tun, doch es ist passiert und es gibt keine Entschuldigung dafür.

Wenn ich zehn Jahre zurückdenke, damals 1989, war es auch genau der 20. Juli, als ich vom Frauenarzt bestätigt bekam, dass ich schwanger bin. Zwar hatte ich zuvor gehofft, es sei doch noch nicht so weit, doch meine Freude war dennoch groß. Auch Andi war ganz überrascht, als ich ihm mit der Mutter-Kind-Box unterm Arm entgegenging. „Was, wirklich?“, waren seine ersten Worte.

Damals waren wir beide gerade 20 Jahre jung, doch dieses Kind, Patrick, hat gespürt, dass es von Anfang an ein „angenommenes Kind“ war. Sandra spürte es bestimmt auch, zwar hatte ich meine Bedenken, wie es mit zwei Kindern sein, und wie es mir beim Stillen ergehen würde. Doch all das wäre unnötig gewesen, denn Sandra war ein so zufriedenes Baby, und mit dem Stillen hätte es bei uns zweien nicht besser klappen können.

Ich wünschte mir ein ebenso lebhaftes Kind wie Patrick, obwohl er anfangs ganz schön anstrengend war. Mein Wunsch wurde Wirklichkeit. Auch hatte ich bei beiden Kindern bereits bei der Zeugung eine „Vorahnung": „Jetzt ist es passiert!", sagte und spürte ich bei Patrick und bei Sandra.

Doch bei dir, meinem dritten Kind, ahnte ich nichts! Eigentlich hättest du uns gar nicht „passieren" dürfen, weil ich mir ja im Juni 1997 die Spirale einsetzen hatte lassen. Aber wie durch ein „Wunder" bin ich doch schwanger geworden. Wunder deswegen, weil ich es mir gar nicht vorstellen konnte, wie es dazu kam. Nicht nur, dass die Spirale die Schwangerschaft hätte verhindern sollen – meine Tage waren außerdem noch nicht ganz vorbei, als dieses dritte Kind gezeugt wurde. Zu diesem Zeitpunkt, glaubte ich, hätte sowieso nichts passieren können. Aber genau da muss es geschehen sein.

Es war schlimm, als Andi mit dem Buch „Ihr Baby auf dem Weg ins Leben" – welches mir bei Patricks Schwangerschaft geschenkt wurde – zu mir kam, auf einen darin liegenden Zettel deutete und fragte: „Wann hast du denn das geschrieben?" Es war ein Text, den ich in der Berufsschule gemeinsam mit Freundinnen – wir waren damals 17 Jahre alt – abgeschrieben hatte:

Tagebuch eines Ungeborenen

1.5. Aus Liebe haben mich meine Eltern heute geschaffen.

15.5. Meine ersten Adern entstehen und mein Körper formt sich.

19.5. Heute habe ich meinen Mund, mit dem ich bald Nahrung aufnehmen werde, bekommen.

21.5. Nun schlägt auch schon mein Herz.

28.5. Meine Arme und Beine haben sich schon gebildet. Bald werde ich laufen und meine Mutter umarmen können.

8.6. Jetzt habe ich auch schon kleine Finger, mit denen ich bald alles abtasten werde.

15.6. Heute erst hat meine Mutter erfahren, dass ich bei ihr bin. Hoffentlich freut sie sich. Meine Mutter, wie sieht sie wohl aus?

20.6. Jetzt ist es sicher, ich bin ein Mädchen.

24.6. Ab heute kann ich Schmerzen empfinden.

6.7. Auf meinem Kopf sprießen schon Härchen.

8.7. Obwohl meine Lider noch geschlossen sind, sind meine Augen schon lange fertig. In einigen Monaten werde ich alles sehen können.

18.7. In sechseinhalb Monaten ist es soweit. Dann werde ich atmen, schreien, sehen können! Jetzt muss ich nur mehr viel, viel wachsen.

20. 7. Heute hat mich meine Mutter umgebracht. Ich denke, als wir das mit 17 Jahren abschrieben, waren wir uns einig, so etwas nie zu tun.

Andi hatte das Buch gesucht, weil es uns helfen sollte, am Computer den Einband des vorliegenden Buches zu gestalten.

Es war mein Wunsch, dass Andi das Bild eines Embryos in der zwölften Woche findet, weil unser Kind auch in der zwölften Woche gewesen war. Als ich auf das Datum schaute, das bei dem Text „Heute hat mich meine Mutter umgebracht" stand, wusste ich, warum Andi so eigenartig fragte: Es war der 20. 7., genau der Tag wie bei uns. Als ob ich diesen Zettel damals schon für mich geschrieben hätte.

Anfangs wollte ich meinen Fehler verschweigen, nie sollte es irgendjemand erfahren, doch jetzt stehe ich dazu, darum geht es mir auch besser. Endlich kann ich ehrlich um dich trauern, NADINE. Besonders wenn ich das Lied auf Sandras Kinderlieder-CD höre: „Heute kann es regnen". Es ist ein Geburtstagslied und alle singen so schön: „... WIE SCHÖN, DASS DU GEBOREN BIST, WIR HÄTTEN DICH SONST SEHR VERMISST ..." Ja, ich vermisse dich!

Ich vermisse dich, doch ich will damit leben. Ich habe mit dir etwas ganz Einzigartiges verloren, und du weißt, ich gäbe alles für dich. Ich habe auch etwas daraus gelernt und bin mit dir „gewachsen". Immer wirst du ein Teil von mir sein, genau wie PATRICK und SANDRA! Du bist das, was mich jetzt ausmacht, und darauf bin ich stolz! Ich weiß, du bist nicht UMSONST von dieser Welt gegangen. Und wären Patrick oder Sandra mein drittes Kind gewesen, ich täte dasselbe! Ja, ich bin sicher, es lohnt sich für dich, NADINE, und für jedes ungeborene Kind auf dieser Welt!

Gelöste und ungelöste Probleme

Was mir stark zu schaffen machte, waren meine Schlafstörungen. Wie oft habe ich, während ich wach im Bett lag und auf den erlösenden Schlaf hoffte, an die Abtreibung gedacht. Doch mit der Zeit konnte ich auch positive Gedanken hegen und neue Pläne entwickeln.

Noch immer war ich überzeugt, dass ich mein Leben verkürzt hatte. „Vielleicht sterbe ich bald an einem Herzinfarkt, aber ein psychisches Wrack werde ich nicht!", hatte ich mir geschworen. Deshalb entschloss ich mich, etwas gegen dieses leidige, quälende Schlafproblem zu tun!

Veronika empfahl mir eine Akupunkturbehandlung und Ingeborg bekräftigte: „Das ist sicher eine aussichtsreiche Möglichkeit, wieder zu Ihrem nötigen Schlaf zu kommen." Sie empfahl mir eine sehr gute, liebe Ärztin, zu der sie selbst großes Vertrauen hat. Diese erkannte meinen Zustand und stellte fest, dass mein vegetatives Nervensystem stark angeschlagen und mein Hormonhaushalt nicht in Ordnung sei. „Genau das ist es!", dachte ich. „Sie hat es richtig erkannt!" Mein Vertrauen in diese Ärztin wuchs, und ich zog die Behandlung durch. Der Erfolg stellte sich jedoch später als erwartet ein und die Therapie dauerte länger als geplant.

Eine wesentliche Besserung konnte durch die Akupunkturbehandlung zwar erzielt werden, aber noch immer hatte mein Schlaf nicht dieselbe Qualität wie früher. Ich fragte mich: „Werde ich überhaupt je wieder so schlafen können wie früher? Und werde ich je wieder meine innere Ruhe finden?" Lange noch war ich manchmal sozusagen „wie am Sprung". Warten müssen war für mich langwierig und mühsam, denn oft stand ich unter einem inneren Stress. Ich fühlte immer noch: „Meine Zeit auf Erden ist zu kurz, denn ich habe mein Leben verkürzt – und mir rennt die Zeit davon."

Unvermutet war in der schwierigen Zeit nach meinem Schwangerschaftsabbruch noch ein Problem auf mich zugekommen, das mir fast die Luft zum Atmen nahm. Eines Tages fand ich auf unserem Computer – von Andi geschrieben – die Worte: „Meine Träume, meine Liebe, mein Herz – ich bin tot!" Ich erschrak. Auch mein Mann fühlte sich wie tot und leer! Ich kannte diesen Zustand und wusste: Andi steckte in einer tiefen Depression. Tatsächlich war er in der letzten Zeit viel zu kurz gekommen. Immer war ich mit meinem Problem im Mittelpunkt gestanden, und er war übergangen worden. Vor allem hatten wir weder die Energie noch das Vertrauen gefunden, offen über uns und unsere Probleme zu sprechen. Wesentliches in unserer Beziehung war deshalb zerbrochen und unsere Ehe in eine schwere Krise geraten.

Die meisten Beziehungen zerbrechen nach einem Schwangerschaftsabbruch, wusste ich. Wie würde es mit meiner Ehe weitergehen?

Andi verletzte mich durch manches. Vor allem in einem ganz bestimmten Punkt traf er mich schwer. Früher hätte ich dies als unverzeihlich eingestuft; doch ich konnte verzeihen.

Nadine hat es mich gelehrt. Denn was ich ihr angetan hatte, konnte ich mir schwerer verzeihen, als ich jetzt Andis Fehler vergeben konnte.

„Ich wollte dies nicht tun!", bedauerte Andi. Er wollte mich nicht verletzen und ich wollte keinen Schwangerschaftsabbruch durchführen lassen! Dennoch ist beides passiert.

Wir hatten nicht oder nicht ausreichend über unsere Probleme gesprochen.

„Ab nun", sagte Andi, der von Natur aus schweigsam ist, „wollen wir wirklich mehr über uns reden!" Er hatte erfahren, wie wichtig und heilsam offene Gespräche sind. So bin ich zuversichtlich und hoffe, dass uns unsere Gespräche in Zukunft vor Fehlern und falschen Entscheidungen bewahren und wir nicht Dinge tun, die wir im Grunde als Unrecht erkennen.

Alle sollen es von mir hören

„Schließe doch endlich ab!" Diesen Rat erhielt ich von Nachbarn, Bekannten und Freunden.

Ich solle „abschließen!", denn: „Vergangenes ist vergangen!" Aus meiner Umgebung kam der Rat: „Lebe so wie früher! Denke endlich etwas anderes – nicht nur an deinen Schwangerschaftsabbruch. Das ist doch vorbei!" Ich bin aber nicht mehr die Gleiche! Ein so wesentlicher Einschnitt in meinem Leben ist mit einer Veränderung meiner Persönlichkeit Hand in Hand gegangen. Aus der negativsten Erfahrung meines Lebens konnte ich viel Positives lernen. Alle, die daran interessiert sind, sollen die volle Wahrheit über die Geschehnisse um meine Person erfahren.

Die Eltern der Kameraden und Kameradinnen meiner Kinder in der Schule und im Kindergarten waren meine erste Zielgruppe, die ich informieren wollte. Ich beabsichtigte bereits, meine Geschichte in einem Buch zu veröffentlichen und wollte späterem Getuschel und Getratsche vorbeugen, wie: „Ist das die Mutter von Patrick?" oder „Handelt es sich dabei um Sandras Mutter?" So weit sollte es nicht kommen. Abgesehen von einer klaren Information an alle Interessierten meiner Umgebung war ich bestrebt, andere, die ungewollt schwanger sind, vor dem unseligen Schritt zu bewahren, den ich selbst gegangen war.

Diese beiden Gründe bewegten mich, den folgenden Brief anlässlich eines Elternabends den Eltern der Kinder zu geben, die gemeinsam mit meinen Kindern die Schule und den Kindergarten besuchten.

Wie es wirklich war

Probleme und Schwierigkeiten versuchen wir Menschen oft zu lösen, indem wir sie verschweigen oder negieren. Meistens werden sie aber dadurch noch größer. Der folgende Kurzbericht über einen wichtigen Abschnitt meines Lebens soll aufzeigen, dass gerade das offene Bekenntnis zu einer Wahrheit oder zu einem Faktum, das wir am liebsten aus der Welt schaffen würden, befreiend ist und Hilfe bringt.

In einem Monat – Ende September – wird es nun ein Jahr.

Ein Jahr ist nun fast vergangen – ja vor einem Jahr glaubte ich, ich lebe nur noch, weil ich eben noch nicht gestorben bin. Mein Schwangerschaftsabbruch hatte mir auch meinen Lebenswillen genommen und ich war nicht mehr fähig für ehrliche Gefühle, wie sie jeder „normale" Mensch besitzt – Gefühle der Freude und Gefühle der Trauer.

Da ich nicht mehr wusste, was für einen Sinn mein Leben überhaupt hat, ich so negativ für meine Kinder war, und es niemand je erfahren sollte – dachte ich, ein vorgetäuschter Autounfall wäre mein einziger Ausweg! Und was macht es schon – eine Woche früher oder später zu sterben – so verkürzt sah ich mein Leben – und ein Autounfall könne jedem passieren.

Doch zum Glück – viele sagten, ich habe einen Schutzengel gehabt – ist mir nichts passiert. Zwar wollte ich nicht wirklich sterben, aber damals konnte ich für das Leben noch nicht dankbar sein. Obwohl mein Selbstmordversuch ein unbewusster Hilfeschrei war, war ich sicher: „Mir kann keiner mehr helfen!" Schön ist es, wenn man in dieser Situation Menschen kennen lernt, die einem doch helfen können, und ich habe mir dann wirklich gedacht: „Die sind mir geschickt worden."

Dass ich jemals so dankbar sein würde für mein Leben, habe ich nie für möglich gehalten!

Dankbar einfach dafür, noch zu leben, mich wieder annehmen zu können, so wie ich bin – mit allen Fehlern, die ich gemacht habe.

Dankbar vor allem, dass ich es in mir wieder aushalte, wo ich doch versucht habe, vor mir selbst davonzulaufen!

Dankbar, einen Mann zu haben, der sein Versprechen – in guten, wie in schlechten Zeiten – gehalten hat.

Dankbar für Patrick und Sandra – auch sie haben mir sehr geholfen, sodass ich mich wieder über sie und mit ihnen freuen – und auch wieder ärgern – kann.

Dankbar auch dafür, alles Schöne wieder sehen zu können. Ich freue mich, wenn unsere Katze Fetzi um mich herumschmeichelt, und bin froh, sie schon über 15 Jahre lang zu haben. – Wie hat Sandra einmal gesagt: „Der Fetzi heißt auch Lamplmair." – Ja, sie gehört dazu.

Worüber ich besonders froh bin, ist mein Selbstbewusstsein! Ich vertrete jetzt auch dann meine eigene Meinung, wenn jemand andere Ansichten hat als ich, denn ich habe mir selbst meine eigene Meinung gebildet, zu der ich stehe!

Ja, es war das schrecklichste Jahr meines Lebens. Am besten kann ich es mit einem einzigen Wort definieren, was der Abbruch bei mir ausgelöst hat: Selbstzerstörung!

Als ich in der Nervenklinik war, habe ich ein Buch von einem Psychologen, er ist auch Theologe, Jörg Müller, gelesen. Darin kommt ein Bericht von einem Mann vor, der seine Frau betrogen hat, und seitdem zu keinem sexuellen Kontakt mit ihr fähig war. Erst als er seiner Frau den Seitensprung gestanden und sie ihm verziehen hatte, war es ihm wieder möglich. Ja, der Körper bestraft sich selbst!

Bei mir war es ähnlich. Zuerst dachte ich, ich könnte nach der Abtreibung bald noch ein Kind haben, aber nein! Nicht ich! Ich habe mir dieses Kind nicht wirklich gewünscht, das wäre gelogen, aber es ist auch durch kein anderes je ersetzbar. Ein halbes Jahr lang habe ich mich auch mit Depressionen „herumgeschlagen", mich verkrochen, wollte niemanden sehen. Auch mein Körper reagierte. Ein halbes Jahr lang war mein Zyklus vollkommen gestört, – meine Regel blieb in dieser Zeit aus.

Ich gab mir ganz alleine die Schuld. Die Schuld kann einem KEINER abnehmen. Man muss sie sich selbst verzeihen können. Zu meiner Psychotherapeutin habe ich einmal gesagt: „Das werde ich mir nie verzeihen können." „Ja, das ist sehr schwer!", erwiderte sie, „aber ohne Verzeihen kann man nicht weitergehen!" Und das ist richtig.

Durch mein Erlebtes habe ich einige Menschen kennen gelernt, die ebenfalls einen Schwangerschaftsabbruch hinter sich hatten; ich hätte nie geglaubt, wie viele es sind. Und viele werden fühlen: „Das gibt es doch nicht, dass ich das bin, die das gemacht hat." Denn so reagierte spontan eine Freundin, als ich es ihr erzählt habe: „Du warst nicht du selber, als du das gemacht hast." Es ist zwar keine Rechtfertigung für das, was geschehen ist, aber es ist bestimmt schon vielen Menschen so ergangen, dass sie etwas gemacht haben, was sie eigentlich nicht tun wollten.

Wäre mir das nicht passiert, könnte ich nicht darüber sprechen. Doch so erfahre ich, dass viele Frauen unter ihrem Abbruch leiden, sich aber mit fast niemandem sprechen trauen, weil sie glauben, alleine schuld zu sein. Früher hätte ich mir keine Gedanken darüber gemacht. Doch nun weiß ich selbst, was es bedeutet, und sehe alles von einer anderen Seite. Jeder weiß, einen Schwangerschaftsabbruch kann man machen, es geht so einfach, doch fast niemand weiß über psychische Auswirkungen Bescheid.

Acht Monate nach meinem Abbruch habe ich das Buch: „Myriam … warum weinst Du?" von einer Freundin, die ich auf der Diskussionsrunde über Schwangerschaftsabbruch in Linz kennen gelernt habe, geschenkt bekommen. Da habe ich erstmals Erlebnisberichte von betroffenen Frauen und Ärzten, die über psychische Folgen nach einem Schwangerschaftsabbruch berichten, gelesen. Schon ein Teil des Buches hat gereicht, um zu wissen: „Dieses Buch hätte ich vorher lesen sollen!"

Vor einigen Monaten habe ich noch gedacht: „Was werden die Leute von mir denken, wenn sie es erfahren?" Nun weiß ich, für mich ist es nicht mehr wichtig, welch eine Meinung andere von mir haben. ICH muss für MICH gut sein, das ist das Einzige, was zählt!

Ein Buch, das ich gemeinsam mit meiner Lektorin schreibe, will ich bei allen Frauenärzten in Österreich zur Information über mögliche psychische Folgen aufliegen haben. Es ist meine Art der Selbstbestätigung und meine Form der „Wiedergutmachung". Dadurch, dass ich nun mit jedem darüber sprechen kann, habe ich mir einen gewissen „Freiraum" geschaffen, um so zu sprechen und zu handeln, wie ich es für richtig finde. Und weil ich jetzt den anderen nichts mehr vorspiele, kann ich es wieder mit meinem Gewissen vereinbaren, wenn ich auch von meinen Kindern erwarte, dass sie bei der Wahrheit bleiben.

Jetzt aber sollte niemand mit meinen Kindern darüber sprechen. Patrick und Sandra sollen es erfahren, wenn sie alt genug dafür sind. Und am liebs-

ten möchte ich es ihnen selbst erzählen. Auch wenn es noch immer etwas an mir haftet, dass ich mir mein Leben verkürzt habe: Ich gehe keine Sekunde früher von dieser Welt, bevor nicht meine Zeit „abgelaufen" ist, das weiß ich ganz bestimmt!

Viele bei uns im Ort wissen, dass mein Vater sich das Leben genommen hat, als ich neun Jahre alt war. Vielleicht denkt mancher, meine Depressionen seien ererbt und hätten überhaupt nichts mit dem Schwangerschaftsabbruch zu tun. Aber das stimmt so nicht. Mein Vater war schwer krank – kein Arzt konnte eine richtige Diagnose stellen – so ist er verzweifelt.

Vielleicht aber hat er vom Jenseits aus etwas zu meiner zweiten Chance beigetragen. Wer weiß?

„Sie haben sich entschieden!"

„Du verteilst schon wieder Briefe?", hatte mich Andi unwillig und ohne viel Verständnis gefragt, als ich den Brief „*Wie es wirklich war*" an meine Bekannten weitergab. Langsam lernte Andi es zu akzeptieren, dass ich, wo es mir möglich war, auf die Problematik meines Schwangerschaftsabbruchs hinwies. Mich aber hatte dies von Anfang an mit Zufriedenheit erfüllt. Ich hatte einen großen Fehler begangen! Nun aber wollte ich ihn vor *niemandem* mehr verheimlichen und *niemand* konnte mich davon abbringen zu tun, was ich für richtig fand.

Lebensfreude und Energie waren wieder in mein Leben gekommen, wenn auch das Hauptthema meines derzeitigen Lebens „Schwangerschaftsabbruch" heißt. Aus diesem Grund zog es mich zu dem Vortrag eines Neurologen, der über Depressionen sprach. Am Ende des Vortrags fragte ich den Vortragenden, ob er auch Frauen mit PAS[1] behandle. „Nein", antwortete er, „solche Frauen gibt es nicht auf meiner neurologischen Station. Wer sich für einen Schwangerschaftsabbruch entscheidet, hat sich ja in seiner Lebenssituation selbst so entschieden!" Natürlich wandte ich meine Argumente ein. Er aber sagte bloß: „Ihnen kann auch niemand dagegen reden!"

Ich fühlte, dass er mich nicht ernst nahm. Dies machte mir zwar zu diesem Zeitpunkt nichts aus, denn ich hatte schon wieder viel an Selbstwertgefühl gewonnen. Heute betrachte ich mich nicht als besser und nicht als schlechter als andere – aber wie wäre es mir ergangen, als ich noch ganz tief in meiner Krise steckte? Wem ist geholfen, wenn er hört: „Sie haben sich selbst entschieden!"? Wer kann sich wirk-

[1] PAS: Post-Abortion-Syndrome

lich frei entscheiden, wenn er in Not ist, sich in einer Krise oder einer Depression befindet? Viel besser und menschenwürdiger ist es, wirksame Hilfe anzubieten, anstatt auf Schuld hinzuweisen, um sich selbst aus der Verantwortung zu ziehen.

Aber die Liebe bleibt ...

Oft habe ich voll Kummer gedacht: „Ich habe nie richtig geliebt! Nicht einmal durch die Kinder kann ich Freude empfinden, wo sie mir doch früher – vor meinem Schwangerschaftsabbruch – *alles* bedeutet haben.“ In dem Maß, in dem ich in mein neues Leben zurückfand, kehrte auch die fühlbare Liebe zu meinen Angehörigen, ja zu allen Menschen, vor allem aber zu meinen Kindern wieder. Patrick und Sandra! Wie schnell werden sie erwachsen sein, und ich muss und werde sie loslassen. Ich möchte sie freigeben, wenn die Zeit dazu gekommen ist. Aber immer, wirklich immer und unter allen Umständen haben sie einen unverlierbaren Platz in meinem Herzen.

Einen unverlierbaren Platz in meinem Herzen hat aber auch Nadine! Lange Zeit war mir Nadine in besonderer Weise nach jeder ehelichen Begegnung mit Andi gegenwärtig. Wie oft musste ich danach weinen! Dann musste ich immer voll Traurigkeit denken: „Wie konnte ich *das* nur tun?“ Die Verbindung „Sex – Kind – Abtreibung“ wühlte meine Gefühle auf. Schließlich ist ganz langsam die Freude am Einswerden mit meinem Mann Andi zurückgekehrt.

Unsere Beziehung hat unter so einer großen Belastungsprobe sehr gelitten, fast wäre sie daran zerbrochen. Und ich denke, kein anderer Mann hätte das alles mit mir durchgestanden.

Ein wunderschönes Gedicht drückt die Erfahrung aus, die ich mit mir selbst und meiner Ehe gemacht habe:

Gras wird dürr und braun,
es erscheint wie abgestorben,
wenn es nicht durch Wasser belebt wird.
Ein wenig Regen jedoch
lässt es wieder frisch und grün werden.
So ist es auch mit der Liebe.
Sie ist beständig wie Gras.

TEIL 2

WAS SEITHER GESCHAH

Wie ich mit meinen Kindern über den Schwangerschaftsabbruch gesprochen habe

Bevor dieses Buch erstmals ausgeliefert wurde, wollte ich unbedingt mit meinen Kindern über meinen Schwangerschaftsabbruch sprechen. Meine Kinder Patrick (11 ½) und Sandra (7 Jahre) sollten es von mir erfahren, dass ich einen Schwangerschaftsabbruch gemacht hatte – nicht von Menschen, die das Buch gelesen oder von dem Buch gehört hatten. Die Kinder wussten zwar, dass ich ein Buch geschrieben hatte, aber für den Inhalt hatten sie sich noch nie interessiert.

Beim Frühstück fragte ich: „Patrick, weißt du, worüber wir im Buch geschrieben haben?" „Über die Geburt und so …", antwortete er. – Er hatte oft gesehen, wie ich verschiedene Beiträge, darunter den einer Hebamme, ausgedruckt hatte.

So erzählte ich den beiden zuerst von meinem Bruder und seiner Freundin, die auch ein Baby erwartet hatten, es aber leider in den ersten Schwangerschaftswochen verloren. „So etwas kann passieren, wenn das Baby nicht ganz gesund ist. Aber genau kennt man den Grund dafür nicht. Fast jede Frau ist sehr traurig, wenn sie ihr Baby verliert. Doch so regelt es die Natur von selbst. Bei einem Schwangerschaftsabbruch, von dem das Buch handelt, ist es nicht so.

Beim Schwangerschaftsabbruch wird ‚medizinisch' eingegriffen. Viele Frauen, die ein Kind erwarten, es aber nicht annehmen können, die überfordert sind oder gesundheitliche Probleme haben, überlegen dann einen Schwangerschaftsabbruch vornehmen zu lassen.

Wenn eine Frau einen Schwangerschaftsabbruch durchführen lässt, ist sie aber danach meist sehr, sehr traurig darüber. Sie ist anders traurig, als wenn sie das Kind von selbst verloren hätte. Meist hat sie aber vorher nicht gewusst, dass es ihr so schlecht gehen kann. Auch bei mir war das so."

„Wann war das?", fragte Patrick. – „Es war schon vor drei Jahren."

„Und warum hast du es uns nicht schon früher gesagt?", wollte er wissen.

„Mir ist es zu schlecht gegangen, als dass ich es euch erzählen hätte können. Und außerdem wollte ich euch nicht damit belasten", erklärte ich ihm.

„Wenn mir jemand die Frage stellt, ob ich mir ein Leben ohne euch beide vorstellen könnte, was meint ihr, würde ich antworten?" – „‚Nein' würdest du sagen", war Sandras Antwort.

„Genau so ist es! Ganz gleich, wenn ich mich auch öfters ärgere und mit euch schimpfe, ich könnte mir ein Leben ohne euch nicht vorstellen!"

Daraufhin sagte Patrick, dass ich aufhören soll und er nicht noch mehr davon wissen will. Deshalb erklärte ich ihm nur noch:

„Der Grund, warum ich dies alles erzählt habe, ist folgender: Ihr beide sollt es von mir erfahren – nicht durch das Buch oder jemand anderen. Patrick, du kannst dich sicher noch an die Geschichte ‚Das Gerücht' erinnern, die ihr einmal in der Schule gelesen habt. Ich wollte auf keinen Fall, dass ein Gerücht entsteht. Ihr sollt alles von mir erfahren. Ihr könnt mich auch später jederzeit fragen, was immer ihr wissen wollt."

„Das weiß ich ja", antwortete Patrick.

Nach dem Gespräch mit meinen Kindern war ich sehr froh darüber.

Ich glaube ihnen das Gefühl vermittelt zu haben, dass sie mich jederzeit weiter fragen können, und somit konnte ich ihnen Schritt für Schritt und ihrem Bedürfnis entsprechend alles erklären.

Ich bin froh, dass es jetzt kein Geheimnis mehr zwischen mir und meinen Kindern gibt und ich nicht mehr auf einen späteren Zeitpunkt warten muss, um es ihnen zu erzählen.

Meine Kompassnadel ist neu ausgerichtet

Die schwere Zeit nach dem Schwangerschaftsabbruch hat mich verändert. Davor war die gute Beziehung zu meinem Mann Andi und die Liebe zu meinen Kindern mein Lebensmittelpunkt gewesen, an dem ich mich ausrichtete. Die Zuneigung zu ihnen hat sich auch heute noch nicht verkleinert, aber mein Blickfeld vergrößerte sich: Ich begegnete und begegne laufend Frauen, die ebenfalls von Problemen mit unerwünschter Schwangerschaft betroffen sind - Frauen, die meinen, sie müssten vernünftigerweise einen Schwangerschaftsabbruch machen, auch wenn ihr Herz dagegen spricht, oder Frauen, die die Last ihres Schwangerschaftsabbruchs einsam tragen, weil sie niemand wirklich versteht. Sie schweigen, wie ich einst schwieg. Sie teilen sich erst dann mit, wenn man in einem Gespräch diese unselige Mauer des Schweigens durchbricht. Mir ist es durch meinen neuen Blickwinkel wichtig geworden, Frauen aus diesem Schweigen herauszuhelfen. Weil ich bereits mit meiner Erfahrung in die Öffentlichkeit gegangen bin, habe ich keine Angst mehr, dass jemand von meinem Abbruch erfährt. Das gibt mir eine große Freiheit im Gespräch. Wenn mich jemand nach der Anzahl meiner Kinder fragt, sage ich, dass ich drei hätte, eines davon aber leider durch einen Schwangerschaftsabbruch verloren habe. Meine Offenheit ermutigt dann auch die anderen, von ihrem Verlust und ihrem Leid zu reden. Das ist kein Trick, sondern ein Gesprächsangebot, das sehr viele bereitwillig annehmen – oft habe ich das Gefühl, sie hungern geradezu danach, über ihren Abbruch zu sprechen.

Das, was ich durch den Schwangerschaftsabbruch erlebt hatte, konnte also zu etwas Gutem für die anderen werden, weil es in mir den Wunsch weckte, die Menschen auf mögliche Auswirkungen eines Schwangerschaftsabbruches aufmerksam zu machen. Es war ein ganz natürlicher Prozess, dass sich mir Menschen anschlossen, die dasselbe Ziel hatten. Einige von ihnen hatten selbst unter einem Abbruch gelitten, andere, wie die Hebamme Marianne, hatten das Leid vieler Frauen gespürt, die sich ihnen anvertraut hatten.

Gemeinsam wollen wir Erfahrungen weitergeben. Dabei geht es nicht um „Angst machen“, sondern um ehrliche Aufklärung.

Vorträge an Schulen

Ich bin von meinem Naturell her extrovertiert, ich habe keine Scheu vor Begegnungen und keine Angst vor den Medien. Dadurch, dass ich mit meiner Erfahrung in die Medien ging – von Berichten in Tageszeitungen bis zu Talkshows im Fernsehen – haben die Pädagogen von mir und dem Projekt meiner Arbeitsgemeinschaft „Spuren im Leben“ erfahren, und ich sah es sozusagen als Auftrag an, in die Schulen zu kommen. Unter anderem war ich zusammen mit meinem Team zur Teilnahme an einem Projekttag einer Handelsakademie und Handelsschule eingeladen worden.

Zur Vorbereitung auf diesen Projekttag rief ich Gertrude an, eine ehemalige Schulkollegin, die mit 16 Jahren ihr erstes Kind erwartet hatte. Was mich besonders freute, war, dass nicht nur sie selbst sofort zu einem Treffen bereit war, sondern auch ihr Ehemann. „Ich war ja auch daran beteiligt“, meinte er. Ich fand es wunderbar, wie dieser Mann zu seiner Verantwortung als werdender Vater stand und Gertrude damals ermutigte, das Kind zu bekommen.

Ich bin den beiden für ihre Offenheit sehr dankbar und auch dafür, dass ich ihren Erlebnisbericht weitergeben darf:

Schwanger mit 16 – Hilfe und Zuspruch gaben mir Mut, das Kind auszutragen

Als ich mit 16 das erste Mal zum Frauenarzt ging und mir die Pille verschreiben lassen wollte, stellte dieser eine Scheinschwangerschaft fest.

Er stellte mir sofort eine Überweisung in die Klinik aus, um eine Kürettage zu machen.

Diese Nachricht war schockierend, doch im Hinterkopf war ich beruhigt, nicht schwanger zu sein.

Im Krankenhaus wurden mehrere Schwangerschaftstests gemacht, die abwechselnd positiv und negativ ausfielen. Schließlich stellte sich heraus, dass ich ungefähr zwei oder drei Wochen schwanger war.

Da glaubte ich, die Welt bricht zusammen.

Wie werden meine Eltern darauf reagieren? Ich hatte Angst, es ihnen zu erzählen.

In Tränen aufgelöst, fand mich mein Freund, als er mich im Krankenhaus besuchte. Er nahm mich in den Arm und ich erzählte ihm, dass ich tatsächlich schwanger war.

Daraufhin redete er mir gut zu und sagte: „Wir können uns ja freuen!"

Auch andere Patientinnen – sie lagen auf derselben Abteilung, weil sie ihr Kind verloren hatten – halfen mir sehr, indem sie mir Mut zusprachen und sagten, dass ich mich freuen kann ein Kind auszutragen.

Wenn ich die Hilfe und den Zuspruch nicht gehabt hätte, ich weiß nicht, wie ich mich dann entschieden hätte.

An der Schule erzählte ich dann über diese Erfahrung und sagte den Schülern: „IHR seid die Umgebung, die vielleicht entscheidet, ob eine Frau es wagt, ihrem Herzen zu folgen und auch unter schwierigen Umständen ein Kind auszutragen. Keiner entscheidet für sich allein – jeder wird von der Umwelt beeinflusst. IHR seid mit den Sätzen, die ihr sagt, mitbeteiligt daran, ob sich jemand traut, über seine Zweifel zu sprechen."

Mit Marianne, der Hebamme, die auch zu unserer Arbeitsgemeinschaft „Spuren im Leben“ gehört, durfte ich unter anderem Vorträge für Erwachsene in Südtirol halten. Im Zuge der Ankündigung unserer Vorträge war auch eine Telefonnummer angegeben worden, die während unseres Aufenthaltes für betroffene Frauen eine Möglichkeit bot, mit uns anonym in Kontakt zu treten. Obwohl ich anfangs sehr skeptisch war und zu Marianne sagte: „Ich glaube nicht, dass da jemand anrufen wird“, wurde die Nummer tatsächlich von einigen Frauen genutzt. An ein Gespräch kann ich mich noch besonders gut erinnern, da es die Not dieser Frau widerspiegelte, die viele auf ähnliche Weise erleben. Ihr Abbruch lag damals etwa acht Jahre zurück, sie machte sich selbst Vorwürfe, hatte aber noch nie mit jemandem darüber gesprochen.

Ich wollte mit meiner Antwort ihren Blick vor allem auf die Vergebung Gottes lenken, denn ich selbst hatte sie erfahren. In der langen Zeit, wo ich in meinen Selbstvorwürfen gefangen war, hätte mir jemand hundert Mal erzählen können, dass Gott uns vergibt. Dieser Satz half mir nicht, konnte ich doch meinen Fehler nicht rückgängig machen. Mein Verstand bestand darauf, dass ich etwas unwiderruflich Schlimmes getan hätte und hinderte mich daran, meine quälenden Gedanken loszulassen. Die Befreiung kam erst durch die Gnade des „Herzenswissens“, dass ich Gott meine ganze Last abgeben und seine Vergebung annehmen konnte.

Ich erzählte ihr, dass mir meine vollständige Heilung von Gott geschenkt wurde. Zu „Gottes Hilfe“ zähle ich auch jene Menschen, die mich damals an meinem psychischen Tiefpunkt dort abgeholt hatten, wo ich gerade stand. Sie waren einfach da und haben mich in meiner schweren Zeit begleitet, mir zugehört, meinen Schmerz mitgefühlt und mir dadurch ihre Liebe gezeigt. Durch sie wurde Gott für mich greifbar und begreifbar! Der Verstand kann es nicht erfassen, denn es geht hier um ein Wissen, das vom Herzen kommt!

Am Ende unseres Gespräches meinte die Frau, die mich angerufen hatte: „Danke, das hat mir jetzt geholfen.“

Ja, ich wünsche wirklich allen, die sich in einer Krisensituation befinden, Menschen, die ihnen in dieser Zeit „Erste Hilfe“ leisten.

Bezeichnend für diese Zeit ist eine Zeichnung, die meine Tochter Sandra im Kindergarten gemalt hat: Das Bild zeigt mich mit einem Handy in der Hand. Mein Kind hat mir bewusst gemacht, wie viel Zeit ich mit dem Telefonieren verbrachte. Manchen Frauen fällt es aber sehr schwer, sich anderen anzuvertrauen. Daher bitte ich alle Menschen, die vom Leid eines anderen hören, aktiv immer wieder zu sagen: „Rede mit mir, wenn du jemanden brauchst." Sie brauchen keine Angst zu haben, nicht das Richtige zu sagen. Es geht ums Zuhören! Von meiner Freundin Veronika, die selbst erlebt hatte, wie ein Teil ihrer Lebenskraft durch das Schuldgefühl über ihren Schwangerschaftsabbruch verschwunden war, und die daher großes Verständnis dafür hatte, dass ich immer wieder einmal bei ihr anrief, erhielt ich eine Karte mit dem Spruch:

Ein Freund ist jemand,
der deine Vergangenheit versteht,
an deine Zukunft glaubt
und dich so akzeptiert,
wie du heute bist.

Leider gibt es jedoch auch immer wieder Menschen, die keinen Ausweg aus ihrer Not sehen, sich niemandem anvertrauen oder niemanden finden, der sie versteht und ihnen helfen könnte. Manchmal scheint der Suizid die einzige Lösung zu sein – ich spreche aus eigener Erfahrung. Früher dachte ich: „Wie kann man sich nur selbst umbringen, wo es doch so schön ist auf dieser Welt!" Nie hätte ich je geahnt, dass ich so einen Schritt setzen würde, und dennoch habe ich ihn versucht! Heute bin ich unsagbar dankbar, dass mir damals bei meinem vorgetäuschten Autounfall nichts passiert ist und „nur" das Auto einen Totalschaden hatte.

Von der Rückmeldung einer 17-jährigen Berufsschülerin war ich deshalb besonders betroffen. Auf einen anonymen Fragebogen hat sie zur Frage: „Was ist deine Meinung über Abtreibung?" wortwörtlich geschrieben: *„Ich persönlich würde es nicht machen. Meine Freundin hat auch abgetrieben. Sie war so mit den Nerven am Boden, dass sie sich umbrachte."*

Ein Suizid kommt sehr wohl an die Öffentlichkeit, meist aber nicht seine Ursache, vor allem dann nicht, wenn ein Schwangerschaftsabbruch der Auslöser gewesen ist. Es ist mir deshalb ein Herzensanliegen, ehrlich über die möglichen psychischen Folgen nach einem Abbruch zu berichten.

Wir alle sind gefordert, nicht zu verurteilen, sondern Betroffenen Beistand zu leisten. Niemanden wollen wir mit Tatsachenberichten „Angst machen", es geht vielmehr darum, die Realität so zu sehen wie sie ist. Ich will auch aufzeigen, wie wichtig es ist, dass wir als Gesellschaft den werdenden Müttern Mut zusprechen und Unterstützung zum Kind gewähren. Alle sollten diese Verantwortung wahrnehmen! Ich habe daher auch folgenden Artikel, der in einer Lokalzeitung[1] meines Wohnortes erschienen ist, verfasst:

Spuren im Leben

Karin Lamplmair

Jede Entscheidung, jeder Weg, den wir gehen, hinterlässt Spuren. Manchmal möchten wir Entscheidungen, die wir getroffen haben, am liebsten rückgängig machen. So ist es mir vor sechs Jahren nach meinem Schwangerschaftsabbruch ergangen.

Doch alles, was wir erleben, was uns widerfährt, gehört zu unserem Leben, und wir können diese Spuren nicht einfach überdecken oder verwischen.

Zu akzeptieren, was ich getan hatte, weil diese Entscheidung nicht mit meinem Innersten übereingestimmt hat, war mir fast unmöglich. (Eine Neurologin, der ich mein Problem anvertraute, meinte: „Vergessen Sie einmal das Christliche." – Damit hat es aber überhaupt nichts zu tun! Ich denke, es liegt daran, dass ich gegen meine Natur gehandelt habe.)

Ich habe lange gebraucht bis ich erkannte, dass ich das Recht darauf habe, nach dieser Entscheidung Probleme zu haben – dass es eine Stärke ist, wenn ich zugeben kann: Ich werde mit dieser Entscheidung nicht fertig! Dankbar bin ich, dass ich neben kritischen – „Sie haben sich ja selbst dafür entschieden!" – auch viele Menschen kennen gelernt habe, die mir wirklich sehr geholfen haben.

In Zusammenarbeit mit ihnen (Ärzte, Hebammen, Psychotherapeutinnen) entstand ein Projekt (Buch und Broschüren), welches Frauen Informationen vor einem Schwangerschaftsabbruch anbietet, aber auch jenen, die nach einem Abbruch unter seelischen Problemen leiden.

Näheres unter www.spuren-im-leben.at

---

[1] Galli Rundschau, Nachrichten der SPÖ Gallneukirchen, Nr. 4, Dezember 2004

Wie wichtig Aufklärungsarbeit ist, merke ich, wenn ich an Schulen eingeladen bin. Sehr betroffen war ich über das, was eine 17-jährige Berufsschülerin auf die Frage „Was ist deine Meinung über Abtreibung?“, die wir in einem anonymen Fragebogen stellten, schrieb: „Ich persönlich würde es nicht machen. Meine Freundin hat auch abgetrieben. Sie war so mit den Nerven am Boden, dass sie sich umbrachte.“

Ich denke, dass auch Eltern, die einem schwangeren jungen Mädchen zum Abbruch raten, das Beste für ihr Kind möchten – gerade wenn dieses noch in der Ausbildung steht. Aber viele Eltern wissen gar nicht, was sie ihrem Kind damit mitunter antun, wenn sie es zu dieser Entscheidung drängen.

Die Problematik betrifft in gewisser Weise letztendlich uns alle, denn geht es einer Frau nicht gut, zieht dies Kreise.

Pearl S. Buck schreibt am Ende in einem ihrer Bücher genau das, was ich damit sagen möchte und auch ich zutiefst verspüre:

„Ich weiß, wie ich immer gewusst habe, dass die weisen Worte eines chinesischen Heiligen, der vor Jahrhunderten gelebt hat, heute eben so wahr sind wie damals als er sie schrieb.

Er schrieb sie auf chinesisches Papier, mit Tusche und einem Kamelhaarpinsel als Feder:

‚T`ien hsia wei kung‘

Und übersetzt lauten sie:

‚Unter dem Himmel

sind wir alle

eine Familie.‘“

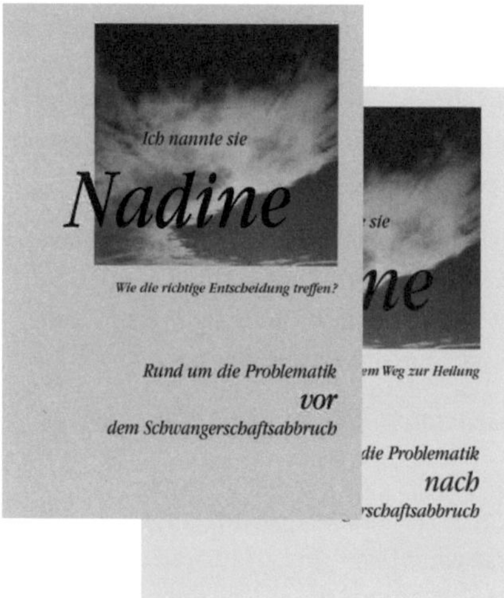

Die beiden Broschüren, die unsere Arbeitsgemeinschaft „Spuren im Leben“ erarbeitete, wurden von unserer Hauptzielgruppe, den Gynäkologen, sehr positiv aufgenommen. Viele bestellten sie, um diese in ihrer Praxis zur freien Entnahme aufzulegen. Darüber hinaus interessierten sich einige andere Personen für dieses Projekt, um mitzuhelfen, die Broschüren zu verteilen oder an passenden Orten öffentlich zugänglich zu machen. Für jede Mithilfe bin ich nach wie vor zusammen mit meinem Team sehr dankbar.

Wir hoffen, dass eines Tages ein richtiges Netzwerk an Helfern entsteht. Es wäre ja auch nicht allzu schwer, wenn eine Frau ihren Frauenarzt bittet, die Broschüren in der Ordination auflegen zu können. Jeder aber könnte seinen Hausarzt oder seinen Apotheker ersuchen, die Broschüren zur freien Entnahme anzubieten.

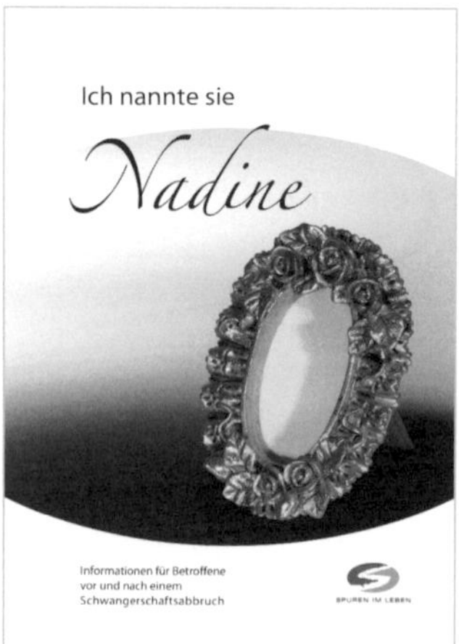

Besonders erfreulich war die finanzielle Unterstützung für unser Projekt durch den oberösterreichischen Landeshauptmann, einige Familienreferate des Landes, zahlreiche Gynäkologen, Ärzte, Firmen, Apotheken, Gemeinden und Privatpersonen, sodass diese Broschüren gratis abgegeben werden können.

Viele interessante Begegnungen ließen das Projekt wachsen und die Neugestaltung der Broschüre entwickelte sich.

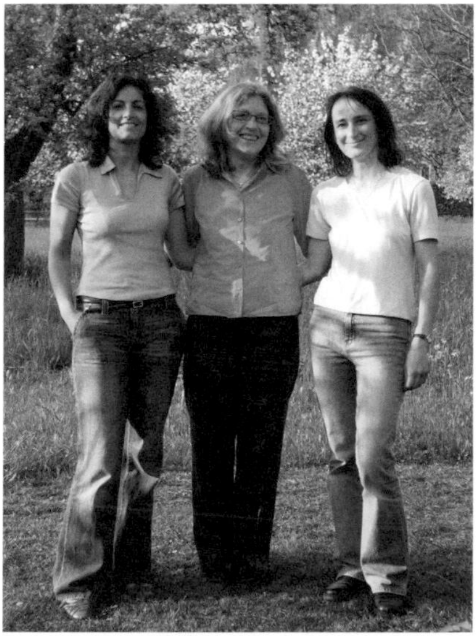

v. l.: Birgit, Veronika, Karin

Birgit hat auf den ersten[1] Artikel über mich mit dem Titel „Abtreibung hat mir das Herz gebrochen“[2] geantwortet. Sie hat ein besonderes Feingefühl dafür, wie man auf Frauen zugehen soll. Sie selbst nahm zwar eine Beratung vor ihrem Schwangerschaftsabbruch in Anspruch, erhielt jedoch keine objektiven Informationen. Gerade deshalb ist es ihr ein dringendes Anliegen, sich für die Frauen einzusetzen. Birgit gehört seither zum „Kernteam“ von „Spuren im Leben“.

Birgit hatte auch die Idee, aktiv Kontakt mit einer Schule aufzunehmen. Wir griffen also ihren Impuls auf und es entstand eine erfolgreiche Zusammenarbeit mit der HTL für Bau und Design in Linz. Zwei Lehrer waren bereit, uns auf der Suche nach einem Logo für unser Projekt zu unterstützen. Nachdem wir einer Klasse unser Projekt erklärt hatten, beschäftigten sich die Schüler mit dem Thema und erarbeiteten eine Reihe von Logos. Aus den vielen tollen Arbeiten der Schüler durften wir – es war gar nicht so einfach – nun ein Logo auswählen.

SPUREN IM LEBEN

Mit Birgit zusammen gründete ich im September 2005 eine Selbsthilfegruppe für Frauen nach einem Schwangerschaftsabbruch. Als in unserer Pfarre ein „Lebens-, Sterbe- und Trauerbegleitungs-Seminar“ ausgeschrieben war, wurde mein Interesse daran geweckt. Ich erhoffte mir, daraus nützliche Kenntnisse für den Umgang mit Trauer zu gewinnen, die ich bei der Begleitung mit den betroffenen Frauen in meiner Selbsthilfegruppe einsetzen konnte. Dieser Kurs war auch für mich persönlich sehr bereichernd.

---

1 Weitere Artikel finden sich unter www.spuren-im-leben.at „Pressespiegel“
2 „Linzer Rundschau“, Februar 1999

Nach einem Vortrag erzählte mir eine Frau, dass ihre Tochter Regina für die Studienrichtung „Visuelle Mediengestaltung“ eine Diplomarbeit zum Thema Schwangerschaftsabbruch geschrieben habe. Das erweckte natürlich mein Interesse und ich rief Regina an, die in ihrer klaren, energiegeladenen Art sofort zur Unterstützung bereit war. Ich bin so dankbar, dass Regina und ihr Mann Christoph Rossmeissl sofort bereit waren, ihre Talente für unsere Arbeit zur Verfügung zu stellen – und das ebenfalls viele, viele ehrenamtliche Stunden! Sie haben nach gemeinsamer Beratung unsere Broschüre und dieses Buch gestaltet.

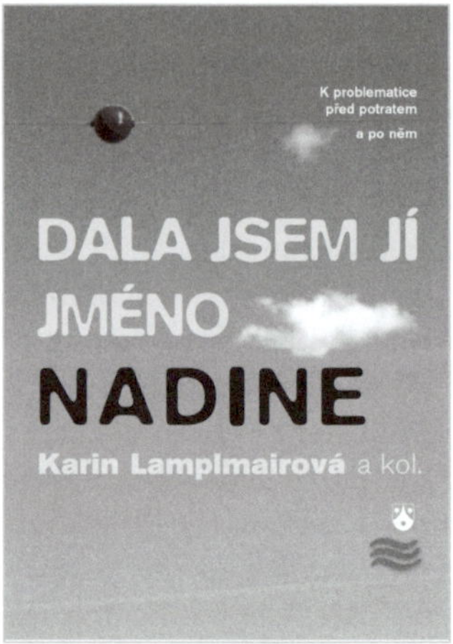

Die Broschüre wurde unentgeltlich auch in einige Sprachen übersetzt. Man kann sie im Internet unter www.spuren-im-leben.at nachlesen. Für die englische Übersetzung konnte ich Heather Pichler und für die russische Elena Razoumova gewinnen.

Auf der Frankfurter Buchmesse 2004 lernte ich einen Verleger aus Tschechien kennen, der uns ebenfalls die Broschüre für das Internet übersetzte. Einen Teil des Buches „Ich nannte sie Nadine“ brachte er in seinem Verlag heraus.

Ich hoffe, dass das Buch und die Broschüre noch in weitere Sprachen übersetzt werden.

Staunend blicke ich auf die vielen Begegnungen mit Menschen zurück, die mich und mein Anliegen verstanden und diese Arbeit unterstützt haben. Dies hat mir immer wieder Zuversicht und Mut gegeben. Es zeigt, dass diese Thematik und die Not der Betroffenen vielen ein Herzensanliegen ist.

Ich lerne, für meine physischen Grenzen zu kämpfen

Vor dem Schwangerschaftsabbruch hatte ich neben der Arbeit in einem großen Haus mit Garten, der Erziehung von zwei Kindern und der Partnerschaft mit meinem Mann Andi auch in meinem erlernten Beruf als Verkäuferin gearbeitet. Ich hatte nie in Frage gestellt, dass ich als Frau auch zum Familieneinkommen beitragen muss, obwohl die Hauptlast der Arbeit zuhause auch auf mir lag. Dass auch in dieser uneingestandenen Überlastung ein Grund für meine übereilte Entscheidung für den Abbruch gelegen war („noch ein Kind wird mir zuviel"), wurde mir erst viel, viel später klar. Vor allem merkte ich, dass ich, wie viele Menschen, von der Umwelt so geprägt worden bin, dass es selbstverständlich war, genau dasselbe zu tun und zu leisten wie andere Frauen. Die wenigsten Frauen reden wirklich darüber, dass ihnen alles über den Kopf wächst. Manchmal zieht der Körper dann die Notbremse in Form einer Krankheit, aber solange diese nicht gravierend ist, funktionieren viele Frauen weiter. Mein drittes Kind, Nadine, hatte mich gelehrt, dass ich mich auf mein Gefühl verlassen soll, was für mich richtig und was für mich falsch ist – unabhängig davon, was andere sagen. Manche Menschen berichten nach einem Nahtoderlebnis, dass sie jetzt wissen, dass Geld nicht das Wichtigste ist, dass sich ihre ganze Wertewelt gewandelt hat. In gewisser Weise habe ich Ähnliches erlebt und meine „Wiedergeburt" nach dem Schwangerschaftsabbruch hat mich sehr grundlegend verändert. Mir ist mein Ansehen in der Gesellschaft viel weniger wichtig, allerdings hat es mir schon weh getan, dass niemand aus meiner Familie verstehen konnte, dass ich um Berufsunfähigkeitspension ansuchte.

Eines Tages jedoch wurde ich von der Pensionsversicherungsanstalt wegen meines langen Krankenstandes angeschrieben und musste dort vorstellig werden. Der Amtsarzt untersuchte mich gründlich und bemerkte auf Grund meiner Aussagen, dass viele psychische Probleme noch nicht erforscht jedoch vorhanden seien. Schließlich erhielt ich damals für zwei Jahre die Berufsunfähigkeitspension. Dies hatte ich gar nicht erwartet, doch ich war sehr froh darüber, weil mich noch immer die Sorge quälte, dass mein Herz versagen würde und ich nach wie vor unter massiven Schlafstörungen litt.

Seit mehr als einem Jahr war ich nicht imstande gewesen, in meiner Familie über meine Befindlichkeit zu reden, denn ich wollte sie nicht belasten. Ich dachte: „Wenn ich in der nächsten Zeit sterben würde, kann mir keiner den Vorwurf machen: ‚Warum hat sie nicht gesagt, dass es ihr noch immer so schlecht geht?'". Durch die Anerkennung der Berufsunfähigkeit war ich auf der „sicheren" Seite: Es war auch für die anderen ein deutliches Zeichen für meinen schlechten psychischen Zustand.

Ein neuer Weg tut sich auf

Ich hatte das Bedürfnis, neben der Arbeit für Familie und Haushalt und der ehrenamtlichen Tätigkeit für Spuren im Leben keine weitere Verpflichtung mehr einzugehen. Ich wusste, dass meine Arbeit für Spuren im Leben für meine innere Heilung und für viele andere Frauen wichtig war, auch wenn es kein Geld brachte. Andererseits wollte ich auch meinen Mann, der in den ersten Jahren nach dem Abbruch ein Vorbild an Verständnis und Toleranz gewesen war, finanziell unterstützen und wieder eine bezahlte Arbeit annehmen. Außerdem hatte ich eine Privatschule gefunden, die meiner Meinung nach besser für Sandra passte als die öffentliche Schule, die aber unsere finanziellen Möglichkeiten endgültig zu übersteigen drohte, wenn mein Mann Andi der Alleinverdiener blieb. Das Thema beschäftigte mich so sehr, dass ich bei einem Spaziergang mit dem Nachbarshund Rico insgeheim um eine Arbeit für mich betete. – Zwar hatte ich keine konkreten Vorstellungen, was ich eigentlich machen wollte, aber auf keinen Fall wollte ich nur des Geldes wegen arbeiten. Mir schwebte eine Arbeit im sozialen Bereich vor, eine Arbeit, die den Menschen dient und mich mit Sinn und Freude erfüllt – so wie mein Projekt es tat.

Eines Tages erzählte mir meine Freundin Elfi, dass im Berufsförderungsinstitut in Linz berufsbegleitend eine Ausbildung zur Altenfachbetreuung angeboten würde. Auch sie interessierte sich für eine soziale Ausbildung, da sie schon vor ihrer Heirat neben ihrer Arbeit als Sekretärin freiwillige Sonntagsdienste im Krankenhaus geleistet hatte. So fragte mich Elfi, ob ich nicht auch Interesse an dieser Ausbildung hätte; schon am kommenden Donnerstag fände ein Infoabend darüber statt.

Elfi verschwieg mir auch nicht, dass die Bewerber eine mehrstündige Aufnahmeprüfung ablegen müssten. Ich sagte: „Anhören können wir es uns ja, wer weiß, ob sie uns nehmen?" So nahmen wir gemeinsam an diesem Informationsabend teil, durch den ich auf den Weg zu einem neuen Beruf geführt wurde. Elfi entschied sich aus zeitlichen Gründen dagegen.

Mit meiner neuen Berufsperspektive hat Elfi abermals meinen Lebensweg entscheidend gekreuzt. Bevor ich sie noch persönlich kennen gelernt hatte, schickte sie mir einen mitfühlenden Brief ans Krankenbett. Sie hatte damals von mir und meinem schlechten psychischen Zustand nach meinem Abbruch durch eine Arbeitskollegin gehört. Elfi gehört zu jenen Menschen, die helfen, wenn sie jemanden in Not sehen. Ihr Brief freute mich natürlich, doch erst ungefähr zwei Jahre später erfasste ich wirklich seine Tiefe. Auch heute noch hat er für mich eine ganz besondere Bedeutung:

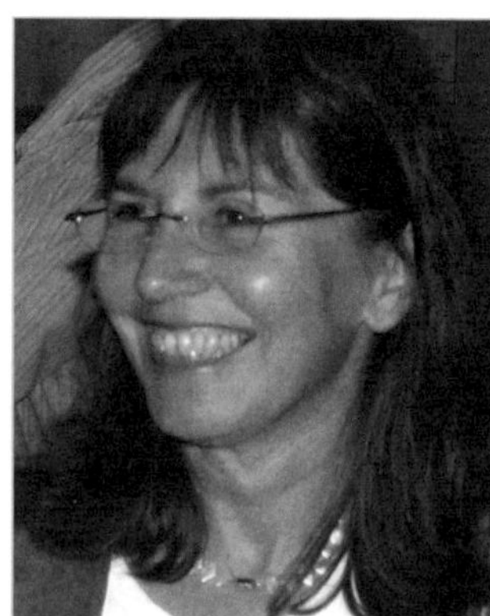

Elfi ist eine besondere Freundin für mich geworden

Liebe Frau Lamplmair!

Zwar kenne ich Sie persönlich nicht, aber nachdem ich von Ihrer Not erfahren habe, möchte ich Ihnen gerne schreiben. Ihre Situation ist mir besonders nahe gegangen. Ein Stück dieser Verzweiflung und Aussichtslosigkeit – zwar in anderer Form – habe ich einmal durchgemacht. Aber gerade in solcher Situation denke ich, haben wir jemand, der mit Weisheit und Hilfe über allem steht: GOTT. Ich bin Christin und schöpfe daher viel Kraft aus der Zwiesprache (Gebet) mit Gott/Jesus und aus dem Lesen in seinem Wort (Bibel). Ich freue mich immer wieder, wenn ich lese: „Kommet alle zu mir, die ihr mühselig und beladen seid, ich will euch erquicken." ER möchte uns helfen, ganz gleich in welcher Situation wir stehen, ganz gleich wie wir hineingeschlittert sind. Sicher bringen wir uns in viel Not durch eigene Sünde oder Sünden der Mitmenschen. Es gibt aber keinen Menschen hier auf Erden – aber auch wirklich keinen – der ohne Sünde wäre. Da denke ich auch an die Bibelstelle, wo Jesus zu den Menschen sagt: „Wer von euch ohne Sünde ist, der werfe den ersten Stein." Alle schlichen davon, übrig blieb nur Jesus und er sagte: „Auch ich verurteile dich nicht", und schickte die Ehebrecherin nach Hause.

Wichtig ist sicher hier auch: Wenn uns Jesus vergibt, sollten wir nicht nur den anderen Menschen, sondern auch uns selbst vergeben! Nicht mit Selbstvorwürfen immer wieder quälen!

Jesus lädt uns auch ein: Im Johannesbrief 1,9 steht: „Wenn wir aber unsere Sünden bekennen (im ehrlichen, aufrichtigen Gebet), so ist ER treu und gerecht, dass ER uns die Sünden vergibt und reinigt uns von aller Ungerechtigkeit (Schuld)."

Ich denke, viel zu viele Menschen schlagen diese Einladung leider aus. Nach einem solchen Sündenbekenntnis können wir wieder neu anfangen. Wir brauchen nicht dafür büßen. Jesus hat für meine und Ihre Sünden vor 2000 Jahren sein Leben hingegeben. Das genügt! In der Bibel steht, wir sollten ehrlichen Herzens bereuen, Jesus für sein Kreuzesopfer danken und ihn bitten, die Führung in unserem Leben in die Hand zu nehmen. – Darin liegt viel Befreiung, Freude und Geborgenheit, seine ganze Liebe zu uns Menschen.

Das gilt auch für Sie!

...Unser Vater im Himmel hat jeden von uns ganz einmalig erschaffen. Sowohl von seinem Äußeren, als auch seinem Wesen, seiner Art zu denken, zu fühlen, zu handeln.

Alles ist einmalig und für Gott als unserem/Ihrem Schöpfer kostbar. Es gibt auf dem ganzen Erdball, unter den 8 Milliarden Menschen, keinen einzigen, der gleich wie Sie ist. Gott leitet Sie so, wie Sie sind, da Sie seine ganz persönliche Erschaffung sind ...

Auch wenn Sie diese Zeilen vielleicht noch nicht erreichen, so wünsche ich es Ihnen von Herzen, dass auch für Sie diese Zeit kommen wird.

Ein Sprung ins kalte Wasser

Nach einigen Hürden, die ich für meine neue Berufslaufbahn noch in Kauf nehmen musste, war innerhalb von fünf Tagen tatsächlich alles geregelt: Die Schule hatte mich aufgenommen und ich fand ein „Stammheim", das Seniorenwohnhaus St. Anna, wo ich mein Praktikum absolvieren konnte.

Obwohl mich immer wieder Zweifel überfielen, ob ich den auf mich zukommenden Anforderungen gewachsen sein würde, wurde ich im Laufe der Zeit zuversichtlicher, dass ich auf dem richtigen Weg war. Immer schon bereitete mir der Kontakt mit Menschen enorme Freude – und nun bot sich die Gelegenheit dazu sogar in meinem neuen Beruf.

Bereits an meinem ersten Arbeitstag prasselten viele Informationen auf mich ein. Glücklicherweise wurde mir ein sehr kompetenter Praktikumsleiter zugeteilt, der mich mit dem Tagesablauf vertraut machte und geduldig meine Fragen beantwortete. Dann wurden mir die Bewohner und Bewohnerinnen vorgestellt. Eine von ihnen blickte mich kritisch durch ihre Brille an. „So ein Zarterl", meinte sie, die selbst keine 40 Kilogramm wog, worauf ich entgegnete: „Dann sind wir ja schon zwei."

Bald hatte ich ihr volles Vertrauen gewonnen, nicht zuletzt, weil ich ihr erzählte, dass ich aus Gallneukirchen komme und sie schöne Erinnerungen an ihre Zeit als Lehrerin dort hatte. Wenn der Vormittag schon fortgeschritten war, so musste ich hin und wieder einige Personen wecken. Diese alte Lehrerin war manchmal darunter; dann streichelte ich vorsichtig ihre Hand, bis sie aufwachte.

Als sie einmal heftig erschrak, als sie aus dem Schlaf gerissen wurde, entschuldigte ich mich und erklärte, dass ich sehe, wie anstrengend das Aufstehen und der Alltag für sie wäre. Daraufhin winkte sie ab und sagte: „In der Zeit, in der ich Sie jetzt kennen gelernt habe, weiß ich, wie Sie wirklich sind.“ Diese Worte waren die schönste Beurteilung, die ich je von einem Lehrer erhalten habe. Ihre nachfolgende Frage: „Wer hat Sie das Leben gelehrt?“ rührte mich zu Tränen und ich antwortete: „Meine Kinder“. Ja, bedingungslos lieben gelernt habe ich tatsächlich durch meine Kinder. Und Nadine war meine größte Lehrmeisterin.

Einer der Bewohner war als Kind über seinen Vornamen ziemlich unglücklich. Inzwischen kann er seinen Namen gelassen annehmen und offenbarte mir eines Tages eine aus diesem ungeliebten Namen gereifte Lebensweisheit: *„Man kann aus allem Hässlichen etwas Schönes machen und aus allem Schönen etwas Hässliches.“* An einem Nachmittag, als ihn ein Krankheitsschub ins Bett zwang, klagte er: „Ich möchte nur noch sterben.“ Obwohl ich mich seiner Krankheit und seiner Aussage gegenüber hilflos fühlte, brachte ich ihm mein Mitgefühl entgegen und begann ein wenig seine kalten Füße zu massieren. Erstaunt hörte ich ihn einige Minuten später sagen: „Es gibt nichts Besseres als das“ – und kurz darauf schlief er ein. Ich freute mich nicht nur für ihn, sondern auch darüber, dass ich für ihn da sein und ihm ein klein wenig beistehen konnte.

An seinem Geburtstag fragte ich ihn, was er sich wünsche: „Ein Märchen“, war die Antwort. Tatsächlich hatte ich an diesem Tag eine Geschichte mit, holte sie aus meiner Tasche und las sie ihm vor. Dies rief in ihm frühere Erinnerungen wach und er erzählte mir, dass er einen Bekannten hatte, der ihm an jedem Neujahrstag anrief und ein Gedicht vorlas.

An einem Samstagmorgen empfing er mich mit den Worten: „Wenn ich gewusst hätte, dass Sie kommen, hätte ich den roten Teppich ausgelegt.“ Wenn diese Begrüßung auch scherzhaft gemeint war und wir beide darüber lachten, fühlte ich mich doch sehr geachtet. Manchmal setzte ich mich auch auf sein Bett, streichelte ihm dabei über den Rücken und hörte interessanten Geschichten aus seinem Leben zu.

Manchmal betreue ich einen Menschen, der durch sein Alter bereits vielfach eingeschränkt ist. „Wozu noch leben?“, würden viele aus unserer Gesellschaft fragen, wie jene Frau, die sich nicht mehr alleine fortbewegen konnte und trotz unserer modernen Hilfsmittel fast nichts mehr sah und hörte. Doch ich wollte ihr mein Mitgefühl vermitteln und dass es mir eine Freude war, sie zu betreuen. Ich weiß nicht mehr, wann und wie es zum ersten Mal zu einer ganz besonderen Begegnung zwischen uns kam. Einmal neigte sie ihren Kopf zu meinen, so dass wir uns an der Stirn berührten. Wollte sie mich an dem, was sie zu tragen hatte, teilnehmen lassen? So empfand ich es jedenfalls, und diese kleine Geste ist bald zu einem Zeichen des „Verstehens" geworden. Von Zeit zu Zeit berührten wir uns auf diese Weise und ich glaube, es bedeutete ihr so viel wie mir.

Bei ihr wie bei allen anderen Bewohnern „meines" Seniorenheims erfuhr ich, wie sehr jeder Mensch Aufmerksamkeit und Mitgefühl braucht. Sehr wichtig ist es auch, zu beobachten, was die einzelnen zu Betreuenden noch alles selber können und was nicht. Ein unumstößlicher Grundsatz bei einem Beruf im helfenden Bereich heißt ja: *So wenig Hilfe wie möglich, so viel Hilfe wie nötig.* „Ich höre nicht auf zu lernen", sagte einmal eine sehr hilfsbedürftige Frau mit 94 Jahren und drückte damit eine wünschenswerte Lebenseinstellung aus, die sich auch in dem Leitmotiv meines Pflegeberufes widerspiegelt.

An so manchem Morgen dachte ich: „Eigentlich möchte ich heute gar nicht arbeiten gehen", weil mir die Anstrengungen in meinem Beruf mitunter viel Kraft kosteten. Dennoch bin ich für jeden einzelnen Menschen dankbar, für den ich da sein und von dem ich etwas lernen durfte – und dies war bei jedem der Fall, auch wenn die Betreuung hin und wieder schwierig war. Dankbar bin ich auch dafür, dass ich jeden Tag die nötige Kraft bekam, um meine Arbeit mit Freude zu machen. Denn *„Freude ist das mächtigste Stärkungsmittel"*[1].

Jedes Leben ist einzigartig

Bald sollte ich bei meiner Ausbildung auch in die Behindertenarbeit einsteigen. Bei der mir zugeteilten Wohngruppe lernte ich Menschen mit den verschiedensten Beeinträchtigungen kennen. Den ersten Eindruck, den sie auf mich machten, kann ich schwer beschreiben: Es war eine gewisse Befremdung, eine Art von Scheu und Zurückhaltung diesen Menschen gegenüber. Das Unbekannte bewirkt immer eine gewisse Distanz, obwohl – so unbekannt war mir Behinderung wegen einer davon betroffenen Verwandten ja gar nicht. Bald jedoch wandelte sich diese Distanz in Unbefangenheit. Es war die Offenheit meiner neuen Schützlinge, die diese Wandlung bewirkte.

Eine junge Bewohnerin, bei der auch autistische Züge diagnostiziert wurden, ist mir in besonderer Erinnerung geblieben. An einem meiner ersten Praktikumstage hatte sie mich an der Hand genommen – es war ihre Aufforderung zu einem Spaziergang. Als ich sie bat noch etwas zu warten, biss sie mich unerwartet in die Hand, sodass mein Handballen blau anlief. Trotz dieser unerwarteten Methode, einen sofortigen Spaziergang zu erzwingen, kam ich ihrem Wunsch nach. Als ich während unserer Tour den Eindruck hatte, dass sie mich nochmals beißen wollte, sagte ich ihr: „Wenn du mich

---

[1] Herbert Spencer

noch einmal beißt, dann gehe ich nicht mehr mit dir spazieren." Die junge Frau, die sich nur nonverbal durch Laute und Gesten auszudrücken vermochte, verstand mich sehr gut. Es war ihr klar geworden, dass ihr „Beiß-Signal" – das sie übrigens noch nie gesetzt hatte – für die Zukunft nicht zielführend wäre. Sie hat auch nie wieder gebissen und wir konnten zusammen viele Spaziergänge genießen.

Eine Lieblingsbeschäftigung dieser jungen Frau war es, dünne Plastikbecher in Streifen zu zerreißen. Menschen mit autistischen Zügen lieben stereotype Handlungen; so brachte ich ihr einmal Plastikbecher mit, die ich fürs Altstoffsammelzentrum gesammelt hatte, damit sie ihrer Lieblingsbeschäftigung nachgehen konnte. Zweifelsohne wuchs dadurch ihre Zuneigung zu mir, die sie an einem Morgen beim Frühstück völlig überraschend zeigte: Sie streichelte liebevoll meine Wange und umarmte mich.

Mit meinen Kolleginnen und Kollegen habe ich mich gut verstanden und ich habe mich unter ihnen von Anfang an sehr wohl gefühlt. Umso mehr irritierte es mich zu hören, wie ein Betreuer zu einer Bewohnerin verärgert sagte: „Du machst mich ganz krank!" Sicherlich ist es nicht leicht, immer die Ruhe zu bewahren, denn manche Situationen sind eine große Herausforderung: Man hört eine Person immer die gleichen Worte sagen, muss ihre sonderbaren Eigenarten oder ihren „Dickkopf" ertragen … Deshalb verstand ich die Ungeduld meines Arbeitskollegen gut, verstand, dass man durch den engen Kontakt mit Behinderten an die Grenzen seiner Belastbarkeit kommen kann.

Durch diesen Vorfall wurde mir vor Augen geführt, dass ich meinen Vorsatz, mit meinen Mitmenschen respektvoll umzugehen, trotz nervlicher Anspannung immer wieder erneuern muss. Auch lernte ich noch besser zu verstehen, welch große Anstrengungen und Mühe es kostet, ein behindertes Kind zu Hause großzuziehen. Dennoch würde ich heute auf keinen Fall mehr „meinen größten Fehler" wiederholen; nicht einmal dann, wenn man mir sagen würde, mein Kind wäre mit Sicherheit behindert. Denn nichts – wirklich nichts – ist mit dem Leid vergleichbar, „lebendig tot zu sein", so wie ich mich nach meinem Schwangerschaftsabbruch gefühlt habe. Dieses Leid, das gleich einer autoaggressiven Krankheit gegen mich selbst gerichtet war und mein ganzes Sein zerstörte, so dass ich mich selbst auf dem „Schlachtfeld meiner Gedanken" verlor, hatte ich in den letzten Jahren „verarbeitet". Große Dankbarkeit darüber erfüllt mich. Nicht zuletzt deshalb war ich im Stande, ohne Probleme mit den Behinderten zu arbeiten.

Mitten in der Ausbildungszeit sagte meine Tochter Sandra: „Mama, ich könnte nicht mit Behinderten arbeiten." Darauf erwiderte ich: „Mit Erik kommst du ja auch gut klar!" Ihre Antwort erstaunte mich nicht wenig: „Erik ist ja ganz

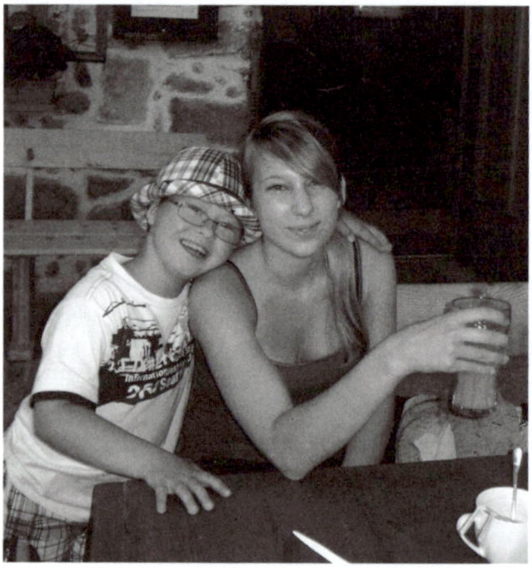

Erik bezaubert nicht nur Sandra mit seinem Lächeln.

normal!" – Erik ist Sandras Cousin: ein Kind mit Down-Syndrom, das mit seiner gewinnenden Liebenswürdigkeit jedes Herz erobert und von der ganzen Familie bedingungslos geliebt wird. Haben wir aber einmal einem Menschen unser Herz geöffnet, dann tritt dessen Beeinträchtigung völlig in den Hintergrund. Welch eine Bereicherung ist dieses Kind für unsere Familie geworden! Jeder Mensch, auch ein Behinderter, ist einzigartig! Von jedem Einzelnen können wir viel lernen; oft ist es ihre Lebensfreude, ihre Dankbarkeit für jede Kleinigkeit, die von anderen oft übersehen wird oder ihre Zärtlichkeit.

Anderen helfen hilft

Eines Abends, nach einem zehnstündigen Dienst im Wagner-Jauregg Krankenhaus, der Linzer Nervenklinik, ließ sich mein Auto nicht starten. Die Pannenhilfe, die ich rief, brachte mein Fahrzeug wieder zum Laufen; doch während der Heimfahrt auf der Autobahn wurde auf einmal das Licht immer schwächer, bis schließlich die Scheinwerfer ganz ausgingen. Auch die Blinklichtanlage funktionierte nicht mehr. Ich hatte Kopfschmerzen, war von dem anstrengenden Arbeitstag völlig erschöpft und wollte nur noch nach Hause. Nichts als nur nach Hause!

Deshalb wagte ich es, am Pannenstreifen weiterzufahren, wobei ich auf das Licht der anderen Verkehrsteilnehmer angewiesen war. Ich kam mir vor wie eine Geisterfahrerin; mir war bewusst, dass ich eine Gefahr für die anderen Autofahrer darstellte. Die Sorge, dass es zu einem Unfall kommen könnte, packte mich gewaltig. Endlich heil zu Hause angelangt, war ich durch die Angst und die Anspannung, die mir mächtig zugesetzt hatten, in Tränen aufgelöst. Es war mir einfach alles zu viel: der anstrengende Arbeitstag, die Kopfschmerzen, meine Müdigkeit, meine Angst. „Nun arbeite ich in der Linzer Nervenklinik und eigentlich könnte ich mich jetzt selber gleich einweisen lassen", dachte ich mir. Als ich meinem „großen" Sohn Patrick von meiner riskanten Heimfahrt erzählte, nahm er mich einfach ohne etwas zu sagen in seine Arme!

Es war genau der Trost, den ich in diesem Moment brauchte. Seine Geste und das Mitgefühl, das er mir dadurch zeigte, wirkten ein Stück weit heilend auf mich. Für diese „Erste-Hilfe-Maßnahme“ war ich sehr dankbar, und ich bekam die Kraft, mein Praktikum, welches ich gerade im Krankenhaus absolvierte, fortzusetzen.

Am Anfang dieses Praktikums – ich ging gerade den Krankenhausflur entlang – wanderten meine Gedanken in jene Zeit zurück, die damals fast zehn Jahre zurücklag: „Nie hätte ich, als ich selbst hier Patientin war, geglaubt, dass ich je hier, im Wagner-Jauregg-Krankenhaus arbeiten würde.“ Obwohl die Zeit, die ich nach meinem Schwangerschaftsabbruch in diesem Krankenhaus verbrachte, für mich sehr schwer gewesen war, habe ich den Aufenthalt dort in positiver Erinnerung. Vor allem wegen der Menschen, die – selbst von psychischen Problemen betroffen – mir auf ihre Weise mehr als meine Medikamente geholfen haben. Ich konnte damals erfahren, wie heilsam Gespräche sind; wie erleichternd es ist, wenn jemand „einfach nur zuhört“ und man sich dadurch verstanden fühlt. Sie ertrugen es vor allem auch, dass ich über die „Tabuthemen unserer Gesellschaft“ – Schwangerschaftsabbruch, Suizid und Tod – und über meine innere Dunkelheit offen sprach.

Mit dem Thema „Tod“ wurde ich nun wieder konfrontiert. In der gerontologischen Abteilung hörte ich gleich an einem einzigen Tag von drei Patienten: „Ich werde sterben“ oder „Ich möchte sterben“. Ich nahm sie ernst, hörte ihnen zu und konnte ihren Gemütszustand aushalten. Hatte ich mich doch mit dem Tod, der unweigerlich zum Leben gehört, schon intensiv auseinandergesetzt und begegne daher meiner eigenen Sterblichkeit nicht mehr mit solcher Angst. Die Gewissheit, dass das Leben nach dem Tod nicht vorbei ist, wurde mir durch den Glauben geschenkt. Wir sind auf die Ewigkeit hin angelegt und unsere Sehnsucht nach Leben ist ein Zeichen dafür. Vielleicht hätte ich ohne meine Erfahrungen und ohne meinen Glauben meinen hoffnungslosen Patienten geantwortet: „Sagen Sie doch bitte so etwas nicht! Sie werden nicht sterben!“ Hingegen versuche ich heute, meinen Mitmenschen und vor allem den Schwerkranken zu vermitteln, dass ihr Leben in Gottes Hand sei und er für jeden von uns einen Plan habe. Meine Frage nach dem Sinn meines Lebens in der schweren Zeit nach meinem Schwangerschaftsabbruch hat mich zu diesem Glauben geführt.

Eine 91-Jährige, die ihre Todessehnsucht nicht nur einmal äußerte, blühte richtig auf, wenn man ihr Aufmerksamkeit entgegenbrachte. Bei einer anderen Patientin, die palliativ gepflegt werden sollte und sich nicht mehr mitteilen konnte, wurde noch eine Magensonde gelegt. Dabei stieg in mir die Frage auf, die einmal jemand in den Raum gestellt hat: *„Dem Leben mehr Jahre geben oder den Jahren mehr Leben geben?“*

Die große Dankbarkeit so mancher Patienten für kleine Hilfs- und Pflegemaßnahmen und die beruhigende Wirkung meiner Anteilnahme, die ich ihnen entgegenbringen konnte, haben mich sehr bereichert. Erfreut stellte ich bei den Visiten auf dieser Abteilung fest, dass den Patienten Wertschätzung und genügend Zeit von Seiten der Ärzte zuteil wurde.

An meinem letzten Praktikumstag sagte mir ein Kollege, der auf der gerontologischen Station tätig war: „Ich möchte dir einen guten Rat für deine weitere Arbeit geben: Du kannst nicht die ganze Welt retten!" Offensichtlich hatte er Sorge um mich, weil er merkte, wie sehr mir die Patienten am Herzen lagen und dass sich manch „innige Beziehungen" zwischen ihnen und mir entwickelt hatten. „Das habe ich auch gar nicht vor", antwortete ich und erklärte ihm, dass ich verstehe, wie wichtig Abgrenzung sei. Tatsächlich habe ich meine Form der Abgrenzung. Es ist mir geschenkt, mit den Patienten mitzufühlen, ohne dass es eine Belastung für mich darstellt. Natürlich kann ich die Bürde eines anderen Menschen nicht auf mich nehmen. Doch ich habe erfahren, wie sehr echtes Mitgefühl eine geglückte menschliche Beziehung fördert, Freude bringt und Sinn gibt.

Die Zeit für meine Ausbildung fiel mit der Zeit meiner Scheidung zusammen, denn mein Mann Andi hätte sich gewünscht, nach der langen, schwierigen Zeit nach meinem Schwangerschaftsabbruch, in der er mir beigestanden war, wieder „die Karin von früher" zurückzubekommen. Das ging aber nicht – meine Wertvorstellungen, meine Lebenseinstellung, mein Glaube – alles hatte sich für mich verändert. Ich konnte nicht wie früher sein – selbst wenn ich mir dies wünschte – nur damit Andi bleiben würde. Denn nichts ersehnte ich mir mehr, als eine glückliche Familie zu haben. Eine Lebensweisheit drückt dies mit den Worten aus: *„Und nicht, was wir gestern waren oder auch heute sind, werden wir morgen sein" (Ovid).*

Veränderung heißt aber nicht, dass sich bei mir immer alles zum Positiven verändert. Ich bemühe mich zwar, dass ich mein Bestes gebe, aber ich merke im Nachhinein oft, dass es trotzdem nicht das Beste für die anderen war. Das merke ich, wenn mir bewusst wird, dass ich an dem vorbeigelebt habe, was die anderen brauchen – damit meine ich gerade Menschen, die mir besonders nahe stehen. Aber eines habe ich gelernt: dass ich trotz allem zu meinen Verfehlungen stehen kann und darf! Und was das Verhältnis zwischen Andi und mir betrifft, rufe ich mir stets aufs Neue ins Gedächtnis: *„Verzeihen heißt aufhören, sein eigenes Herz zu verletzen"*[1].

---

1 Oliver Bantle, Yofi oder Die Kunst des Verzeihens, Bloomsbury, Berlin 2007

Ohne das „Auffangnetz", den „geschützten Rahmen" in Form meiner Ausbildung wäre ich wahrscheinlich trotz allem in einer Depression versunken. Doch ich durfte die Erfahrung machen, wie reich wir beschenkt werden, wenn wir den Blick nicht nur auf uns und unser Leid richten, sondern auch am Leben anderer Anteil nehmen. Wenn jemand die Spuren entziffern wollte, die diese Zeit in meinem Herzen hinterließ, so könnte er lesen: „Anderen helfen hilft ...!" Joyce Meyer[1], eine Autorin zahlreicher Bücher, hat es auf den Punkt gebracht: Alles, was nur auf uns selbst bezogen ist, bringt keine wahre Erfüllung!

Die Wahrheit suchen

Durch meine Arbeit für „Spuren im Leben" und das Verteilen der Broschüren gewann ich Einblick in die Verantwortung, die Ärzte, Psychologen und die Mitarbeiter bei Beratungsstellen tragen. Nicht zuletzt durch meinen derzeitigen Beruf in der mobilen Altenhilfe, in dem ich nun einige Jahre tätig bin, wurde mir noch mehr die gewaltige Verantwortung bewusst, die auf all jenen lastet, die im helfenden Bereich tätig sind. Eine grundlegend positive Einstellung zum Leben ist die wichtigste Voraussetzung. Der ganze Mensch mit Körper, Geist und Seele muss im Mittelpunkt stehen.

Für Frauen, die sich in einer Ausnahmesituation befinden, ist es ganz schwierig, sich mit all ihren Gedanken und Gefühlen mitzuteilen. Mir jedenfalls erging es so. Unbewusst hatte ich mein Kind schon geschützt, indem ich beim Zahnarzt mit dem Hinweis, schwanger zu sein, eine Röntgenaufnahme verweigerte. Die positiven Gedanken, in denen ich mein Kind bereits annahm, sprach ich allerdings nie aus. Das ist einer der Gründe, warum es zu meinem Abbruch kam. Meine Freundin Veronika sagte einmal: „Eine gute Beratung – die womöglich mehrere Gespräche und vor allem Geduld erfordert – hätte auch bei dir die positiven Gedanken und Gefühle hervorgebracht und gestärkt." Geduld ist tatsächlich notwendig.

Die Klinische und Gesundheitspsychologin Mag. Martina Fink schreibt:

„Man weiß, dass die Aufmerksamkeit massiv eingeschränkt ist, wenn sich ein Mensch in einer emotional belastenden Situation befindet. Gleichzeitig ist die zeitliche Konzentrationsfähigkeit in solchen Fällen auf ein paar Minuten reduziert. Der sonst normale Aktionsradius von möglichen unterschiedlichen Gedanken, Gefühlen und Reaktionen sowie der zeitliche Rahmen sind deutlich eingeschränkt. Richtungsweisend für das weitere Vorgehen der Betroffenen in dieser Ausnahmesituation sind die von den jeweiligen Mitmenschen getätigten Aussagen, Kommentare und Handlungen, deren Einfluss leicht unterschätzt werden kann. Positiv

---

[1] Joyce Meyer, Internetadresse: http://www.joyce-meyer.de

formulierte, einfühlsame Worte können ebenso Wunder wirken wie ein vorschnell negativer Satz riesigen Schaden zu verursachen vermag."

Gerade in einer solchen Situation ist es nötig, dass die Beratenden bedenken, dass die hilfesuchende Frau vielleicht nur stereotyp die Worte wiederholt, die ihr durch den Kopf gehen, aber dass diese Worte, z. B. „es wird mir zu viel mit noch einem Kind", nicht die ganze Wahrheit in dieser Situation ausdrücken. Weder die Jugendlichen noch die Erwachsenen sind „immun" gegen die Strömungen in unserer Gesellschaft. Die Eltern wollen sicherlich das Beste für ihre Kinder, doch ungeachtet dessen treffen sie mitunter für ihre Kinder eine Entscheidung, hinter der diese später nicht stehen können. Mein Frauenarzt erzählte mir von der Mutter einer 17-jährigen Schülerin, die – wie viele andere – die Meinung vertrat, dass ein Mädchen vor ihrem Schulabschluss doch kein Kind bekommen könne. Deshalb drängte sie ihre Tochter, die schwanger geworden war, zur Abtreibung. Die Beziehung des Mädchens ging nach der Abtreibung in Brüche. Das Mädchen benötigte nach dem Abbruch eine Psychotherapie. Auch die Mutter entwickelte schwere psychische Störungen, da auch sie mit dem Problem nicht fertig geworden war.

Worte haben große Macht! Dies wurde mir wieder deutlich bei einer Diskussionsrunde zum „Tabuthema Schwangerschaftsabbruch" im November 2011 in Schloss Traun bei Linz vor Augen geführt. Eine Oberärztin aus Salzburg erklärte, dass sie bei schwangeren Frauen nicht von vornherein vom „Kind" spreche, sondern vom „Fötus" oder „Embryo". Sie könne ja nicht bei einer Frau, die wegen eines Schwangerschaftsabbruchs kommt, vom „Kind" sprechen. Wenn hingegen eine Schwangerschaft erwünscht ist, sei es natürlich das „Kind" im Bauch und nicht nur ein „Gewebe". Von anderen Fachleuten habe ich gehört, dass Ärzte jenen Frauen, die einen Abbruch beabsichtigen, den Herzschlag im Ultraschall nicht zeigen, damit diese kein schlechtes Gewissen bekommen. Aber diese Frauen wissen, dass in ihnen ein Herz schlägt. Wenn ein Arzt ihnen hilft, dieses Wissen zu verdrängen – könnte es nicht sein, dass dieser Arzt sich selbst nur vor den Ängsten der Frau schützen möchte, indem er eine Entscheidung gegen das Kind vorwegnimmt, die diese Frau noch gar nicht aus tiefster Überzeugung getroffen hat?

„Frauen könnten ein schlechtes Gewissen bekommen, wenn sie den Herzschlag ihres Kindes im Ultraschall sehen", habe ich erfahren. Vielleicht bekommen sie aber auch dann ein „schlechtes Gewissen", wenn sie den Herzschlag ihres Kindes nicht sehen? Vielleicht erwacht das „schlechte Gewissen" später, möglicherweise sogar sehr viel später? Wie ist es überhaupt mit dem Gewissen? Kann man es ausschalten oder übertönen? Mit Sicherheit ist es eine innere Stimme, die jedem Menschen zu Eigen ist, doch es ist eine leise Stimme. Wir müssen üben, auf diese Stimme zu hören, denn sie führt uns zur Wahrheit.

Für die anderen laut werden

Die leise Stimme, die uns zur Wahrheit führt, wird oft durch die laute Stimme unserer „Vernunft“ übertönt. Wir alle möchten nämlich „Wunschkinder“ bekommen und selbst welche sein. Es tut sehr weh, unerwünscht zu sein.

Bei manchen Frauen ist die Stimme, ihr Kind abzutreiben, deshalb laut, weil sie selbst ungeliebt waren und ihrem Kind das Ungeliebt-Sein ersparen wollen. Das unerwünschte Kind erinnert nämlich an die eigenen Schmerzen. Vielleicht war man selbst nicht erwünscht oder hatte nicht das richtige Geschlecht.

Die laute Stimme, die zumeist im „Kopf“ ihren Ursprung hat, kann sagen: „Es ist besser, das Kind nicht zu bekommen; der Zeitpunkt ist nicht richtig. Später kann ja noch immer ein Wunschkind kommen.“ Alles, was uns begegnet, z. B. auch ein Arzt, der bewusst nur vom Fötus spricht, kann diese Haltung bestätigen.

Doch dieses Kind wird tot sein. Und es ist durch kein anderes ersetzbar! Es wird tot sein, und wir werden es wissen. Der Kopf wird sagen: „Aber es war das einzig Vernünftige! Vielleicht wäre es behindert gewesen … unter diesen Umständen würde es arm sein … es ist besser, nicht geboren, als zu wenig geliebt zu sein …“.

Das kann alles stimmen und zutreffen. Aus meiner eigenen Erfahrung und durch zahlreiche Gespräche mit anderen betroffenen Frauen weiß ich, dass schwerwiegende Gründe vorliegen können, sein Kind nicht zu bekommen. Das Leben ist schwer genug und unter schlimmen Voraussetzungen noch schwerer. Auf unserer Welt ist zu wenig Platz für Kinder. Zu wenig Platz für Schwache. Mit jedem Kind wird man verletzbarer, abhängiger, wird das Geld knapper … Die Gefahr, die leise Stimme in seinem Innersten zu überhören, ist groß. Denn der Kopf wird recht haben wollen. Aber dann? Das Herz wird bluten, wird trauern, wird hart werden.

Jedes Kind – selbst wenn es in schwierigsten Situationen erwartet wird – bringt Freude, Spontanität, Unschuld und Liebenswürdigkeit in unsere Welt. Mit ihm wächst neuer Lebensmut, auch dann, wenn wir es nicht sofort erkennen.

Meine Freundin Veronika, die mir als selbst Betroffene in meiner Not nach meinem Schwangerschaftsabbruch „Erste Hilfe“ geleistet hat, schrieb die folgenden tiefsinnigen Gedanken, die sie bewegten, nieder:

„Das ungeborene Kind ist nicht nur Kind der Mutter, es ist auch Kind des Vaters und Bruder oder Schwester der Geschwister. Es will seinen Platz einnehmen. Es entsteht eine Lücke, wenn es fehlt!

Eine Lücke macht keinen Lärm, fällt nicht auf, ist nicht lästig, überfordert keinen, bringt für die Eltern keinen Streit – glaubt man.

Aber diese Lücke schreit! Du spürst, dass etwas nicht stimmt, aber du kannst nicht entdecken, woher es kommt: Du trennst dich vielleicht von deinem Partner, weil du nicht weißt, was an euren Nerven zerrt. Es ist die Lücke!

Nicht nur bei einer unerwünschten Schwangerschaft, auch sonst haben wir oft das Gefühl, wir müssten zwischen unserem Partner und dem Interesse unseres Kindes wählen. Oft fürchten Frauen, ihren Partner zu verlieren, wenn sie ihrem inneren tiefen Wissen nachgeben, dass sie dieses Kind trotz aller Schwierigkeiten zur Welt bringen sollen. Und Männer trauen sich oft nicht, ihr Gespür, dass hier Leben heranwächst, das mit ihnen verbunden ist, in Worte zu fassen.

Im Leben gibt es keine Rechnungen, die sich genau ausgehen. Es kann daher schon vorkommen, dass eine Abtreibung zwar keine „Lösung", aber doch die menschlich richtigere Entscheidung zu sein scheint. … Ein Kind trotz schwieriger Umstände zu bekommen, kann durchaus sehr belastend für dieses Kind sein, belastend für die Familie, belastend für die Geschwister. Menschen, die in solcher Situation ein Kind erwarten, haben das Recht auf Hilfe.

Unsere Mitmenschen haben die Verpflichtung, uns in dieser schweren Situation zu helfen! Bei einem Unfall, wenn Menschenleben in Gefahr sind, muss jeder Erste Hilfe leisten. Das ist sogar gesetzlich vorgeschrieben. Keiner schämt sich, wenn er in diesem Fall um Hilfe ruft. Wir haben das Recht, ganz selbstbewusst um Hilfe zu bitten.

Hilfe soll kommen von Institutionen, aber auch von Menschen in der Verwandtschaft und von Freunden. Es soll der Schrei gehört werden: „Helft mir! Sagt mir bitte in meiner Situation, wie ihr mir konkret helfen wollt. Ich möchte das Kind nicht abtreiben, forttreiben aus dieser Welt, in der wir alle es schwer haben, aber helft mir, wenn es da ist!"

Die Entscheidung, trotz widriger Umstände ein Kind ins Leben zu setzen, ist sehr mutig. Alles, was uns Mut macht in dieser Situation, ist gut. Das kann die Natur sein oder ein Buch, das wir gern haben. Es können Menschen sein, die uns wirklich lieben, bei denen wir uns wohl fühlen. Wir spüren, was uns gut tut. Der eine braucht viel Schlaf, der andere Musik, der Dritte muss tanzen und der Vierte meditieren.

Meide in dieser Entscheidungssituation Menschen, die skeptisch sind, die vielleicht selber unter einer verschwiegenen Abtreibung leiden. Es gibt viele solche Menschen, und sie finden Abtreibung sei eine „natürliche" Lösung, obwohl sie selber darunter leiden. Wir Frauen haben die Freiheit, uns entweder für oder gegen einen Schwangerschaftsabbruch zu entscheiden. Aber in Panik kann man nicht entscheiden. Tu alles, damit deine Entscheidung innerlich stimmen kann. Rede mit Freunden, die dich kennen und lieb haben. Geh in eine Beratung. Hör dir an, welche Hilfsangebote es gibt. Handle so, als stünde auch dein Leben auf dem Spiel. Lass dich zumindest beraten über die Möglichkeit, eine Caritas-Haushaltshilfe zu bekommen. Und denk daran: Die Gesellschaft ist dir Hilfe schuldig; denn wenn du neues Leben zur Welt bringst, bringst du ihr einen Steuerzahler, einen Pensionszahler. Du hast das Recht auf Hilfe! Du bist kein Bittsteller!

Alle, die Kinder haben, haben das Recht auf Hilfe! Werde laut. Und wenn du ein Kind durch Abtreibung verloren hast: WERDE LAUT FÜR DIE ANDEREN!"

„SaveOne" – Heilung der seelischen Wunden nach einer Abtreibung

Wie sehr wünsche ich mir, dass Frauen, die durch ihren Schwangerschaftsabbruch leiden, Hilfe und Heilung zuteil wird. Bei diesem Bestreben lernte ich die Geschäftsführerin der Österreichischen Lebensbewegung, Sonja Horswell, kennen. Sie arbeitet nach einem Zehn-Schritte-Programm zur Heilung der seelischen Wunden nach einer Abtreibung[1]. Da ich diese Schritte selbst auf ähnliche Weise mit meiner Psychotherapeutin in der Therapie erlebte und dabei Heilung erfahren durfte, erklärte ich mich bereit, im Zuge unserer Selbsthilfegruppe „Spuren im Leben" bei diesem Kurs mitzuwirken.

Für mich war es wunderbar mitzuerleben, wie die Wunden, an die eigentlich niemand gerne rührt, heil werden können. Doch das gelingt nur, wenn man sich ihnen offen stellt und sich von ganzem Herzen auf diesen Prozess einlässt:

---

[1] SaveOne ist ein auf biblischen Prinzipien aufgebautes Zehn-Schritte-Programm zur Aufarbeitung einer Abtreibung. Träger von SaveOne Europe ist der gemeinnützige Verein Österreichische Lebensbewegung, Tel: 01/4086288, office@saveoneeurope.org, www.saveoneeurope.org.

Eine Teilnehmerin[1] erlebte in nur knapp vier Monaten Befreiung von ihrem Trauma, an dem sie schon über 30 Jahre litt. Durch eine Vergewaltigung wurde sie schwanger und ließ einen Abbruch machen. Ihr Gefühlsleben war seither massiv beeinträchtigt. Die psychologische Begleitung, die sie in Anspruch nahm, half ihr zwar, brachte aber nicht den letzten Durchbruch zu ihrer Heilung. Ja, es kam sogar zu einem körperlichen Zusammenbruch, der stationär behandelt werden musste. Da aber keine Ursache für ihre körperliche Schwäche gefunden wurde, kam sie zur Überzeugung, ihr einschneidendes Erlebnis, das sie noch nach Jahrzehnten belastete, endlich aufzuarbeiten.

Ihre Psychologin fragte sie, was sie noch mehr belastete – die Vergewaltigung oder der Abbruch. Sie erbat sich Bedenkzeit, um bei ihrer nächsten Therapiestunde zu sagen, was ihr klar geworden war: „Mein Schwangerschaftsabbruch". Sie war selbst darüber überrascht und ihrer Psychologin dankbar, die ihr Mut machte, den „SaveOne-Kurs" mitzumachen. Dieser bewirkte, dass sie wieder ganz heil wurde – an Leib und Seele. Ihre künstlerische Kreativität, die verschüttet worden war, erwachte wieder und gibt Zeugnis von ihrer wieder gewonnenen seelischen Gesundheit und Lebensfreude.

Eine Lehrerin, Petra Plonner[2], die ebenfalls durch das Leid einer Abtreibung ging und Heilung erleben konnte, schrieb über das SaveOne-Programm:

Die Zeit heilt (fast) alle Wunden …

Damit eine Wunde heilen kann, braucht es die richtigen Voraussetzungen. Zunächst einmal hängt es davon ab, um welche Verletzung es sich handelt: Ist ein Knochen gebrochen? Eine Entzündung am Zahnfleisch? Eine Hautabschürfung? Für das eine gibt es etwas im Apothekerschrank, das andere muss wohl vom Experten behandelt werden. In jedem Fall gilt es aber, eine Diagnose zu stellen.

Und genau das geschieht nach einer Abtreibung in den seltensten Fällen. Die seelischen Wunden werden meist gar nicht, oft unzureichend oder gar falsch behandelt. Und so können sie auch nicht heilen.

---

[1] Alle Teilnehmer an einem Kurs oder der Selbsthilfegruppe verpflichten sich, dass alles, was innerhalb der Gruppe gesprochen wird, nicht nach außen dringt. Besagte Teilnehmerin gab ihre ausdrückliche Erlaubnis, von ihr in diesem Buch zu berichten

[2] Petra Plonner ist Leiterin der „SaveOne"-Ortsgruppe Leoben

Zahlreiche Frauen haben mir im Laufe der Jahre – manchmal ausführlich, manchmal im Vorbeigehen – von ihrer Abtreibung erzählt, und man konnte an ihren Gesichtern lesen, dass sie immer noch darunter leiden. Aber: Darf man das überhaupt? Sollte man die Sache nicht längst überwunden haben? Es gibt eine unausgesprochene Tendenz, Vergangenes nicht anzusprechen, sondern einfach „hinter sich zu lassen". Doch manchmal wollen die Wunden nicht heilen…

Vor einigen Monaten führten wir in Leoben unseren ersten SaveOne-Kurs zur Heilung der seelischen Folgen nach einer Abtreibung durch. Mit großer Begeisterung über das hilfreiche Arbeitsbuch habe ich dafür in meinem Bekannten- und Freundeskreis geworben. Viele von denen, die ich ansprach, hatten eine oder mehrere Abtreibungen hinter sich, und ich wusste auch, dass sie Hilfe brauchten. Aber sich das einzugestehen schien doch ein großes Hindernis zu sein. Von den anfangs vier Teilnehmerinnen blieben drei, und so arbeitete sich unsere kleine – aber feine – Gruppe durch das sehr intensive Kursprogramm. Intensiv deshalb, weil wir unsere Erfahrungen wieder „ausgraben" mussten, das heißt, unsere Wunden offen legen, eine Diagnose stellen und die nötige Behandlung an uns erlauben lassen. Muss ich noch jemandem vergeben? Vielleicht mir selbst? Schäme ich mich immer noch? Woher kommt dieses oder jenes unerklärliche Gefühl? Was wir während dieser zehn Kurseinheiten entdeckten, war nicht immer schön, manches sogar sehr schmerzhaft. Aber wir fanden heraus, dass wir diesen Schmerz, diese Wunde nicht für den Rest unseres Lebens mit uns herumtragen mussten, sondern dass es einen Weg zur Heilung gibt, den wir zielsicher eingeschlagen haben. Und das bisherige Ergebnis unserer Arbeit fühlt sich sehr gut an!

Ich wünsche mir von Herzen, dass viele Frauen (und Männer!) unserer Einladung folgen und sich für ein paar Wochen mit diesem markanten Teil ihrer Vergangenheit auseinandersetzen. Es kann dein Leben verändern! Und deine Familie und deine Freunde werden es dir danken! Denn ob du es glaubst oder nicht: Wenn du leidest (auch unbewusst oder im Stillen) leiden auch die anderen mit. Durch die Aufarbeitung deiner Abtreibungswunden kann nicht nur dein Kind, das nicht geboren werden konnte, seinen Platz in deiner Familie finden, es kann auch Heilung in den damit verbundenen Beziehungen fließen – zu deinem Mann, deinen Kindern, deinen Eltern und Freunden. Hab keine Angst davor, dir diese Mühe zu machen – es lohnt sich ganz sicher!

Ein möglichst sicheres Verhütungsmittel zu wählen, ist das Hauptthema sowohl bei der „Aufklärung“ für die Jugendlichen, als auch in der Beratung. Als ich nach meinem Schwangerschaftsabbruch Hilfe suchen wollte, schlug mir die Beraterin vor, die Hormonspirale zu verwenden, denn sie sei sicherer als die Kupferdraht-Spirale, bei der ich schwanger geworden war. Ich hatte damals keinerlei Bedürfnis nach Sexualität, das Angebot eines „sichereren Verhütungsmittels“ kam ungebeten. Mir scheint, es ist ein Ritual, nach einem Abbruch ein Verhütungsmittel anzubieten, damit die Frau zumindest jetzt endlich „alles richtig“ macht.

Ich wollte mich aber auf kein Verhütungsmittel mehr einlassen. Denn mein Vertrauen in diese Mittel war gebrochen. Da ich durch Gespräche immer wieder erfahre, wie viele überraschende Schwangerschaften sich trotz der breiten Palette an Verhütungsmitteln einstellen und ich mich über die Nebenwirkungen besser informiert habe, will ich auf keinen Fall noch einmal meine körperliche und seelische Gesundheit aufs Spiel setzen. Denn kein Verhütungsmittel garantiert eine hundertprozentige Sicherheit.

Zum Glück machte mich wenig später meine Psychotherapeutin auf das Buch „Natürliche Empfängnisregelung“ von Dr. Josef Rötzer[1] aufmerksam. Ich besuchte auch einen sehr aufschlussreichen Kurs zu diesem Thema. Dadurch erfuhr ich vieles, das ich vorher noch nie gehört hatte. Nun weiß ich über meine fruchtbaren und unfruchtbaren Tage Bescheid und kann danach leben. Das macht mich innerlich frei. Die Sicherheit liegt in meiner Hand, ist unter meiner Kontrolle. Sollte ich bei meinen Beobachtungen und Aufzeichnungen nachlässig sein und deshalb überraschend schwanger werden, so läge es in meiner Verantwortung.

Durch Monika Kastner, eine Mitarbeiterin vom Institut für Natürliche Empfängnisregelung, konnte ich in einer Schulklasse erleben, was kompetente, ganzheitliche, persönlichkeitsbildende Information ist – ausgehend vom Fruchtbarkeitsbewusstsein. Die Rückmeldungen der Schülerinnen und Schüler zeigten deren große Dankbarkeit: „Danke, dass Sie über alles so offen gesprochen haben und uns so viel Wissen vermittelt wurde. Ich werde nun gut überlegen, was ich mache…“ war u. a. auf den „Feedback-Zetteln“ zu lesen. Die eigene Verantwortung wurde den Jugendlichen klar vor Augen geführt und regte sie zum Nachdenken an.

---

[1] Dr. Rötzer ist der Begründer der „Natürlichen Empfängnisregelung“ und des Institutes INER, http://www.iner.org/

Genau darum nimmt sich auch TeenSTAR[1] an, ein sexualpädagogisches Programm, dessen Zielgruppe 11- bis 18-Jährige sind und das bereits international verbreitet ist.

Wie wertvoll dieses Programm ist, erlebte ich selbst, da ich ein TeenSTAR-Ausbildungsseminar absolvierte. Ich wünschte, allen Jugendlichen würde dies zuteil werden, denn ich bin überzeugt, dass jeder Einzelne davon profitieren kann! Eine Lehrerin, Mag. Dagmar Kieninger, die selbst diese Ausbildung gemacht hat und ihr Wissen an Schulen weitergibt, berichtet:

„Gespannt nahm ich an dem Seminar ‚Sexualität und Persönlichkeitsbildung' teil und fragte mich, ob es sich wohl für die Erziehung ‚meiner' Jugendlichen in der Schule und zu Hause anwenden ließe. Meine Erwartungen wurden mehr als übertroffen: Ich bekam ein Handwerkszeug, das ganzheitlich alle Bereiche der Sexualität behandelt und dabei völlig anders ansetzt als übliche Aufklärungsprogramme. Sehr schnell wurde mir klar, dass ich damit auch einen Schatz gehoben hatte, der den Umgang mit meinen eigenen Teenager-Kindern in der Familie bereichern und verändern würde.

‚Fragen stellen' anstatt ‚Appelle bellen' war das Wichtigste, was ich in diesen Kursen neben all dem Inhaltlichen gelernt habe. Fragen schaffen Achtung vor der eigenen Meinung und öffnen den Raum zum Nachdenken. Ich habe entdeckt: Allein oder in der Gruppe gestellt, geben sich die Jugendlichen selbst die besten Antworten. In ihnen steckt viel mehr Wissen über das, wie Leben gelingen kann, als erwartet. Wenn man ihnen Zeit lässt, nachzudenken und ihre Meinung zu äußern, kommen sie sehr oft selbst zu hilfreichen Erkenntnissen, die viel tiefer verankert werden als es die von außen erfahrenen Standpunkte könnten.

‚Sex ist Tun und Sexualität ist Sein' meint eine Dreizehnjährige aus dem Bauch heraus und bringt es auf den Punkt. ‚Irgendetwas mit Frau- und Mannsein hat es zu tun' ergänzt ein Bursche. ‚Sex ist etwas Schnelles, Sexualität braucht Zeit' kommt aus dem Mund einer Dritten, oder ‚für Sex braucht es zwei, Sexualität das ist einer' sagt ein Vierter. Jugendliche haben ein feines Gespür, und werden sie gefragt, geben sie oft die besten Antworten. Deshalb habe ich mir abgewöhnt, schnelle Meinungen abzugeben, sondern lieber abzuwarten, Fragen zu stellen, zurückzufragen und hinzuhören.

---

[1] Infos unter http://www.teenstar.at/

Das war für mich als Erzieherin und Mutter die wichtigste Erkenntnis über den Umgang mit Jugendlichen aus meiner TeenSTAR-Ausbildungszeit.

Weil Sexualität eben viel mehr als Sex ist, ist auch eine gute Sexualerziehung mehr, als nur über Verhütungsmittel und Aids ins Gespräch zu kommen oder ein ‚Warten-bis-zur-Ehe-Versprechen' abgeben zu lassen…

Diese Präventionsarbeit kann ganz wesentlich dazu beitragen, Sexualität als positive, ganzheitliche Lebenskraft verstehen zu lernen und auch persönliche und soziale Probleme junger Menschen, wie zerbrochene Freundschaften oder Teenagerschwangerschaften zu vermeiden bzw. zu mindern."

Mit Hoffnung leben

„Du bist das, was du aus deinem Leben machst – es liegt in deiner Hand!", habe ich einmal zu meiner Tochter Sandra gesagt. Und meinem Sohn Patrick habe ich zu seinem 18. Geburtstag erklärt: „Das Wichtigste ist, dir selber treu zu bleiben." Ich wünsche mir, meinen Kindern Orientierung und Werte mit auf ihrem Weg zu geben, vor allem auch, ihnen zu vermitteln, dass wir zu unseren Fehlern stehen dürfen und uns nur die Wahrheit zur Freiheit und ins Licht führen kann.

Was unsere Jugend – und nicht nur sie – braucht, sind wahrhaftige und gute Vorbilder! Vorbilder, die Mut machen, die uns mitreißen und Hoffnung geben.

Nick[1] ist solch ein mitreißendes Vorbild! Sein Schicksal ist absolut extrem: Geboren ohne Arme und Beine, findet er – natürlich durch viele Tiefen – zu einem zufriedenen, ja glücklichen Leben. Als Junge will er sich das Leben nehmen, doch seine Eltern kommen zu der Überzeugung: „Wenn er schon hilflos ist, dann soll er wenigstens wissen, dass Gott an seiner Seite ist." Durch die Annahme, die ihm entgegengebracht wird, findet er zur Selbstannahme und erkennt, dass die Liebe zu Gott und den Mitmenschen das Größte ist.

Heute reist Nick um die ganze Welt, spricht in Schulen, Stadien und Slums … Er versprüht Lebensmut und Humor. Für jedes Problem gibt es auch eine Perspektive, die Hoffnung verleiht. Er plädiert für eine zuversichtliche Lebenseinstellung, die ihm selbst zu einem besseren Leben verholfen hat und in der Dankbarkeit, Aktivsein, Mitgefühl und Vergebung eine wichtige Rolle einnehmen. Seine Geschichte bewegt Jung und Alt, Gesunde, Behinderte und Kranke. Er hat

---

[1] Nick Vujicic: „Mein Leben ohne Limits – Wenn kein Wunder passiert, sei selbst eins!" (www.leben-ohne-limits.de). Auf YouTube www.youtube.com sind Kurzvideos von ihm zu sehen, u. a. „I Love Living Life".

glaubwürdig zur Hoffnung gefunden. „Ohne Arme und Beine ist nicht halb so schlimm wie ohne Hoffnung“, sagt er und trifft es damit auf den Punkt.

Doch gerade die Hoffnung hatte ich total aufgegeben – damals, in der Zeit nach meinem Schwangerschaftsabbruch. Dass ich wieder ganz heil werden durfte, wurde mir so richtig bewusst, als ich einmal ein schlafendes Baby, ein Mädchen, das vorübergehend von Pflegeeltern betreut wurde, in meinen Armen hielt. Ich genoss die Wärme, die von dem friedlich schlafenden Baby ausging. Es sah wunderschön aus und ich freute mich einfach über dieses Kind. Beim Betrachten überkam mich eine tiefe Dankbarkeit Gott gegenüber – dafür, dass ich diesen Moment einfach genießen und ungetrübt Freude empfinden durfte. Keine Wehmut oder Trauer überfiel mich wegen meines Verlustes, der damals bereits elf Jahre zurücklag.

Heute bin ich dankbar für alles, was ich erlebt habe und was mich bereichert hat. Das meiste durfte ich in den schweren Zeiten meines Lebens lernen. Die Dankbarkeit – auch für das Schwere – hat meine Sichtweise verändert. Nichts auf dieser Welt geht verloren, und jeder Verlust birgt auch einen Gewinn – mag er auch meinen Vorstellungen und Wünschen nicht entsprechen. Aus dieser Hoffnung lebe ich!

„Wir haben unser Leben nicht in der Hand. Manche Dinge geschehen ohne unser Zutun und manche können wir nicht aufhalten. Eins bleibt uns aber immer erhalten: Die Wahl zwischen Aufgeben und Weitermachen. Ich denke oft, dass alles was uns passiert, seinen Grund hat. Am Ende kommt oft sogar etwas Gutes dabei heraus.“[1]

Alles im Leben hat zwei Seiten. Ich hätte es niemals für möglich gehalten, dass aus „meinem größten Fehler“ noch etwas Gutes entstehen würde. Doch wenn wir die Hoffnung nicht aufgeben und nach dem Guten suchen, werden wir beschenkt. Nick ist durch sein Leben für viele zum Hoffnungsträger geworden und hat auch mein Leben berührt und bereichert.

Mut und Hoffnung zu wecken hat auch mich dazu bewegt, aus meinem Leben zu erzählen. Trotz aller Widrigkeiten fühle ich mich mit meinem Leben reich beschenkt.

Mögest auch du die Erfahrung machen, dass das Leben an sich unser größtes Geschenk ist – das ist mein Wunsch *für dich!*

---

[1] Nick Vujicic, a. a. O. S. 27

TEIL 3

INFORMATIONEN VOR UND NACH EINEM SCHWANGERSCHAFTSABBRUCH

Von Ärzten, Psychologen, Psychotherapeuten und Betroffenen

Im Zusammenhang mit der Aufarbeitung ihres Schwangerschaftsabbruchs ist Karin Lamplmair vielen Menschen begegnet. Eine besondere Frucht dieser Begegnungen sind interessante Gespräche mit Betroffenen und Fachleuten sowie sachliche Informationen rund um die Problematik vor und nach dem Schwangerschaftsabbruch, die sie den Lesern weitergeben möchte.

Sie erhebt dabei natürlich keinen Anspruch auf eine vollständige und objektive Behandlung der Problematik. Den einzelnen Beiträgen hat sie jeweils einen kurzen persönlichen Kommentar vorangestellt.

Die Beiträge sind folgendermaßen gegliedert:

I. Beiträge für Menschen, die einen Schwangerschaftsabbruch erwägen

II. Beiträge für Menschen, die unter einem Schwangerschaftsabbruch leiden

III. Wichtige Informationen und Heilungsmöglichkeiten

IV. Buchtipps und Kontaktadressen

I.

BEITRÄGE FÜR MENSCHEN, DIE EINEN SCHWANGERSCHAFTSABBRUCH ERWÄGEN

Wie die richtige Entscheidung treffen?

Praktische Ratschläge in der Krise

Prof. Dr. Maria Hengstberger, Gynäkologin, Wien

Als ich mich wieder imstande fühlte, abends länger aufzubleiben, besuchte ich mit Veronika den Vortrag „Gynäkologie für die Laien" von der Frauenärztin Dr. Maria Hengstberger. Der Vortrag war so interessant und informativ, dass wir die Vortragende baten, einen Beitrag fürs Buch zu schreiben. Wir haben uns so gefreut, denn sie sagte entgegen unserer Erwartung sofort: „Was kann ich für euch schreiben?"
Dr. Maria Hengstberger ist eine Wiener Frauenärztin und Gründerin der AKTION REGEN, mit dem Ziel auch den ärmsten Menschen dieser Erde genauso wie Analphabeten durch verständliche Aufklärung (z. B. mit der von ihr entwickelten Geburtenkontrollkette) eine Chance auf Familienplanung zu ermöglichen. Unter www.aktionregen.at erfahren Sie Näheres, aber auch im Büro der AKTION REGEN unter der Tel. 01/7206620 können Sie sich über die Vorträge und Aktivitäten von Frau Dr. Hengstberger informieren.

Zu dem Zeitpunkt, als in Österreich der Schwangerschaftsabbruch straffrei gestellt wurde, habe ich an einem Krankenhaus jene Frauen beraten, die wegen eines Abbruches zu uns kamen.

Es kamen ungeheuer viele Frauen, und ich hatte die Aufgabe, sie zu beraten und ihnen Termine zu geben. Das war eine sehr harte Zeit für mich – aber ich habe eine wichtige Erfahrung gemacht, die ich Ihnen gern weitergeben möchte:

Frauen, die *genug* Zeit hatten, sich den Schwangerschaftsabbruch vor ihrem Operationstermin noch einmal zu überlegen, haben sich sehr oft *dagegen entschieden*.

Wenn aber eine Frau erst sehr spät zur Beratung kam, und ich ihr sagen musste, dass sie nur noch einige Tage Zeit habe, so hat sie sich meistens für den Abbruch entschieden.

Hilfen zur Entscheidung

Geh in die Zukunft!

Das folgende Vorgehen, um „in die Zukunft zu blicken“, mag dir fremdartig erscheinen, aber es hat schon vielen Menschen geholfen: Zeichne mit Kreide auf dem Boden – oder auf einem großen Papier, das du auf den Boden legst, einen Stamm mit zwei Ästen auf. Der eine Ast steht für die Zukunft mit deinem Kind – der andere Ast steht für die Zukunft ohne das Kind. Nimm dir nun unbedingt so viel Zeit wie möglich und geh vom Stamm ausgehend ganz langsam, Schritt für Schritt jeden der Äste entlang und spüre, was auf jedem dieser zwei „Lebensäste“ auf dich zukommt. Geh wirklich diese Strecke entlang, stell es dir nicht nur vor, dass du gehst, sondern geh Schritt für Schritt: einmal in die eine Zukunft – dann in die andere Zukunft. Jedes Mal so weit es geht. Spüre, was an Schönem und Hartem auf jedem der Wege auf dich zukommen kann. Das kann dir zu einer Entscheidung verhelfen, die nicht nur aus dem Kopf heraus und nicht allein aus dem Gefühl heraus getroffen wird.

Sei ganz ehrlich zu dir selbst, damit all deine Beweggründe, auch jene, die für das Kind sprechen und bei dir im Verborgenen liegen, ans Licht kommen. Meist werden nur jene Faktoren gesehen, die zunächst für einen Abbruch sprechen.

Ganz wichtig ist: Triff keine Entscheidung aus einem starken Gefühl heraus! Angst und Zorn vergehen mit der Zeit. Die Hauptsache ist, dass du zu einer Entscheidung kommst, zu der du nachher innerlich auch stehen kannst! Zieh deine besten Freunde zu Rate und den Menschen, der dich am allerbesten kennt – dich selbst.

Aber wie kannst du dir selbst raten, wenn du verwirrt bist?

Ich nenne die Methode, die ich in solchen Fällen anwende, „Hubschrauber-Methode“: Ich klettere im Geist in einen Hubschrauber und überblicke die Situation: Unter mir sehe ich das Wirrwarr und das Dickicht meines Lebens, aber von hier oben kann ich auch entdecken, dass es dennoch einen Pfad gibt, der vielleicht nur noch 100 Meter entfernt ist und zu einer Stelle führt, wo es Hilfe gibt. Wenn du dort oben bist, siehst du ein Stückchen in die Zukunft. Von dort oben kannst du dir besser raten.

Wie gewinnst du den Abstand, den du brauchst, um dich in den Hubschrauber zu setzen?

Vier Stufen führen in den Hubschrauber: Bewegung, Schlaf, Wasser und Entspannung.

1. Bewegung

Nütze jede Gelegenheit, um dich mehr als durchschnittlich zu bewegen. Es genügt schon, einmal um den Häuserblock zu laufen oder ein paar Kniebeugen zu machen. Körperliche Bewegung macht meist auch geistig aktiv!

2. Schlaf

Deine Klugheit, deine Entscheidungsfähigkeit, deine Tatkraft sind nötig und dein Geist braucht Nahrung. Wenn dein Geist sich „im Kreis dreht", wirst du immer unruhiger, bis du ganz ausgebrannt und erschöpft bist. Bald kannst du gar nicht mehr denken und auch nicht mehr schlafen. Versuche rechtzeitig so viel zu schlafen, wie es dir nur möglich ist. Wenn du nicht schlafen kannst, frag deinen Arzt wegen einer milden Unterstützung für den Schlaf – möglichst ein natürliches Mittel. Die Zeit, die du verschläfst, bringst du gut ausgeschlafen doppelt und dreifach wieder herein.

3. Wasser

Es klingt vielleicht unglaublich, aber gerade in Stress-Situationen ist das Durstgefühl nicht sehr ausgeprägt. Vergiss nie darauf, genügend zu trinken. Trink bewusst zwei bis drei Gläser Wasser – es kurbelt sofort den Kreislauf an.

4. Entspannung – Selbstbelohnung

Versuch deine Sorgen für eine Weile zur Seite zu schieben und mach dir eine kleine Freude: Iss etwas Gutes, hör ein paar Takte schöner Musik, such vielleicht ein Gespräch mit lieben Freunden oder lies ein paar Seiten eines guten Buches. Die Freude, die du dir selbst machst, ist eine Wertschätzung der eigenen Persönlichkeit.

Du wirst sehen, dass von einer anderen Perspektive aus sich neue Wege und Möglichkeiten öffnen können.

Prüfe dich bis zur letzten Sekunde

Erfahrungen einer Hebamme

Marianne Stummer

Ich habe Marianne durch die Schwangerschaftsgymnastik kennen gelernt. Ihr Anliegen ist es, dass vor allem junge Menschen erfahren, dass das Leben ein Wunder ist. Darum findet sie es auch sehr wichtig mit Jugendlichen über Sexualität und Verantwortung zu sprechen.

Horch in dich hinein

Ich habe viele Jahre lang junge Familien in Freude und Leid begleiten dürfen und bin nun im Ruhestand. Doch mein Herz gehört noch immer den Schwangeren, den Gebärenden und dem kleinen Wesen Mensch. Ich möchte gerne einige Worte an jene Frauen richten, die sich in einer sehr schwierigen Situation befinden.

Eine ungewollte Schwangerschaft ist oftmals ein großer Stress oder sogar ein Schock. Nach der ersten Diagnose vom Frauenarzt, nach den Worten „Sie sind schwanger" – was empfindet eine Frau in diesem Augenblick?

Es kann im Kopf eine große Leere entstehen, ja fast ein Schwindel aufkommen. „Es ist doch nicht möglich, dass ich schwanger bin!"... „Jetzt ist einfach nicht der richtige Zeitpunkt für ein Kind." ... Blitzschnell gehen einem Pläne und Wünsche durch den Kopf. Der Schluss daraus ist: „Nein, noch kein Kind." „Warum bin ich überhaupt schwanger geworden, ich habe doch ordentlich verhütet?"

Die Reaktion deiner Umwelt: „Was, jetzt schon ein Kind?" oder „Schon wieder ein Kind?" „Was wird aus deinen Plänen, deiner Karriere...?" – Also, ein Kind passt nicht ins Konzept. Vielleicht bist du mit deiner Situation ganz allein gelassen. Nun kommt der Gedanke zum ersten Mal: ein Schwangerschaftsabbruch! Vorerst ist es nur ein Gedanke: „Ja, ich habe das Recht dazu, ich kann über meinen Körper selbst verfügen." Ja, du darfst über deinen Körper verfügen. Aber bedenke: Das Kind in dir ist ein eigenständiger Mensch. Mach dir auch bewusst: Du hast auch eine Seele. Du denkst vielleicht: „So viele machen einen Abbruch und da ist auch alles in Ordnung." Bist du sicher, dass alles in Ordnung ist?

Als Frau sei dir bewusst, es ist ganz alleine DEINE Entscheidung, die du treffen musst. Keiner kann dich zu einer Entscheidung zwingen.

Ein jeder Mensch, eine jede Frau ist einzigartig. Dein Körper, deine Gefühle, deine Seele, dein Geist sind einzigartig. Auch Mutter zu werden ist einzigartig.

Jedes Lebewesen hat das Recht, auf dieser Welt zu sein. Es kommt dir in den Sinn: „Ich trage ja schon einige Wochen neues Leben in mir." Horch in dich hinein! Öffne dein Herz und lass deine Gefühle zu.

Dein Bauch ist noch flach, aber deine Brüste spannen schon etwas. Das Gefühl der Schwangerschaft darfst du erleben. Du darfst teilhaben an einer ganz besonderen Rolle der Frau. Du horchst in dich hinein: Ja, mein Kind wächst in mir, ich kann es schon im Ultraschall sehen – und es fühlt sich geborgen. Lass auch deine liebevollen Gefühle zu diesem Wesen zu. Ist nicht auch der Funke des Verteidigen-, des Beschützen-Wollens vorhanden?

Du bist Teil des größten Wunders auf dieser Welt. Du darfst mitwirken, darfst es erleben.

Es ist eigentlich nur eine begrenzte Zeit, in der du gebären darfst und kannst. Es ist eine besondere Zeit in einem Frauenleben. Sei dir deiner Schönheit und deines Wertes bewusst. Du bist etwas ganz Besonderes!

Es ist sicher eine Aufgabe mit viel Verantwortung, die deinen vollen Einsatz erfordert und die nicht immer leicht zu meistern ist. Aber denke einmal, wie viel Glück es bedeutet, so ein kleines Wesen ins Leben begleiten zu dürfen.

Die Entscheidung

Sei dir immer bewusst: Die Entscheidung triffst letztlich du allein. Und diese Entscheidung musst du in sehr kurzer Zeit treffen. Mit der Abtreibungspille ist die Zeit der Entscheidung noch kürzer geworden.

Bei aller Hilfe und Beratung, die dir gegeben werden kann, bist du es, die die Entscheidung treffen muss – diese Entscheidung kann dir niemand abnehmen. Es darf auch niemand für dich entscheiden, nicht einmal dein Partner oder deine Familie haben dieses Recht.

Trotz eines Kindes kannst du deine Ausbildung noch beenden oder deine Karrierepläne weiterverfolgen. Vielleicht mit etwas Verzögerung. Aber was bedeuten einige Jahre früher oder später? Wichtig ist, dass du gesund an Leib und Seele dein Leben gestalten kannst. Du bist momentan in einem Zustand der Blockade, die fast nicht zu durchdringen ist. Du hast vielleicht über deine Gefühle, über deinen Seelenzustand mit deinem Partner oder deiner Familie gesprochen, aber es kommt nicht DIE Antwort von ihnen, die dich erlösen könnte: „Wir werden es mit dem Kind schon schaffen!“

So wächst die Unsicherheit, du bist in deinen Gefühlen hin und her gerissen.

Es ist wieder einige Zeit vergangen. Zu guter Letzt tendierst du immer mehr zu einer Abtreibung. In der achten Schwangerschaftswoche ist das kleine Wesen in dir schon circa 4 cm groß: Alles ist schon vorhanden, was ein fertiger Mensch braucht. Deine Regel ist nun zweimal ausgeblieben, die Zeit wird knapp, du musst dich entscheiden.

Du hast erneut einen Termin bei deinem Frauenarzt. Nach der Frage des Arztes: „Wie geht es Ihnen?“, ist deine Antwort: „Ich bin nicht eingestellt auf ein Kind“ oder „Ich will keine Kinder mehr“. Der Arzt spürt, du willst noch etwas sagen, aber von dir kommt vorerst nicht das Wort „Abbruch“. Deine Körpersprache, deine Worte sagen NEIN zum Kind. So ist die Frage vom Arzt: „Also ist es kein Wunschkind?“ Du sagst: „NEIN“.

Zu diesem Zeitpunkt meinst du, der Abbruch sei die einzige Lösung. Deine Gefühle und Zweifel hast du vergraben. Der Arzt fragt dich, ob du dir das auch genau überlegt hast, ob du weißt, was das für dein weiteres Leben bedeutet.

Aber du wartest jetzt nur auf seine Zustimmung und sein Verständnis. Du willst über dich selbst verfügen. Bist du wirklich so sicher oder ist nicht doch ein Funke der Unsicherheit in dir?

Den Eingriff kann man nie wieder rückgängig machen, er begleitet dich ein ganzes Leben. Du möchtest jetzt nur alles schnell erledigt haben, du willst den Schein zur Abtreibung in der Hand haben. Der Arzt wird dir vielleicht erklären, ein Abbruch sei medizinisch kein Problem, aber es können starke seelische Probleme auftreten. Horch in dich hinein und lass dich von Freunden, deiner Familie oder Beratungsstellen beraten. Der Arzt soll deine Vertrauensperson sein – er will es sein. Öffne dein Herz, sei nicht verschlossen, lasse deine Gefühle, deine Unsicherheit heraus. Du erwartest Verständnis – das kannst du nur bekommen, wenn du dich öffnest.

Deine erste Anlaufstelle für Beratung soll dein Frauenarzt sein. Weiters, wenn du noch unsicher bist, such eine Beratungsstelle in deiner Nähe auf. Meist haben jene Krankenhäuser, wo der Abbruch durchgeführt wird, auch eine Beratungsstelle.

Fühlst du dich in einer Beratungsstelle nicht richtig verstanden, such eine andere auf.

Es gibt auch frei praktizierende Hebammen, an die kannst du dich auch wenden. Jede gute Hebamme wird bereit sein, mit dir zu sprechen. Du musst selbst alles für dich tun, es geht um deine Zukunft, deine Gesundheit, dein Leben.

Der Eingriff ist medizinisch kein Problem. Bist du nicht ganz sicher, so springe noch vom OP-Tisch und sage NEIN. Bedenke, es gibt die Zeit danach … Prüf dich bis zur letzten Sekunde, ob du es wirklich willst. *Du entscheidest und nur DU!*

Die Zeit danach …

Du wachst aus der Narkose auf und denkst, nun ist alles vorbei, ich habe es überstanden.

Dein Leben geht weiter – und doch ist während der kurzen Zeit, als du unter Narkose gestanden bist, alles anders geworden. In deinem Leben hat sich etwas verändert.

Du hast Tropfen bekommen, die du noch einige Tage nach dem Abbruch einnehmen musst, damit sich deine Gebärmutter wieder zusammenzieht. Die Gebärmutter, die schon das kleine Bettchen für dein Kind war, es war schon gut eingerichtet, das kleine Wesen, es hat sich schon wohl gefühlt. In dir kommt eine große Traurigkeit auf. Es geht dir nicht gut, du fühlst dich niedergeschlagen, vielleicht auch deprimiert. Dein Partner, deine Familie und deine Freunde sind lieb zu dir, sie meinen, nun sei alles überstanden und du kannst an deinen Plänen weiterschmieden. Doch du fühlst keine Freude, keine Lust. Du kannst über deine Traurigkeit nicht sprechen, nicht einmal mit deinem Partner. Du stürzt dich bis zur vollen Erschöpfung in die Arbeit, um deine Gefühle zu betäuben.

Doch deine Traurigkeit wächst – es kommen die ersten Schuldgefühle. Schlafstörungen treten auf, deine Gedanken kreisen immer um einen Punkt.

Du verschließt dich. Deiner Familie, deinen Freunden und deinem Partner gegenüber willst du dich so zeigen, wie sie es erwarten. Du versuchst eine Zeit lang alles zu überspielen, bis du mit deinem Seelenzustand am Ende bist. Die Sexualität leidet, du findest keine Freude mehr daran, immer wieder hast du neue Ausflüchte. Du gerätst in Isolation, deine Beziehung zum Partner kommt in eine große Krise, die sogar das Ende eurer Beziehung sein kann. Du machst dir Vorwürfe, du machst insgeheim deinem Partner Vorwürfe. Du machst allen Vorwürfe, weil dir niemand gesagt hat, wie schwer es nachher ist.

Deine Seele blutet. Außenstehende meinen nur, du bist etwas eigenartig geworden. Niemand kann sonst erkennen, was du alles durchstehen musst. Deine Seele schreit nach Hilfe. Du hast diesen Schritt gemacht, nun hast du auch die

Verantwortung und Pflicht dir gegenüber, dass du kompetente Hilfe suchst. Kein Mensch wird dich verurteilen, weil du nun in dieser Krise steckst.

Die Wunden deiner Seele werden langsam verheilen. Es bleibt jedoch eine Narbe zurück und Narben sind schmerzvoll, wenn man daran stößt. Deine Seele scheint nach außen hin gesund zu sein. Das Leben geht weiter, die Narbe an deiner Seele bleibt. Du versuchst, ja nicht daran zu rühren, du lernst, damit zu leben. Aber es kommt auch die Zeit, wo du dich mit Wehmut an dieses kleine Wesen Mensch erinnern wirst.

Dies alles, was ich hier niedergeschrieben habe, kommt nicht von mir. Es kommt von Frauen, die ich betreut habe, die selbst in schwersten Krisen waren. Ich habe bewusst keine persönlichen Schicksale angeführt, denn ich hätte das als Vertrauensbruch empfunden. Ich kenne auch Frauen, die sich gegen einen Abbruch entschieden haben. Das Glück und die Freude mit dem Kind haben ihre Entscheidung belohnt, durch ein erfülltes, glückliches, zufriedenes Leben mit einer gesunden Seele.

Entwicklungsstadien des Embryos

1. Monat

Die Entwicklung beginnt

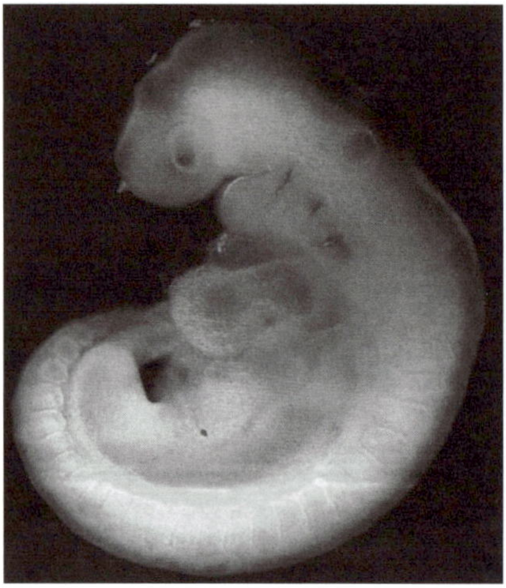

Am siebten Tag nach der Befruchtung nistet sich die Zellkugel in die vorbereitete Schleimhaut der Gebärmutter ein und entwickelt sich zum Embryo. Bis zum Ende des ersten Monats – gerechnet vom ersten Tag der letzten Menstruation – ist er mit zirka 1 Millimeter Größe nicht mehr als ein winziger Punkt.

2. Monat

Das Herz fängt an zu schlagen

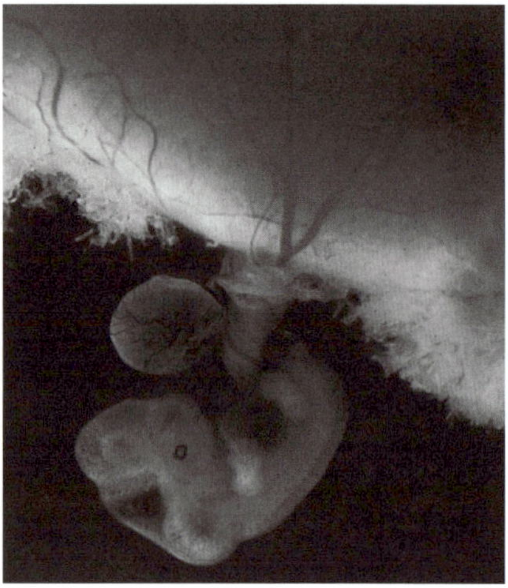

Der Embryo wächst auf 12 mm heran und nimmt mit dieser Größe schon menschliche Formen an: Augen, Ohren, Nase und Lippen sind deutlich zu erkennen. Die Körpermuskulatur wird angelegt, die Muskeln können schon zucken. Arme und Beine beginnen zu wachsen – zuerst die Arme und Hände, dann Beine und Füße. In der 5. Woche bilden sich Hirn und Herz. Ehe das Herz jedoch seine notwendigen vier Kammern hat, muss es noch viele Umformungen durchmachen. Dennoch schlägt es von Anfang an und erfüllt seine Aufgabe als Pumpe für das Blut.

3. Monat

Die Entwicklung zeigt, ob Junge oder Mädchen

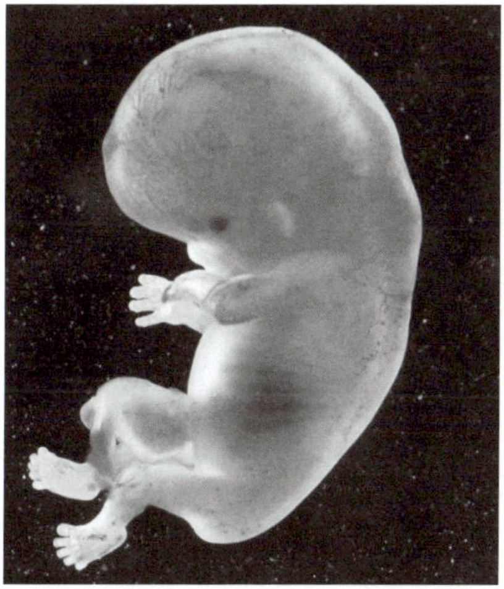

In diesen Wochen wird deutlich, ob aus dem Embryo ein Mädchen oder ein Junge wird. Bei der Verschmelzung von Ei und Samenzelle ist zwar durch die Chromosomen das Geschlecht vorprogrammiert – die Ausbildung der Geschlechtsorgane wird aber im dritten Schwangerschaftsmonat zusätzlich von bestimmten Hormonen gesteuert. Bis jetzt war der Embryo ein „Zwitter“, bei dem beide Sexualorgane angelegt sind. Im Laufe der nächsten Wochen differenzieren sich die Geschlechtsorgane. Es entwickelt sich jeweils nur ein Sexualorgan weiter – das männliche oder weibliche –, der andere Teil verkümmert.

4. Monat

Das Wichtigste ist geschafft

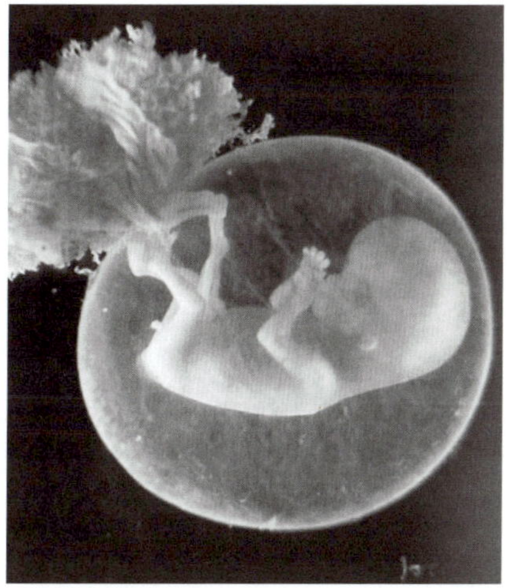

Die Zeit der großen Aufbauleistung ist vorbei. Die meisten Organe sind angelegt, und die weitere Entwicklung spezialisiert sich auf die Vervollkommnung und Vergrößerung. Von jetzt an wird auch nicht mehr vom Embryo sondern vom Fötus gesprochen, der bereits wie ein kleines Baby aussieht.Sein Herz schlägt doppelt so schnell wie das seiner Mutter. Die Haut ist zart, rötlich, runzelig und mit einem zarten Flaum bedeckt. Am Ende der 16. Woche ist das Baby 16 Zentimeter groß und wiegt 150 Gramm.

5. Monat

Laute Geräusche erschrecken das Baby

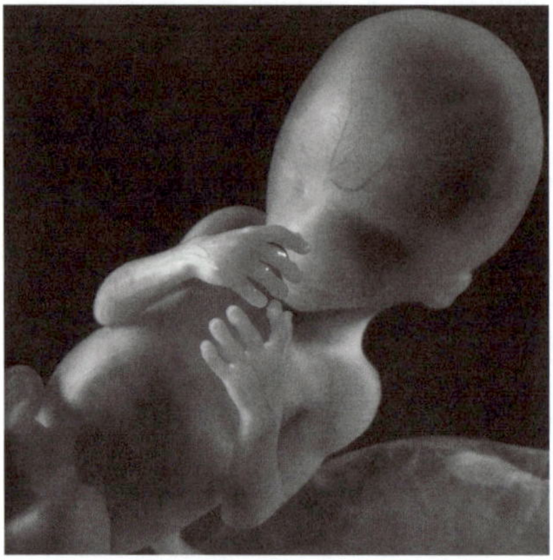

Wie hervorragend das Gehör bei Ihrem Baby ausgebildet ist, können Sie vielleicht spüren, wenn Ihr Kind bei lauten Geräuschen zusammenzuckt. Wie die Ohren, so sind auch fast alle anderen Organe für das Leben „draußen" vorbereitet. Das Baby trinkt hin und wieder kleine Schlückchen vom Fruchtwasser und kann den Daumen in den Mund stecken. Haare und Fingernägel wachsen. Es wiegt 320 Gramm und ist zirka 20 Zentimeter groß.

6. Monat

Ihr Baby bekommt Muskeln und schlägt Purzelbäume

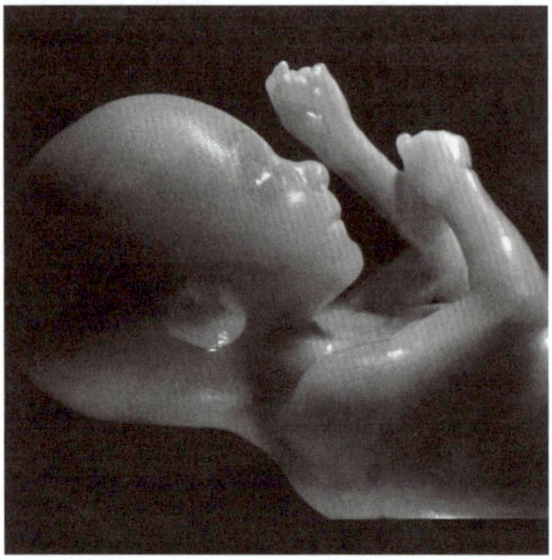

Etwas mehr als 500 Gramm wiegt jetzt Ihr Baby und ist zirka 25 Zentimeter groß. Ein feiner Haarwuchs zeigt sich auf dem Kopf. Die Farbe sagt aber noch nichts über die spätere Haarfarbe aus. Die Talgdrüsen sondern eine fettige, haftende Substanz ab – die sogenannte Käse- oder Fruchtschmiere. Sie schützt die Haut wie eine dicke Salbe vor den Einwirkungen des Fruchtwassers. Jetzt formen sich auch die feinen Linien auf den Fingerkuppen, die jeden Menschen sein Leben lang unverwechselbar machen. Und in diesem Monat kräftigen sich die Muskeln besonders schnell – deswegen schlägt Ihr Kind häufig „Purzelbäume".

7./8. Monat

Das Baby kann zupacken, die Augen öffnen – es kann fast alles

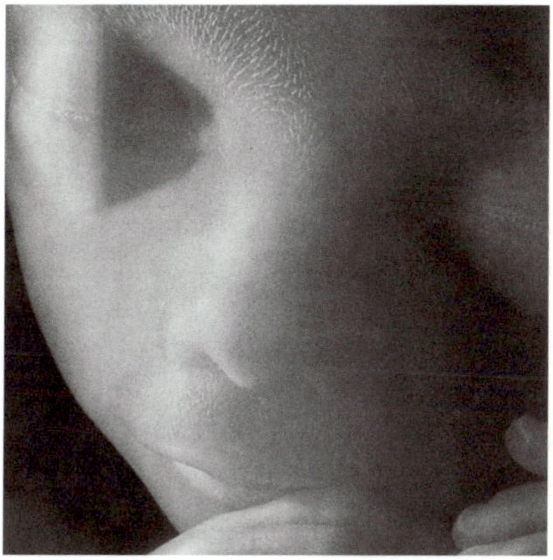

Im 7. Monat wachsen die Augenbrauen und Wimpern. Das Baby lernt seine Augen zu öffnen und zu schließen und kann seine Hand zur Faust ballen. Im Prinzip ist es fertig. Es nimmt nur noch an Körperlänge und Gewicht zu und hätte mit zirka 33 Zentimetern und durchschnittlich 1000 Gramm – dank des medizinischen Fortschritts – bereits eine Überlebenschance. Am Ende des 8. Monats wiegt es 1700 Gramm und wäre schon groß genug, die Geburt gut zu überstehen. Aber noch sammelt es Kräfte: Es schläft viel. Wenn es aber wach ist, dann „tobt“ es kräftig. Die strampelnden Arme und Beine können Ihren Bauch regelrecht „ausbeulen“.

9./10. Monat

Das Baby rüstet sich zum „Klimawechsel“

Am Ende des 9. Monats wiegt Ihr Baby 2 500 Gramm und ist fast einen halben Meter groß. Es wird ihm langsam zu eng im Bauch, und es strampelt nicht mehr so oft wie vorher. In den letzten Wochen legt das Baby noch 800 Gramm zu und rüstet sich für den Klimawechsel nach der Geburt: Es setzt Fettpolster an, die es vor einer Unterkühlung schützen. Den zarten Flaum am Körper und die Käseschmiere verliert es allmählich. Für die Geburt liegt das Baby mit dem Kopf nach unten in der richtigen Lage. Damit ist es „startklar“ für den Weg ins Leben.

Fotos mit freundlicher Genehmigung von Dr. med. Rainer Jonas, Alsfeld (D); Texte aus dem Buch „Ihr Baby auf dem Weg ins Leben“ – erschienen bei Nestle Österreich (vergriffen).

Bekommt euer Kind!

Appell einer Alleinerzieherin

Lukrezia

Eine Freundin fand diesen Bericht im Internet. Ich bin Lukrezia sehr dankbar, dass sie uns erlaubte, ihn zu veröffentlichen.

Traurigkeit zutiefst ... Ich habe meine Schwangerschaft abgebrochen – abgetrieben!

Es ist nicht einfach, darüber zu schreiben. Ich weiß nur, ich würde es niemals wieder tun. Und mit meinem Beitrag möchte ich allen werdenden Müttern, die sich mit dem Gedanken tragen, ihre Schwangerschaft abzubrechen, Mut machen ihr Kind zu bekommen, damit ihnen die Seelenqual, die ich mit mir herumtrage, wie einen dunklen Fleck auf meiner Seele, erspart bleibt. Ich habe bereits drei Kinder, einen süßen Jungen von zehn, eine niedliche Tochter von fast neun, und ein herziges Baby von sechs Monaten. Meine beiden Großen sind 15 Monate auseinander. Sie kamen dicht hintereinander, und die Zeit damals war eine harte, aber auch eine sehr schöne Zeit. Obwohl beide keine geplanten Wunschkinder waren, haben wir uns über sie gefreut und sie mit Liebe und Freude in unserer Familie aufgenommen. Leider hielt unsere Ehe nicht, aber wir sind immer noch in Freundschaft verbunden und haben für unsere beiden Kinder das gemeinsame Sorgerecht. Vor zwei Jahren lernte ich meinen jetzigen Lebenspartner kennen und lieben, seit einem halben Jahr ist unser kleiner Sohn auf der Welt. Er ist sehr stressig und anstrengend, aber süß! Und wir lieben ihn, auch wenn ich manchmal das Gefühl habe, mit drei fordernden Kindern beinahe einen Herzinfarkt zu bekommen. Ich habe seit einem halben Jahr kaum ausreichend Schlaf gehabt und bin dementsprechend fertig. Dazu kommt, dass ich alleinerziehend bin, mein Lebenspartner wohnt nicht bei uns, er ist fast 600 km entfernt wegen seiner Arbeit, so sehen wir uns nur an den Wochenenden, und die sonntäglichen Abschiede tun mir immer sehr weh. Vor einem Monat machte ich die für mich fürchterliche Feststellung, dass ich schon wieder schwanger bin. Der Eisprung hatte erst vier Wochen nach der letzten Regel stattgefunden, und meine natürliche Familienplanung hatte restlos versagt.

Ich machte beim Frauenarzt einen Test und hatte entsetzliche Angst vor dem Ergebnis: schwanger. Allein mit drei Kindern. Ich war wie paralysiert, und fuhr weinend mit meinem Baby im Kinderwagen nach Hause. Ich war doch schon so fertig und dann noch Nummer vier? Meine Tochter hat Neurodermitis, mein Sohn Schulprobleme, und der Kleine kostet mich den letzten Nerv. Ich habe keine Omas, Tanten und Mütter, die mal einspringen können. Ich bin ganz allein und muss mit allem selber fertig werden, mein Ex-Lebenspartner lebt verständlicherweise sein eigenes Leben und mein Liebster ist 600 km weit entfernt. Ich weinte Nächte hindurch, mal war ich der Ansicht ich schaffe das, auch mit einem vierten Baby; dann wiederum, wenn ich nur vier Stunden Schlaf bekam und mein Sohn mir die Ohren taub brüllte, war ich nur noch ein Nervenbündel, spürte jeden Knochen in meinem Leib und dachte nur: Nein, das stehst du nicht durch. Meine Wirbelsäule ist kaputt, die Schwangerschaft mit Liebling Nummer drei war schon eine Tortur, egal wie kaputt du als Frau bist, du musst funktionieren und dich um die Kinderprobleme des Alltags kümmern. Sie sollen ja auch gesund essen und in erster Linie eine schöne Kindheit haben … Baby 3 lag auf der Hauptvene und ich konnte weder im Liegen noch im Sitzen schlafen. Ich war nur noch kurzatmig und die leichteste Arbeit fiel mir entsetzlich schwer. Wenn ich mit Baby drei müde war, dann brauchte ich meinen Schlaf. Mit zwei Großen geht das, die beschäftigen sich selber, gehen zu Freunden, aber mit einem Windelzwerg, der unter schweren Drei-Monats-Koliken litt und außerdem ein KISS-Kind[1] ist, ist das schier unmöglich. Ich machte es mir nicht leicht, ich war fast nur noch am Weinen. Mein Lebenspartner wollte kein viertes Kind, durch die Blume bekam ich mit, dass er mich dann eventuell verlassen würde … Ich hätte mich FÜR mein Baby entscheiden sollen … Mein Körper sagte NEIN, meine Seele sagte JA!

Ich weine schon wieder … ich weine nur noch um das Baby, welches ich durch meine Fehlentscheidung niemals kennenlernen konnte, in seiner Einzigartigkeit, in seiner Süße … Auf dem Screening war nur die kleine Fruchtblase zu sehen, aber noch kein Kind drin. Ich war in der vierten Woche. Hätte ich ein Herzchen schlagen sehen, ich hätte den Abbruch nicht machen können. So tröstete ich mich damit, dass es ja noch nichts ist, nur ein Primitivstreifen mit Neuralrinne, ein Trophoblast eben … Selbstbetrug … im Nachhinein übelster Selbstbetrug.

Ich fuhr ins Krankenhaus und brachte die Ausschabung hinter mich. Ich verabschiedete mich von diesem Kind und erklärte ihm, warum ich es nicht bekommen konnte. Ich bat es um Verzeihung und wünschte ihm eine gesündere Keimstätte und eine Familie, wo es genauso geliebt werden würde, wie ich es lieben würde, wenn es da wäre … Dann fuhr man mich in den OP … Ich wachte wohl auch mit dem Gefühl der Erleichterung aus der Vollnarkose auf.

---

[1] KISS-Syndrom: KISS ist die Abkürzung für „Kopfgelenk-induzierte-Symmetrie-Störung“. Damit wird eine Fehlfunktion im Bereich der Halswirbelsäule bezeichnet.

Ich wusste, die Entscheidungsqual war vorbei, und ich wusste, wie mein Leben mit drei Kindern weitergeht. Ich hätte genug Zeit für sie und ihre Belange und würde selber noch genug Kraft tanken können, um ihnen zu geben, was sie brauchen.

Am Abend jedoch kam dann der Schmerz. Ich wusste, mein viertes Baby käme nie wieder. Ich hatte es aus mir herauskratzen lassen … Das war vor drei Tagen. Seitdem weine ich ununterbrochen und wünschte, ich könnte die Zeit um drei Tage zurückdrehen. Ich würde mein Kind zur Welt bringen, mein kleines Mädchen, ich bin sicher, es wäre ein niedliches kleines Mädchen geworden … Ich sehe nun, ich habe meinen kleinen Sohn um sein Geschwisterchen betrogen. Meine beiden Großen albern auf dem Sofa herum, und ich liebe es, ihnen dabei zuzusehen. Das wird der Kleine mit seiner kleinen Schwester nicht können, da sie nicht auf die Welt kommen konnte.

Ich habe meine Seele befleckt, habe mich schuldig gemacht, ein kleines Wesen, welches ein Recht hat auf Leben, getötet zu haben. Ich weiß nicht, ob ich damit leben kann. Ich weiß nur, dass ich es muss. Ich würde es nie wieder tun. Ich würde alle Hilfe in Anspruch nehmen, die ich bekommen könnte, ich würde auf eine Haushaltshilfe bestehen, wo ein Wille ist, ist auch ein Weg, irgendwie geht es immer weiter … Ich wünschte, es wäre noch in meinem Bauch, ich wünschte, ich könnte die Uhr um drei Tage zurückdrehen. Wenn ich vor drei Tagen gewusst hätte, was ich jetzt weiß, ich hätte das Krankenhausbett verlassen und wäre schwanger wieder nach Hause gegangen. Hätte ich es bloß getan …

Wenn mein Bericht auch nur einem ungeborenen Baby hilft, geboren zu werden, dann ist mein schwerster Fehler in meinem Leben nicht umsonst gewesen. Ich kann jede Frau, die in der Zwickmühle ist, nur ermutigen, Mut machen, bekomme dein Baby! Sag Ja zu deinem Kind, wenn du im Zweifel bist. Im Zweifelsfalle immer Ja zum Kind. Dann bleibt dir die Seelenqual und die Schuld erspart, und ein einzigartiges individuelles Lebewesen hat die Chance, auf die Welt zu kommen. Ich werde mein viertes Kind niemals im Arm halten können, in seine sanften Augen blicken, sein süßes Kindergesichtchen sehen und es niemals küssen und wiegen können. Niemals seine Öhrchen kitzeln und niemals sein Näschen knuffeln … Und das habe ich mir selber zuzuschreiben. Ich habe mich um ein großes Geschenk gebracht, gesunde Kinder sind keine Selbstverständlichkeit. Mein Geschenk habe ich abgelehnt, aus irgendwelchen Gründen, die im Endeffekt doch keine sind. Mit der Gesundheit wäre ich schon hingekommen, hätte ich eben vom Arzt eine Hilfe verschrieben bekommen, die putzt und kocht, wenn ich nicht kann.

Geldmangel ist kein Grund, die staatlichen Geldhilfen sind nicht die schlechtesten. Und damit bekommt man ein Kind immer satt. Es muss nicht jedes Kind eine neue Play-Station haben und immer das Neueste vom Neuen. Viel wichtiger ist Liebe und Willkommensein. Wer auch immer schwanger ist und nicht weiß, ob Ja oder Nein, der soll sein Kind lieber bekommen. Es ist besser … Ich hoffe, so manche Entscheidung damit zum leichteren Schicksal – nämlich zum Kind – gebracht zu haben. Macht nicht den gleichen Fehler, ich jedenfalls werde meines Lebens nicht mehr froh, denn ich weiß, ich hätte ein süßes Kindchen mehr gehabt und trotz aller Anstrengung, es wäre irgendwie gegangen, mit Hilfe. Ich habe meine Seele befleckt, ich fühle mich wirklich so, als hätte ich einen schwarzen Fleck auf meiner Seele, und ob ich wieder meine Fröhlichkeit wie früher bekomme, bezweifle ich im Moment.

Ich weiß, darüber werde ich niemals hinwegkommen, was habe ich bloß getan? Ich habe meinem dritten Kind gegenüber so ein schlechtes Gewissen … Schwangere, die ihr nicht wisst: Quält euch nicht so wie ich. Bekommt eure Kinder! Es wird für euch sicher anstrengend, aber euch wird eine schlimme Leere und tiefste Traurigkeit erspart bleiben …

Ich freue mich über jedes Baby, dem durch diesen Bericht das Leben geschenkt wurde. Jede kleine Seele, die in Liebe geboren werden kann … Tut euch nicht an, was ich mir antat, und verratet euch nicht selber, so wie ich mich selber – und mein kleines Engelchen – verraten habe …

Herausforderungen als blinde Ehefrau und Mutter

Fruchtbarkeit als Geschenk erleben

Vroni

Durch eine Nachbarin und durch unsere Kinder lernte ich Vroni kennen. Obwohl sie nicht sieht, kommt sie mit fast allem genauso gut zurecht wie ich. Ihr Wissen, das ich so schätze, hat mir schon sehr geholfen.

Vielleicht gelingt es mir mit diesen Zeilen, Ihnen in Ihrer schwierigen Situation Mut zu machen, in sich hineinzuhorchen und Ihrem eigenen Gewissen zu vertrauen, das Ihnen sagt, dass niemand auf der Welt das Recht hat, Sie zu einem Schwangerschaftsabbruch zu drängen.

Ich bin seit Geburt blind. Mein Sehrest ist nur so gering, dass ich hell und dunkel und grobe Umrisse unterscheiden kann. Früher war ich berufstätig. Jetzt bin ich verheiratet und wir haben drei Mädchen im Alter von acht, fünf und zwei Jahren. Unser Zweitgeborener, ein Knabe, starb kurz vor der Geburt ohne vorhersehbare Anzeichen nach einer ganz normalen, gesunden Schwangerschaft.

Diese ganzen Umstände im Zusammenhang mit meiner Behinderung stellen mich in eine so ungewöhnliche Lebenssituation, die sich die meisten Menschen nicht vorstellen können. Tagsüber, wenn mein Mann in der Arbeit ist, erledige ich die ganze Hausarbeit und alles was mit den Kindern notwendig ist, alleine. Die alltäglichen Arbeiten vom Kochen angefangen bis zum Bügeln und nebenbei die Kinderbetreuung erfordern viel mehr Mühe, Aufmerksamkeit und Konzentration als bei sehenden Hausfrauen. Mich freut das selbstständige Dahinarbeiten, und ich bin froh, dass ich bei diesen Alltagsbewältigungen nicht auf ständige fremde Hilfe angewiesen bin. Mein Mann hat ohnehin noch genug Arbeit, mit seinem Beruf, dem Einkaufengehen, dem Schriftverkehr und der Gartenarbeit, bei der ich nur teilweise behilflich bin. Außerdem unterstützt er mich auch am Wochenende sehr.

Ich kann die Einsamkeitsgefühle einer Frau gut verstehen, die unerwünscht schwanger wird und zusätzlich noch die negativen Reaktionen der Mitmenschen hinnehmen muss. „Um Gottes Willen, wie wirst du das machen?

Ich sehe und mir sind zwei Kinder schon mehr als genug. Die kommende Zeit wird wieder sehr anstrengend werden.“ Ich persönlich habe ähnliche Reaktionen von mir sehr nahestehenden Personen während der letzten Schwangerschaft erfahren.

In den ersten Schwangerschaftsmonaten kränken solche Aussprüche ganz besonders. Doch die innere Freude, dass wir etwas Einzigartiges, Kostbares in uns tragen, kann uns keiner nehmen. Vielleicht kann diese Freude bei Ihnen nicht bis an Ihr hellwaches Bewusstsein dringen, aber in Ihren tieferen Bewusstseinsschichten ist sie doch vorhanden.

Wer oder welche Umstände hindern Sie daran, das Kind anzunehmen? Sind es wirklich Sie selbst? Sind es bestimmte Berufs- oder Urlaubsvorstellungen, die jetzt durch dieses Kind unmöglich werden? Steht nicht dahinter eine Konsum- und Abenteuerlust, die unsere Seele aushöhlt? Zurück bleibt die Sehnsucht, den göttlichen Funken in uns, den jeder in sich trägt, wieder aufleben zu lassen.

Bestimmten Aufgaben können wir nicht so einfach entfliehen. Sie wurden uns schon in die Wiege gelegt.

Martina, unsere Drittgeborene ist ein Sonntagskind. Die Geburt war sehr schön, kurz und fast schmerzfrei. Ich sehe es als große Belohnung, dass wir uns nicht von negativen Reaktionen unserer Umwelt irritieren ließen. Auch die innere Gewissheit, dass alles recht wird und ein tiefes Gottvertrauen war in dieser Zeit besonders stark vorhanden. Da bei mir laut Ansicht der Ärzte eine Erbkrankheit vorliegt (wir sind fünf Geschwister, von denen drei blind sind), war das Risiko ein blindes Kind zu bekommen, zusätzlich noch vorhanden.

Es ist zwölf Jahre her, seit ich den Beitrag für Karins Buch geschrieben habe und in dieser Neuauflage wurde ich gebeten, noch einen Zusatz zu schreiben, wie es weiterging:

Jetzt dürfen wir uns über vier gesunde Kinder freuen, drei Mädchen und der jüngste ein Sohn. Er ist jetzt elf Jahre alt.

Damals vor elf Jahren nach der Geburt unseres jüngsten Sohnes waren wir uns einig, mehr als unsere vier können wir nicht mehr verantworten, und es würde auch unsere Kräfte übersteigen.

Ich habe mich bewusst und kritisch damit auseinandergesetzt und nicht unbedingt auf die Stimmen der Ärzte oder anderer Mitmenschen gehorcht, die meinten, mach dies oder jenes, oder eine Unterbindung habe überhaupt keine medizinischen Nachteile.

Doch in kritischen Berichten und Beobachtungen habe ich anderes wahrgenommen.

Fruchtbarkeit ist für ein Paar ein großes Geschenk, für manche vielleicht oft zu großzügig und überraschend, doch es ist trotzdem nicht selbstverständlich, da es immer öfter vorkommt, dass Menschen einen unerfüllten Kinderwunsch haben.

Also mit meiner Einstellung konnte ich die Fruchtbarkeit nicht einfach wegwerfen, auch wenn wir sicher wussten, dass wir keinen Kinderwunsch mehr haben. Doch ich glaube, für den Selbstwert einer Frau oder auch tiefenpsychologisch hat die Fruchtbarkeit trotzdem eine große Bedeutung. Ich habe mich bald mit der Natürlichen Empfängnisregelung von Dr. Josef Rötzer auseinandergesetzt und gesehen, dass das für mich die einzige wirklich zufriedenstellende Methode darstellte. Dabei hatte ich das Glück auf der einen Seite, dass mein Ehemann Verständnis hatte und dazu bereit war, und auf der anderen Seite hatte ich Menschen, die mich auf diesem Weg begleiteten. Am Anfang hat mir Karin bei meinen Aufzeichnungen sehr geholfen. Einen Kurs über Natürliche Empfängnisregelung in Schloss Puchberg bei Wels (OÖ) besuchte ich schon mit meinen Aufzeichnungen. Es war sehr hilfreich und ich gewann in diese Methode mehr Vertrauen und Selbstsicherheit. Dies zu vertiefen und auch mit anderen Menschen zu teilen, stärkte mich. Ich bin Dr. Rötzer für sein Lebenswerk sehr dankbar und allen, die es weitertragen und ihre Aufzeichnungen für Forschungszwecke zur Verfügung stellen.

Besonders meinem Ehemann verdanke ich auf diesem Weg sehr viel, dass er einfühlsam dabei ist und sich nicht dagegen sträubte. Es war ihm nur wichtig, dass die Methode sicher genug ist.

Ich wünsche mir für viele Frauen und auch für Mädchen und meine eigenen Töchter, dass sie diese Methode der Zyklusbeobachtung kennenlernen dürfen und mit diesem kostbaren Gut verantwortungsvoll umgehen lernen.

Ich bin froh, dass ich so eine große Familie haben darf, danke Gott für unsere vier gesunden Kinder und alle mit ihrer Erziehung immer wieder verbundenen neuen Herausforderungen – neue Herausforderungen machen das Leben interessant und lebendig.

Ungeplant bleibt nicht ungewollt

Den idealen Zeitpunkt gibt es nicht

Mag. Martina Fink, Klinische und Gesundheitspsychologin

Der Kontakt mit Frau Fink entstand, als sie Informationsbroschüren bestellte, die von diesem Buch abgeleitet wurden. Bevor ich Frau Fink bat, diesen Beitrag zu schreiben, hat sie mich schon auf andere Weise bei meiner Arbeit unterstützt – was ich sehr zu schätzen weiß. Besonders dankbar bin ich ihr für die Zeit und die guten Gespräche und auch dafür, dass sie sich bereit erklärt hat, uns – wenn nötig – bei der Selbsthilfegruppe zu begleiten!

Wir leben in einer Zeit, in der es größtenteils möglich ist, vieles vorher gut zu planen, zu organisieren und abzusichern. Wir haben gelernt, dass sehr vieles machbar ist. Dies spiegelt sich auch im medizinischen Bereich und in der Familienplanung wider.

Und doch lehrt uns das Leben, dass es Situationen und Ereignisse gibt, die uns treffen und scheinbar ungewollt passieren. Leben ist ein freier und dynamischer Prozess und so manches Leben stellt sich dort ein, wo es zum jeweiligen Zeitpunkt nicht geplant war und es „gerade jetzt“ nicht passt.

Der Mensch vergisst dabei oft: Er kann zwar planen, eine Schwangerschaft zu verhüten, aber wann dann die gewünschte Schwangerschaft eintreten soll, kann er nicht bestimmen.

Ein Großteil der Schwangerschaften entsteht noch immer ungeplant, doch nicht jede ungeplante Schwangerschaft bleibt unerwünscht. Dies bedeutet aber auch, dass es vorher keine Möglichkeit gab, sich auf die Schwangerschaft und ein Kind vorzubereiten und damit oft schwierige Umstände vorhanden sind. Zu der Zeit, in der die ungeplante und vielleicht auch unerwünschte Schwangerschaft registriert wird, keimt oft der Gedanke und der Wunsch, „all dies ungeschehen zu machen“.

Wenn die Situation überraschend kommt oder eine Frau spät von ihrer Schwangerschaft erfährt, fühlt sie sich unter Zeitdruck, eine Entscheidung zu treffen. Die Lebensumstände so zu verändern, dass für ein Kind Platz ist, erfordert aber Zeit. Von der Natur sind dazu neun Monate gegeben. Ob die Veränderung bis zur Geburt gelingen wird, ist zu diesem Zeitpunkt vorerst nicht absehbar und vorstellbar.

Für eine Entscheidung ist es sehr wichtig, nicht nur die Vernunftgründe zu betrachten. Es wird von der Vorstellung ausgegangen: Für ein Kind soll Platz sein, die Umstände sollen passen und darüber hinaus habe es auch ein Recht, erwünscht und willkommen zu sein. Noch immer kommen viele Kinder nicht geplant und bereits vom ersten Anfang an erwünscht zur Welt.

Für diese unabänderliche Entscheidung ist es vor allem wichtig, in sich hineinzuhorchen, welche Gefühle vorhanden sind. Man meint aus Verantwortung gegenüber diesem ungeplanten Lebewesen und vielleicht aus Rücksicht dem Partner gegenüber zu handeln. Es wird dabei oft übersehen, welche Bindung sich zu diesem Kind bereits aufzubauen begonnen hat. Eine Schwangerschaft dem Partner zuliebe abzubrechen, ist eine große Belastung für die Partnerschaft. Ähnliches gilt, wenn in eine Schwangerschaft und ein Kind die Hoffnung gesetzt wird, eine kriselnde Partnerschaft zu retten.

In einer Zeit der Unsicherheit ist vor allem das Gespräch mit dem Partner und/oder anderen Bezugspersonen wichtig. Doch letzten Endes liegt die Entscheidung für oder gegen das Kind allein bei der Frau und damit auch die Verantwortung. Entscheidungen gegen ein Kind, die unter Druck anderer Menschen getroffen wurden, sind erfahrungsgemäß schwerer zu verarbeiten. Das gilt auch für Haltungen und Einstellungen, die nicht selbst entwickelt wurden, sondern von der Umwelt übernommen worden sind.

In dieser schwierigen Zeit der Unklarheit über die weitere Schwangerschaft ist es wichtig, sich ausreichend Zeit für die Entscheidung zu nehmen, alle Aspekte zu bedenken, wiederholt zu besprechen und auch Beratung von außen in Anspruch zu nehmen.

Für diese unerwartete Situation und schwierige Zeit gibt es dankenswerterweise viele gute fachspezifische Beratungsstellen. Dort wird der Frau, dem Mann und dem Paar die Möglichkeit geboten, in einem neutralen Rahmen alle Sorgen und Ängste zur Sprache zu bringen.

Ebenfalls wird man Sie in der Schwangerenberatungsstelle darüber informieren können, wie und wo Sie die Ihnen zustehenden finanziellen Hilfen beantragen können.

Vaterschaft – Herausforderung und Chance

Mag. Ulrich Wanderer, Jurist und Mediator

Oft erscheinen Klientinnen in den Beratungsstellen, Frauen, die nach der Geburt ihres Kindes nicht wissen, wie sie nun den Unterhalt bestreiten sollen, der ihrem Kind zusteht. Oft kommen Mütter, die sich wegen Obsorge- und Besuchsrechtsproblemen mit dem Kindesvater herumschlagen müssen.

Nicht immer ist der Grund des Zerwürfnisses mit dem Kindesvater eine Scheidung oder eine Trennung einer langjährigen Lebensgemeinschaft. Oft ist auch schon alleine die Tatsache, dass eine ungeplante Schwangerschaft die Beziehung auf eine harte Probe gestellt hat, zu viel für den Zusammenhalt der beiden werdenden Eltern.

Die Klientinnen, welche sich in solchen Situationen an Beratungseinrichtungen wenden, sind bei der Schwangerschaftskonfliktberatung sehr gut aufgehoben, welche die unterschiedlichsten Stellen in bewährter Form seit Jahren und Jahrzehnten anbieten.

Die Erfahrung zeigt, dass es nicht immer das Schicksal ist, welches die werdenden Mütter in Schwangerschaftskonflikte stürzt, sondern oft ist es auch die Reaktion des Mannes. Jene allererste unbedachte Äußerung am Telefon, der EINE Satz, welcher das Vertrauen zutiefst erschüttert. Jener Satz, der eigentlich sagen möchte: „Ich weiß nicht, was ich machen soll, wie ich mit meiner Verantwortung umgehen soll."

In einer Situation, in der die Frau die ganze emotionale Unterstützung des Mannes benötigt, wendet sich so manchmal der Mann gegen die Frau. Nicht aus Bösartigkeit, nicht aus einem verwerflichen Motiv, sondern rein aufgrund einer Überforderung. Keiner hat ihm beigebracht, in dieser Situation zu antworten, niemand steht ihm beim ersten Gespräch mit der werdenden Mutter seines Kindes zur Seite. Viele Gedanken können dem Mann durch den Kopf gehen. Wahrscheinlich drehen sich viele um Bereiche wie: Einschränkung seiner Freiheit, Existenzängste, Prestigeverlust im Freundeskreis, Angst vor der Verantwortung.

Hier gilt es den Mann abzuholen, in seiner rein persönlichen Angst vor der Zukunft. Er benötigt eine Anlaufstelle, welche ihm Platz bietet, seine Sorgen zu äußern, seine Ängste zu formulieren und alle Befürchtungen einem Gesprächspartner entgegenschmettern zu können.

Die neu gegründete Männeranlaufstelle bei Schwangerschaftskonflikten hat sich diesem Thema verschrieben. Im ständigen Ausbau begriffen verbindet sie bundesländerübergreifend Beratungsstellen und einzelne Berater, welche sich der Thematik des männlichen Schwangerschaftskonfliktes angenommen haben.

Ausgehend von der Familienberatungsstelle in Poysdorf (NÖ) konnte sich so ein Netz entwickeln, welches zum Zeitpunkt der Entstehung des Artikels Wien, Niederösterreich, Burgenland, Steiermark, Salzburg und Kärnten umfasst.

Ziel der Beratungen ist es, den Mann dahingehend zu unterstützen, dass er seine eigenen Motive und Gedanken hinsichtlich der Schwangerschaft ordnet und gemeinsam mit der Frau zu einer weiterführenden Entscheidung kommt. Wichtig ist dabei das Gespräch zwischen den beiden beteiligten Partnern, zwischen Mann und Frau, Bursch und Mädchen.

Kann man hier eine positive Gesprächsbasis erwirken, so ist für die Zukunft viel gewonnen. Einigen sich die beiden auf eine Elternschaft, so werden wohl Fragen zum Unterhalt, zur Obsorge oder auch zum Kontakt des Kindes zu beiden Eltern in einem Ton ablaufen, welcher das Gesprächsklima für Jahrzehnte verbessert und der Eltern-Kind-Beziehung eine reale Chance bieten kann.

Wie wird die Zukunft des Netzwerkes aussehen?

Nachdem es sich beim Netzwerk MASK – Männer-Anlaufstelle bei Schwangerschaftskonflikten nicht um eine gewinnorientierte Plattform handelt, wird sie vorerst aus rein privaten Mitteln finanziert.

Eine Vereinsgründung, ebenso wie auch die Trägerschaft diverser Organisationen steht im Raum, ist aber derzeit keineswegs spruchreif. Nachdem MASK ein konfessionell und politisch unabhängiges Netzwerk von Beratungsstellen ist, sind Kontakte zu interessierten Beratungseinrichtungen jederzeit erwünscht, erhofft und erbeten.

■ MASK

Männer-Anlaufstelle bei Schwangerschaftskonflikten
Initiator: Mag. Ulrich Wanderer
mask@ichwerdevater.at, www.ichwerdevater.at

Gibt es zu junge Mütter?

Mag. Martina Fink, Klinische und Gesundheitspsychologin

Die Anzahl der Schwangeren im Jugendalter ist ebenfalls im Steigen begriffen. Oft wird in diesen Fällen ein Schwangerschaftsabbruch als gute und vernünftige Lösung betrachtet und damit begründet, dass das Leben nicht verbaut wird. Gerade in einem Alter, in dem Mädchen und Jungen selbst noch Unterstützung und die Eltern brauchen, werden sie selbst schon Eltern. Die Verantwortung für das weitere Vorgehen und die Entscheidung wird daher von den Eltern – den werdenden Großeltern – mit entschieden, oder es bestehen große Ängste, wie diese dazu stehen könnten, und die Sorge, die Familie mit einem weiteren Kind zu belasten.

Trotz der eigenen Unterstützungsbedürftigkeit sollten sich diese jungen Frauen und werdenden Mütter ihrer Verantwortung für sich selbst, ihren Körper und ihr Kind bewusst sein. Nur sie allein können entscheiden, was an und in ihrem Körper passiert und gemacht wird. Es ist und bleibt allein ihre Entscheidung, was weiter passiert. Es ist nicht wahr, dass hier die Eltern das größere „Wissen" haben – die Erfahrung einer Schwangerschaft ist immer etwas Einzigartiges – hier zählt keine „Lebenserfahrung" – das Leben ist im Fluss und immer verschieden.

Erfreulich ist, dass es für diese jungen Mütter und ihre besondere Situation immer mehr Möglichkeiten der Unterstützung und umfassenden Betreuung gibt.

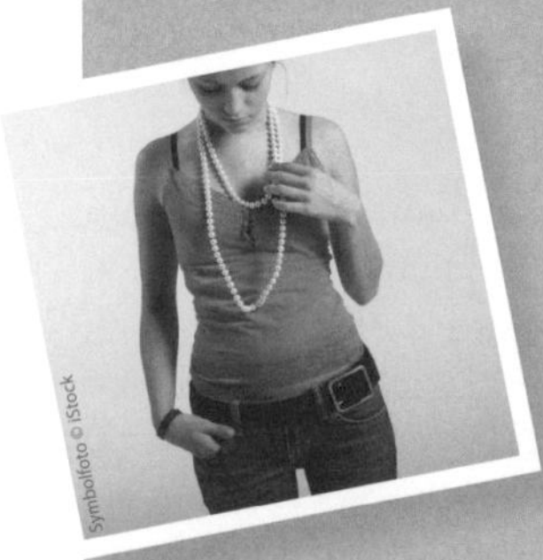

Hilfe für Mädchen, die unter 20 Jahre und schwanger sind

Projekt Young Mum

Young Mum bietet Begleitung für Jugendliche während der Schwangerschaft, Geburt und Wochenbett sowie im ersten Jahr mit dem Baby. Die Betreuung der Mädchen umfasst aber auch die Unterstützung und Begleitung bei Problemen mit dem Partner, den Eltern, der Schule oder dem Arbeitgeber.

Jedem der Mädchen steht von Anfang an eine Hebamme zur Verfügung. Diese hat stets ein offenes Ohr für alle Sorgen und Ängste einer Schwangeren und ist gegebenenfalls auch während der Geburt in der Krankenanstalt dabei.

Neben der medizinischen Betreuung steht für die Probleme des Alltags (mit den Eltern, dem Partner, der Schule oder dem Arbeitgeber sowie Zukunftsängste) ein multifunktionelles Team zur Verfügung. Psychotherapeuten, Pädagogen und Sozialarbeiter unterstützen die Mädchen und fangen sie bei Bedarf auf.

Auf Wunsch wird deine Anonymität gewahrt! Alle Angebote sind für dich kostenlos!

www.young-mum.at, Tel. 01/40088-4400

Ich musste erst lernen mich auf das Baby einzustellen

Mit 18 war mir nicht bewusst, welche Bereicherung meine Tochter für mich sein wird

Ida

Bei einem Erste-Hilfe-Kurs lernte ich Ida kennen. Ihre Erfahrung soll jungen Frauen Mut machen.

Mit 18 Jahren hatte ich die Lehre gerade abgeschlossen und wollte mein Leben als Jugendliche genießen. Mein Gefühl sagte mir, dass ich schwanger bin, aber ich wollte mir dies nicht eingestehen. Doch eines Tages brachte mir meine Freundin einen Schwangerschaftstest. Es war ein fürchterlicher Schlag, als der Test positiv ausfiel: Ich war im fünften Monat schwanger! Meiner Mutter dies sagen und noch nicht einmal zu wissen, von welchem Mann mein Kind ist.

Meine Tochter Nadine kam im August zur Welt und ich wusste mir nichts mit meinem Baby anzufangen. In dieser Zeit mischten sich auch viele Menschen in unser Leben ein und gaben mir gut gemeinte Tipps, mit denen ich nichts anfangen konnte – denn alle Kinder sind verschieden. Mit jedem Tag, der verging, wurde mir bewusster, dass es das Beste für Nadine und mich sei, auf mein „Bauchgefühl" zu hören. Unser Miteinander, unsere Liebe zueinander wuchs von Tag zu Tag. In dieser Zeit war Geld natürlich Mangelware und ich hatte Probleme, den Vater feststellen zu lassen. Meine Mutter übte in diesem Punkt noch zusätzlich Druck auf mich aus, was mir mein Leben noch ein bisschen schwerer machte.

Meine so genannten Freunde wollten nichts mehr mit mir unternehmen, weil das Kind ein Störfaktor war. Es gab wenig Fortgehen, kein Kino und selten lustige Dinge, von denen man in diesem Alter träumt. Dennoch haben sich meine Momente des Glücks mehr als verdoppelt.

Meine Einstellung und mein Verantwortungsbewusstsein meiner Tochter und anderen gegenüber sind gereift. Wenige echte Freunde und meine Familie unterstützten mich sehr.

Jetzt, acht Jahre nach der Geburt von Nadine, bin ich überzeugt, dass meine Tochter das Beste ist, das mir im Leben gegeben wurde. Wir sind ein „Dreamteam" und kämpfen nach wie vor mit Höhen und Tiefen, wie jede andere Familie auch. Doch trotz vieler Schwierigkeiten sind Kinder eine große Bereicherung. Durch die Liebe zu ihnen können wir alle Probleme leichter bewältigen.

Alternative Pflegefamilie

Bericht einer Pflegemutter

Elfi

Elfi hatte nur durch meine Arbeitskollegin davon gehört, dass es mir nach dem Abbruch sehr schlecht gehe und ich deshalb sogar im Krankenhaus sei. Elfi ist eine von den Menschen, die helfen, wo sie jemanden in Not sehen. Sie kannte mich persönlich nicht, schrieb aber spontan einen Brief, den sie im Krankenhaus für mich abgab. Dieser Brief ist auf Seite 77 abgedruckt.
Als ich sie später kennen lernte, sprachen wir darüber, dass sie ein Pflegekind in ihrer Familie aufgenommen hat.
Einige Zeit nach der ersten Auflage des Buches wurde ein siebenjähriges Pflegekind zusätzlich in die Familie aufgenommen.
Durch den innigen Kontakt zu Elfis Familie durfte ich miterleben, wie gut sich das Mädchen in relativ kurzer Zeit eingelebt hat, und wie liebevoll die Geschwister im Umgang miteinander sind.

Was hat eine Pflegefamilie mit Schwangerschaftsabbruch zu tun?, werden Sie als Leser denken.

Vor sechs Jahren – unsere beiden Buben waren gerade vier und zwei Jahre alt – kam in mir der Gedanke auf, auch ein fremdes Kind in die Familie aufzunehmen. Die Dankbarkeit an Gott für zwei gesunde, fröhliche Kinder und eine stabile Ehe spielte dabei sicher eine Rolle. Es folgten drei Jahre des Überdenkens, Abwägens usw.

Schließlich waren wir uns alle einig und auch von behördlicher Seite stand einer Pflegschaft nichts mehr im Wege. Zu diesem Zeitpunkt wurde gerade für ein Mädchen aus Wels eine Pflegefamilie gesucht. Die Eltern hatten verschiedene Probleme und fühlten sich deshalb nicht in der Lage ihr Kind großzuziehen, sie waren aber bereit, es eventuell in eine Pflegefamilie zu geben. Das bedeutete für die Eltern, dass sie auch weiterhin die Obsorge für das Mädchen tragen würden. Sie haben Entscheidungs- und Mitspracherecht und können ihre Tochter auch regelmäßig besuchen. Wenn sich das Leben der Eltern nachhaltig stabilisiert, und sie in der Lage sein würden, für ihre Tochter zu sorgen, würde eine Rückkehr der Tochter wieder möglich sein. Wir führten mit den Eltern des Kindes ein längeres Gespräch. Nach diesem gegenseitigen Kennenlernen entschieden sich die Eltern, ihre Tochter in unsere Familie zu geben.

Für uns als Familie und sicher auch für die damals zweieinhalb Jahre alte Tochter folgte eine sehr anstrengende Zeit. Wir mussten das Loslassen von bisherigen Gewohnheiten lernen, zum Umdenken bereit sein und einen neuen Platz innerhalb der erweiterten Familie finden. Es war wirklich für alle eine sehr intensive Zeit. Aber es hat sich gelohnt! Als Familie durften wir dazulernen und das Kind hat sich in dieser Zeit sehr gut entwickelt. Mittlerweile ist sie drei Jahre bei uns und ein recht fröhliches, resolutes Mädchen, das ihren festen Platz innerhalb unserer Familie einnimmt.

Wenn Entscheidungen für die Kleine anstehen, wird ihre Mutter gefragt. Der Vater besucht seine Tochter regelmäßig und sie freut sich immer sehr darüber. Die Mutter nahm von diesem Besuchsrecht bisher nur ein einziges Mal Gebrauch. Dies stimmt uns alle ein wenig traurig, aber es ist ihre persönliche Entscheidung, die wir auch akzeptieren.

Als Pflegeeltern verstehen wir uns mit beiden Elternteilen sehr gut. Unser Austausch erfolgt mit dem Vater bei Besuchen und auch über Telefon. Mit der Mutter, die mittlerweile vom Vater getrennt lebt, hauptsächlich über Telefon und teilweise auch schriftlich. Wir schätzen beide Elternteile und haben große Achtung vor ihrer damaligen Entscheidung. Sie haben richtig erkannt, dass sie nicht in der Lage waren, das Bestmögliche für ihr Kind zu geben, haben aber durch diese Entscheidung das Bestmögliche für sie getan. Der Vater ist sehr froh, dass es diese Möglichkeit der Pflegefamilie für seine Tochter gibt und er dabei als leiblicher Vater immer die Nummer eins bleibt. Dies ist uns auch in der Erziehung des Kindes sehr wichtig. Ihre leiblichen Eltern sollten immer den ersten Platz einnehmen und danach erst wir Pflegeeltern folgen. Wir versuchen auch unsere Wertschätzung gegenüber den Eltern an die Tochter weiterzugeben. Aus vielen Gesprächen mit anderen Pflegeeltern weiß ich, dass auch diese ähnlich denken und handeln. Ich sehe auch, wie sehr das Mädchen ihre leiblichen Eltern liebt, ohne darunter zu leiden, dass es eben eine Pflegefamilie für sie gibt. Für sie kommt der Stolz dazu, zwei Väter und zwei Mütter zu haben.

Ich denke, wenn ich das Pflegekind einmal – im entsprechenden Alter natürlich – fragen würde, ob es gerne lebt und ein Leben in einer Pflege- oder in anderen Fällen vielleicht auch Adoptivfamilie einem nichtgelebten Leben vorziehen würde, wäre ihre Antwort klar.

Damit möchte ich Sie ermutigen, wenn Ihre momentane Lage noch so aussichtslos erscheint, an diese spätere Antwort Ihres Kindes zu denken. Falls Sie wirklich keine Möglichkeit sehen, für Ihr Kind selbst zu sorgen, wäre eine Pflegefamilie eine Alternative. Die Jugendwohlfahrt bei den Bezirkshauptmannschaften und den Magistraten steht hier sicher gerne beratend zur Seite.

Ich möchte Sie auch ermutigen, in dieser schwierigen Zeit Gottes Hilfe in Anspruch zu nehmen. Er bietet uns ja seine Hilfe an, indem er sagt: „Kommet alle zu mir (im Gebet), die ihr mühselig und beladen seid, ich will euch erquicken (helfen) …“ Matth. 11,28. Für mich bedeutete diese Einladung schon oft Hilfe und vertrauendes Weitergehen in Notsituationen.

Gottes Segen für Ihre ganz persönliche Entscheidung wünscht Ihnen Elfi

Adoption

Zeit für eine Entscheidungsfindung bis nach der Geburt

Katharina Huber, Leiterin einer Beratungsstelle

Beim Aktualisieren der Telefonnummern der einzelnen Beratungsstellen ergab sich mit Frau Huber ein längeres, sehr interessantes Telefongespräch über die offene Adoption. Sie war gleich bereit, über dieses Thema einen Beitrag zu schreiben.

Eine Alleinerzieherin mit einem Sohn kam in die Beratungsstelle und berichtete, dass sie wieder schwanger sei. Diese junge Mutter hatte die Sozialarbeiterin und die Beratungsstelle kennen gelernt, als sie mit dem Sohn schwanger war. Sie machte die Erfahrung, dass dort alle Probleme und Ängste besprochen werden können.

Zuerst sprach die Klientin nicht von der neuen Schwangerschaft, es war aber spürbar, dass sie etwas sehr beschäftigte. So überwand sie sich und erzählte von ihrer Situation. Sie sah keine Möglichkeit, dieses Kind auch zu betreuen, aber zum Abtreiben war es zu spät und eigentlich wollte sie auch nicht. Einmal hatte sie nämlich schon abgetrieben. Was sollte sie also tun?

Ich erzählte ihr, dass es auch offene Adoptionen gibt und schilderte ihr, wie das abläuft. Wenn die junge Mutter will, kann sie ein Adoptivelternpaar kennen lernen. Sie überlegte sich diesen Weg und lernte etwas später dann ein Paar kennen. Ich versicherte der Klientin, endgültig könne sie sich erst nach der Geburt entscheiden. Dies erleichterte ihr die Zeit des Wartens auf das Kind.

Nach der Geburt, die sehr dramatisch verlief, konnte sie sich wieder nicht entscheiden. So nahm die Klientin das Baby mit nach Hause, immer mit dem Gedanken im Hinterkopf, wenn sie es nicht schafft, könne sie dieses Kind noch zur Adoption freigeben. Die möglichen Adoptiveltern hatten die junge Mutter positiv beeindruckt.

Nach einer Woche war sie am Ende ihrer Kraft. Sie rief mich an und berichtete, dass sie dieses Kind doch lieber freigeben will. Sie kann dem Kind einfach nicht die Geborgenheit und Liebe schenken, die es für seine Entwicklung braucht. Ich informierte die Adoptiveltern und am nächsten Tag trafen wir uns in der Beratungsstelle.

Mit Tränen in den Augen gab sie diesen Adoptiveltern das Kind in die Arme, auch diese weinten und nahmen auch die Klientin in den Arm. Die Klientin war glücklich und traurig zugleich.

In den folgenden Jahren hat sie dieses Kind immer wieder sehen dürfen und sie ist froh, diesen schweren Schritt getan zu haben.

Adoption – die Adoptiveltern berichten

Mein Mann und ich sind schon viele Jahre verheiratet und für uns war es normal, dass zu einer Familie auch Kinder gehören. Bald stellten wir aber fest, dass wir keine Kinder bekommen können. Nach intensiven Gesprächen entschieden wir uns für ein Adoptivkind.

Wir gingen zur Behörde und unternahmen alles, damit wir auf die „Liste" für Adoptivwerber kommen. Wir mussten einen Kurs besuchen, uns immer wieder für Gespräche zur Verfügung stellen, Fragen nach unserer Kinderlosigkeit beantworten und unsere Verhältnisse offen legen.

Nach etwa zwei Jahren kam dann ein Anruf, dass eine mögliche Adoptivmutter uns kennen lernen möchte. Mit kribbelndem Magen machten wir uns auf den Weg zur Beratungsstelle. Wie wird diese Frau aussehen, gibt sie wirklich ein Kind frei?

Die schwangere Frau war uns sympathisch und so warteten wir mit ihr auf die Geburt des Kindes. Die Sozialarbeiterin hatte uns zwar darauf hingewiesen, dass die endgültige Entscheidung erst nach der Geburt stattfindet, Hoffnung und Enttäuschung begleiteten uns in dieser Zeit des Wartens.

Ein Sohn wurde geboren – die Sozialarbeiterin teilte uns jedoch mit, dass die Mutter es mit ihrem Kind probieren möchte. Wir wollten dieses Kind sehen und besuchten die Mutter im Krankenhaus, damit wir uns von diesem Kind verabschieden konnten, auch wenn wir es nie haben würden.

Nach etwa einer Woche rief die Sozialarbeiterin wieder an und sagte, die Mutter schaffe es nicht mit ihren beiden Kindern. Sie fragte, ob wir dieses Kind wollten. Eine Nacht konnten wir es uns noch überlegen – da gab es aber nichts zu überlegen.

Am nächsten Tag fanden wir uns in der Beratungsstelle mit Kindersachen und Herzklopfen ein – wird sie überhaupt kommen?

Sie war da und legte das Baby in unsere Arme – wir konnten es zuerst gar nicht glauben. Ist das wirklich unser Sohn – die Tränen flossen in Strömen. Wir konnten das Glück in diesem Moment noch nicht wirklich annehmen, obwohl das Kind meinem Mann und mir übergeben worden war. Was gesprochen wurde, weiß ich nicht mehr genau, aber wir fuhren mit dem Kind nach Hause.

Die Mutter treffen wir noch immer – wir sind dabei glücklich und sie freut sich, wenn sich unser Sohn gut entwickelt.

Wie die bestmögliche Beratung anbieten?

Wie die Frauenärztin Ihnen zur Seite stehen kann

Dr. Michaela Schmölzer, Gynäkologin, Kärnten

Frau Dr. Michaela Schmölzer bewundere ich sehr für ihre Einstellung ihren Patientinnen gegenüber: Es geht ihr darum, nicht nur aus medizinischer Sicht, sondern auch aus menschlicher Sicht den bestmöglichen Rat zu geben. – Darum geht es zwar im Grunde jedem Arzt, aber das Besondere an ihr ist ihr großes Engagement und ihre Lernbereitschaft bei der Suche nach Hilfestellung für ihre Patientinnen. Sie hat von sich aus mit unserer Arbeitsgemeinschaft Kontakt aufgenommen, weil sie alle Möglichkeiten ausschöpfen wollte, um Patientinnen in einer seelischen Krise in Zusammenhang mit unerwünschter Schwangerschaft so kompetent wie möglich zu helfen. Das ist eine ganz besondere Lebenshaltung, weil sie damit wagt, den Anspruch, den Ärzte manchmal an sich selbst haben, immer das Richtige zu wissen, zu hinterfragen und sich ins Gespräch mit medizinischen Laien wie uns zu begeben. Das kostet für sie Zeit und Kraft, ist aber ein Zeichen ihrer inneren Größe, für die ich sie sehr bewundere.

Während meiner Krankenhaustätigkeit war ich mit dem Thema Schwangerschaftsabbruch kaum konfrontiert, da ich immer in kirchlichen Häusern gearbeitet habe, in denen keine Schwangerschaftsabbrüche und auch keine Beratungen dahingehend durchgeführt wurden.

Von 2001 bis 2005 habe ich fast vier Jahre in einem Institut für Reproduktionsmedizin in Deutschland für Paare mit unerfülltem Kinderwunsch gearbeitet. Diese Arbeit habe ich von Herzen gern getan. Auch hier gibt es viel Leid bei den einzelnen Paaren, insbesondere wenn sich der ersehnte Kinderwunsch trotz allen – unter anderem auch medizinischen – Bemühungen nicht erfüllen will.

Inzwischen arbeite ich in meiner eigenen Ordination und werde hier mit der Problematik der ungeplanten und zum Teil ungewünschten Schwangerschaft konfrontiert.

Oftmals sehe ich die Frauen erst zum ersten oder zweiten Mal, wenn sie vor mir sitzen. Ich sehe in ihren Augen die Hoffnung, dass sie sich doch täuschen und die Schwangerschaft nicht besteht. Denn meist haben sie schon einen Schwangerschaftstest gemacht, der positiv war.

Beim Ultraschall, den ich mich bemühe schnell durchzuführen, dann die Gewissheit: Die Schwangerschaft besteht, oft schlägt sogar schon das kleine Herz. Gut sichtbar auch für die werdende Mutter. Ich freue mich jedes Mal, diesen Herzschlag zu sehen! Ich zeige der Mutter das Herzchen ihres Kindes, mache bei der Ultraschalluntersuchung immer ein oder zwei Ultraschallbilder, die ich der werdenden Mutter auch immer mitgebe.

Dann sitzen wir an meinem Schreibtisch und reden zusammen. Ich versuche vorsichtig herauszuhören, warum diese Schwangerschaft nicht gewünscht ist, warum sich die Frau nicht freuen kann, warum sie manchmal sogar weint. Warum sie glaubt, dass sie dieses Kind nicht bekommen kann. Ich sehe ihr ihre Verzweiflung an, sehe ihr den massiven Druck an, unter dem sie gerade steht.

Ich versuche anzusprechen, ob es so schlimm wäre, wenn dieses Kind auf die Welt kommen würde. Für viele Probleme gibt es eine Lösung. – Aber: Wie weit darf ich als gegenüber sitzende Ärztin in diese Frau eindringen, die ich oftmals kaum kenne? Sie ist eine erwachsene Frau, auch wenn sie vielleicht noch sehr jung ist. Ich kenne ihr soziales Umfeld oft nicht. Habe ich ein Recht, ihr „meinen" Wunsch zu vermitteln, nämlich diese Schwangerschaft auszutragen? Auch wenn ich Bescheid weiß über die hohe Rate an PAS (Post Abortion Syndrome). Hört die Frau überhaupt, was ich ihr zu sagen versuche? Ich kann ihr „nur" anbieten, mit ihr zu reden, ihr zuzuhören. Ich kann ihr Kontaktadressen von Beratungsstellen vermitteln. Ich kann ihr die Hilfe einer kompetenten Psychologin anbieten.

Sehr gerne gebe ich der betroffenen Frau die Broschüre „Spuren im Leben" mit. Einerseits, weil sie sehen soll, sie ist nicht allein mit diesem Problem. Es trifft so viele Frauen, die zum Teil hier ihre Erfahrungen niedergeschrieben haben. Andererseits findet die werdende Mutter hier Telefonnummern und Anlaufstellen zur Lösung ihrer persönlichen Probleme, seien diese nun finanzieller, familiärer oder persönlicher Natur.

Ich würde mich sehr freuen, wenn sie sich für das Baby entscheiden würde. Aber zu guter Letzt ist es ihre eigene Entscheidung, die ich auch akzeptiere und respektiere.

Vor kurzem saß mir in der Ordination eine Frau gegenüber, die ihre Schwangerschaft ausgetragen hatte. Ich freute mich sehr darüber! Aber: Der Kindsvater hatte sich, wie erwartet, von ihr getrennt. Sie klagte mich und alle Psychologinnen, die sie beraten hatten, an, weil ihr von niemandem zu einem Schwangerschaftsabbruch geraten worden war. Sie wollte ihr „altes Leben zurück". Ich glaube trotz allem nicht, dass diese Frau nach einer Abtreibung glücklicher gewesen wäre. Aber sie selbst ist dieser Meinung und zutiefst verzweifelt – zumindest im Augenblick. Dennoch geht sie sehr liebevoll mit ihrem Kind um.

Andererseits sind besonders junge Frauen oftmals auch sehr, sehr froh, dass sie sich für ihr Kind entschieden haben. Nachdem diese Entscheidung unwiderruflich getroffen wurde, finden sich meist auch Lösungen für viele Dinge, die im Vorhinein so unlösbar erschienen.

Frauen aller Altersgruppen und aller sozialer Schichten sind betroffen. Besteht eine ungewünschte Schwangerschaft, spielt es keine Rolle, ob die werdende Mutter noch sehr jung oder schon eher im fortgeschrittenen Alter für ein Kind ist. Es spielt auch keine Rolle, ob sie schon Kinder hat oder ob sie vielleicht erst später Kinder haben möchte. Es geht immer um diese eine Schwangerschaft, die gerade jetzt besteht. Um dieses einzigartige Wunder der Mensch-Werdung. Und ganz egal, wie sie sich entscheiden wird, dieses Kind, diese ungeplante Schwangerschaft, wird ab jetzt unauslöschlich zu ihrem Leben gehören!

Genau diese Situationen zeigen die Schwierigkeit meiner Position als Ärztin. Ich kann die betroffene Frau aufklären, sie beraten. Ich kann ihr sagen, wie hoch die Rate an PAS ist. Ich kann ihr Lösungsmöglichkeiten anbieten, Kontaktadressen geben. Ich kann alles Positive betonen, das mit der Schwangerschaft und dem ungeborenen Kind zusammenhängt und kann ihr dieses kleine Leben versuchen nahe zu bringen. Ich kann ihr den Rat geben, sich etwas Zeit zu lassen, mit ihrer Entscheidung, nur ein paar Tage – sofern dies zeitlich noch möglich ist. Aber ich kann und darf sie meiner Meinung nach nicht „bedrängen“, auch nicht oder gerade weil sie sich in einer Ausnahmesituation befindet.

Ich kann versuchen mit der betroffenen Frau eine Vertrauensbasis herzustellen. Aber dies gelingt nur, wenn sie überhaupt mit mir reden möchte, mich ins Vertrauen ziehen möchte! Es ist leicht hinterher zu sagen, „die Frauenärztin oder der Frauenarzt hätte mich nachdrücklicher darauf hinweisen müssen, dass das PAS bei über 90 Prozent der Frauen zu irgendeinem Zeitpunkt auftreten wird“.

Jede betroffene Frau hat das Recht, dass ich sie würdevoll behandle und die von ihr demonstrierte Grenze respektiere; wie immer ihre Entscheidung auch ausfallen mag. Ich kann nur versuchen, ihr die Augen zu öffnen für dieses neue Leben, das in ihr heranwächst, ihr die Ängste zu nehmen und ihr Perspektiven anbieten. Ich freue mich über jede einzelne Entscheidung für das Kind!

Erhält man bei einer Schwangerschaftsberatung wirklich Hilfe?

Neue Lebensperspektiven in auswegloser Situation

Beatrix

Durch den Kontakt mit den Schwangerschaftsberatungsstellen, kam ich mit Beatrix ins Gespräch, und ich bin ihr sehr dankbar, dass sie aus ihrer eigenen Erfahrung heraus berichtet.

Wenn sich unerwartet Nachwuchs ankündigt, dann ist dies oft im ersten Moment eher ein Schock als die große Freude, die man in solchen Augenblicken empfinden sollte. Mein Name ist Beatrix (29 Jahre alt) und ich habe zwei Kinder. Ich habe beides erlebt.

Als sich meine erste Tochter Sophie ankündigte, war ich 19 Jahre und plante ein lustiges Studentenleben und nicht eine Mutterrolle mit viel Verantwortung. Durch die große Unterstützung meiner Familie und auch durch die Hilfe meines Mannes – wir heirateten, noch bevor Sophie zur Welt kam – konnte ich mich schließlich ziemlich sorgenfrei auf mein erstes Kind freuen.

Resia, meine zweite Tochter, ist jetzt drei und war ein absolutes Wunschkind. Ich durfte mich jede Sekunde meiner Schwangerschaft auf dieses neue Leben freuen, und als sie da war, waren wir eine wirklich glückliche Familie. Damit schlossen wir unsere Familienplanung ab. Wir hatten unsere Kinder in sehr jungen Jahren bekommen, daher boten sich uns viele Möglichkeiten, mit und neben den Kindern, unsere Zukunft abwechslungsreich und harmonisch zu gestalten.

Im Jänner dieses Jahres erfuhr ich bei einer routinemäßigen Kontrolluntersuchung, dass die Spirale verrutscht war und ich bereits wieder schwanger war. Der Schock war im ersten Moment enorm. Ich wollte gerade mein Studium abschließen, eine Überseereise war geplant und eigentlich wollten wir, jetzt, wo beide Kinder dem schwierigsten Alter entwachsen waren, uns wieder mehr Zeit für uns selbst gönnen.

Mein Mann und ich dachten daher über einen Schwangerschaftsabbruch nach, doch eigentlich waren diese Überlegungen unnötig, weil wir in keinem Fall die Bürde auf uns nehmen wollten, unschuldiges Leben zu zerstören.

Kurz darauf erfuhr ich, dass ich Zwillinge erwartete. Ich sah es als Herausforderung, mein Mann als Grund, mich zu verlassen und sich einer anderen jungen, unabhängigen Frau zuzuwenden.

Meine heile Welt zerbrach.

Ich sah keinen Weg mehr für mich. Ich ergab mich meiner Verzweiflung und Einsamkeit, und jede Minute, die ich in mich hätte horchen sollen, um das beginnende Leben zu spüren und mich darauf zu freuen, verbrachte ich in Angst und Kummer. Ich war nicht nur emotionell völlig von meinem Mann abhängig, sondern auch in jeder anderen Hinsicht. Schließlich überredete mich eine Freundin, eine Beratungsstelle aufzusuchen, die schwangeren Frauen zur Seite steht.

Ich wusste zwar nicht, wie man mir helfen wollte, weil ich persönlich die Situation als ausweglos betrachtete, aber ich ging letztlich hin, um zumindest irgendetwas zu unternehmen.

Dort fand ich viel mehr, als ich zu hoffen wagte. Mir wurde nicht nur jene Form der Anteilnahme zuteil, die man in solchen Situationen benötigt, sondern auch psychologische Hilfe, damit ich wieder so weit auf die Füße kam, um mich nicht selbst völlig aufzugeben.

Das Wichtigste war aber, dass man mir vor Augen führte, wie wichtig es sei, egal wie die Dinge liefen, zu mehr Eigenständigkeit zu kommen und mir ein eigenes, von allen unabhängiges Standbein zu schaffen. Ich bekam Hilfe in rechtlichen Dingen, man half mir, eine Arbeit zu finden, um die restlichen Monate, die zur Erreichung des Karenzgeldes fehlten, einzuarbeiten und gab mir auf diese Weise eine völlig neue Zukunftsperspektive.

So gestärkt, blicke ich jetzt ein wenig ruhiger meiner Zukunft entgegen und lasse sogar wieder die Hoffnung zu, dass mein Mann seinen Schock ebenfalls überwinden möge, um sein Leben mit mir und den Kindern zu gestalten. In jedem Fall aber werde ich jetzt mehr Unabhängigkeit besitzen und dies wiederum gibt mir mehr Selbstvertrauen, für meine Rechte und meine Bedürfnisse einzustehen.

Die Bedeutung der Entscheidung

Univ.-Prof. Dr. Peter Wagenbichler, Gynäkologe, Semmelweisklinik Wien

Ich lernte Dr. Wagenbichler bei der Studioaufnahme für einen Wiener Privatsender kennen. Wir hatten im Zusammenhang mit dem Schwangerschaftsabbruch nicht unbedingt dieselbe Meinung. Dr. Wagenbichler erwähnte aber dennoch, dass es immer wieder Frauen gibt, die nach einem Schwangerschaftsabbruch Probleme haben.

Der Entschluss zum Schwangerschaftsabbruch ist für die meisten Frauen mit einer großen psychischen Belastung verbunden. Die Notwendigkeit der Entscheidungsfindung stürzt sie in eine Konfliktsituation, die durch intensive Beratung verbessert, aber nie komplett beseitigt werden kann. Die Erlebnisse und Gedanken der Autorin dieses Buches zeigen, dass der Konflikt oft jahrelang nicht verarbeitet werden kann und die Wunde der Seele lange schmerzt.

Trotzdem gibt es fraglos Situationen, in denen einer Frau das Austragen des Kindes als Unmöglichkeit erscheint oder es vielleicht wirklich unmöglich ist. Die Beratung sollte so ausgiebig wie möglich sein und immer auf die Gefahr der lang dauernden psychischen Belastung hinweisen. Ich versuche im Beratungsgespräch zu betonen, dass die einmal getroffene Entscheidung nachträglich nie mehr in Frage gestellt werden darf, weder wenn man sich für die Geburt noch wenn man sich gegen das Leben entschieden hat.

Wegen des guten Zuganges zur Antikonzeption ist in unserem Land im Gegensatz zu anderen in dieser Hinsicht unterentwickelten Ländern der Schwangerschaftsabbruch keine Methode der Geburtenregelung. Trotzdem werden immer wieder Frauen vor eine solche Entscheidung gestellt sein. Es muss daher auch hier betont werden, dass die derzeitige gesetzliche Regelung, die der Frau die freie Entscheidungsmöglichkeit ohne zusätzlicher Kriminalisierungsangst gibt, nicht in Frage gestellt werden darf.

Von ganzem Herzen kann man jeder Frau nur wünschen, nie vor eine solche Entscheidungssituation gestellt zu sein. Sicher werden aber die Gedanken von Frau Lamplmair vielen Frauen die Bedeutung der Entscheidung noch bewusster machen.

Heute sind wir sehr glücklich über die Entscheidung für unser Kind

Tanja und Thomas

Tanja und Thomas habe ich in der gynäkologischen Ambulanz des Allgemeinen Krankenhauses kennengelernt, als sie sich einen Termin für den Abbruch holen wollten.[1]
Im Warteraum traf ich auf Tanja und Thomas. „Bist du dir unsicher?", waren meine ersten Worte, die ich an Tanja richtete. „Ja", bekam ich sofort zur Antwort. Sie waren bereit mir zuzuhören, ließen sich zwar einen Termin für den Abbruch geben – doch es kam anders! Thomas und Tanja haben es nie bereut, zu ihrem Sonnenschein Julian Ja gesagt zu haben.

[1] Siehe Teil 1, „Ich nannte sie Nadine", Seite 36

Nachdem wir im Dezember miteinander geschlafen hatten, sagte Thomas zu mir: „Jetzt ist es passiert, jetzt bist du sicher schwanger." Was er sagte, glaubte ich nicht – innerlich aber hoffte ich es. Nachdem meine Regel ausblieb, machten wir uns Gedanken, was wir nun tun sollten. Die Schwangerschaft war noch nicht erwiesen, denn ich hatte weder einen Test gemacht noch war ich beim Frauenarzt gewesen. So wollten wir zuerst das Wochenende abwarten, um zu sehen ob vielleicht doch noch meine Tage kommen würden.

Nach dem Wochenende machten wir einen Test – er war positiv! Der Arzt bestätigte ebenfalls, dass ich schwanger sei. Mein Freund und ich, wir hatten uns über Kinder schon einmal unterhalten. Ja, wir wollten Kinder haben, aber erst etwas später, vielleicht in drei bis vier Jahren. Wir lieben Kinder, aber es schien uns dafür noch etwas zu früh.

Zu Hause redeten wir darüber, was wir jetzt machen sollten: das Kind behalten oder nicht? Es gingen uns viele Gedanken durch den Kopf, die wir auch gegenseitig austauschten. Thomas meinte, dass wir doch erst eineinhalb Jahre zusammen waren und obwohl mein Inneres sagte, dass wir ewig zusammen bleiben würden, war er sich da nicht ganz sicher.

Er meinte auch, dass ich ihn neben dem Kind nicht mehr so lieb haben würde und das Baby den ersten Platz einnehmen würde. Für mich war das Unsinn!

Wir standen vor einer schwierigen Entscheidung, die für die Frau noch schwerer ist als für den Mann. Wir haben Stunden darüber gesprochen, und ich habe auch geweint. Es ging uns nicht um Geld oder ums Ausgehen, das war unwichtig, das haben wir ja alles. Es war das Unsichersein.

In der Nacht träumte ich von toten Babys.

So entschlossen wir uns – obwohl mir nicht ganz wohl im Magen war – vorerst für einen Schwangerschaftsabbruch. Wir fuhren ins Krankenhaus nach Linz und begegneten dort sehr vielen Frauen. Ich hatte irgendwie Angst vor dem Eingriff, denn ich hasse Krankenhäuser und fürchte mich schon vor einer einfachen Blinddarmoperation. Also warteten wir, bis wir bei der Anmeldung an der Reihe waren. Schließlich kamen wir dran. Wir erzählten der Krankenschwester, aus welchem Grund wir hier waren. Die Schwester gab uns ein Formular zum Ausfüllen. Ich hasse Formulare, füllte es aber trotzdem aus und gab es der Schwester.

Kurz bevor wir uns hinsetzen wollten, sprach uns eine Frau an. Zuerst kannten wir uns nicht aus, was diese Frau wollte, doch sie fragte weiter, ob sie kurz mit uns reden dürfe. Wir sagten Ja, warum nicht. Sie wollte über das Thema Abtreibung mit uns sprechen. Eigentlich waren wir uns noch nicht ganz sicher. Also fing sie an zu reden. Wir entdeckten einige Gemeinsamkeiten, denn auch sie war in unserem Alter, als sie ihr erstes Kind bekam. Inzwischen musste ich zur Untersuchung. Anschließend führten wir das Gespräch zu Ende.

Dieses Gespräch hat uns sehr geholfen. Zu Hause angekommen sprachen wir noch einmal über dieses Thema. Zu diesem Zeitpunkt hatte ich mich schon anders entschieden – fürs Behalten! Ich musste nur noch meinen allerliebsten Freund davon überzeugen. So entschlossen wir uns, mit seinen Eltern darüber zu reden. Ich wusste, was ich wollte, obwohl ich noch einmal meinte: „Wäre vielleicht besser, wenn es noch nicht jetzt passiert wäre."

Wir fuhren noch einmal nach Linz wegen der Tablette. Ich glaubte, dass man diese schlucken müsse, aber die Krankenschwester wollte sie mir ja wie ein Tampon einführen. Da sagte ich plötzlich: „Stopp!", denn ich dachte, wenn ich die Tablette einmal in mir habe, dann habe ich mich für die Abtreibung endgültig entschieden – und das wollte ich nicht! Ich nahm die Tablette mit nach Hause und konnte mich so immer noch für oder gegen eine Abtreibung entscheiden. Mein Freund aber wusste ab jetzt, dass ich das Kind wollte und ich mir die Tablette niemals selbst einführen würde.

Im Wohnzimmer sprachen wir noch einmal über alles und vergossen auch einige Tränen. Dann gingen wir ins Bett und keiner sagte mehr etwas. Am nächsten Morgen wussten wir beide, wie wir uns entschieden hatten. Wir brachten die Tablette zurück ins Krankenhaus und erzählten seinen Eltern von der Schwangerschaft. Es war plötzlich eine große Freude, die wir dann auch seinen Brüdern und meinen Geschwistern mitteilten.

Als wir noch den Abbruch überlegten, sagte ich zu Thomas: „Was ist, wenn es ein halbes Jahr später noch einmal passiert?“ Ein zweites Mal, da waren wir uns einig, würden wir das nicht machen. Jetzt sind wir froh, dass wir es überhaupt nicht gemacht haben. Heute sind wir sehr glücklich über diese Entscheidung. Man sieht und spürt das Baby, wie es in meinem Bauch heranwächst. Mein Freund freut sich schon sehr auf das Baby – viel, viel, viel mehr, als ich gedacht habe. Ich freue mich natürlich auch. Dabei glaubte ich, dass seine Freude erst dann, wenn das Baby auf der Welt ist, mehr werden würde. Aber er ist wirklich sehr nett und einfühlsam. Wenn er mit der Hand den Bauch zärtlich streichelt, über dem Bauch zu dem Baby spricht. Es ist das Allerschönste, was man sich vorstellen kann. Er ist so rücksichtsvoll und so lieb. Ich hab ihn noch viel lieber als je zuvor.

Was ich zum Schluss noch sagen will: Jede Frau soll sich dreimal überlegen, was sie macht. Nicht zu viel auf Freunde, sondern auf sein Inneres hören. Es gibt auch noch eine andere Lösung, wenn man kein Kind haben will, z. B. Adoption. Aber jeder hat ein Recht auf Leben!

Trotz Strahlentherapie ein ganz gesundes Kind

Risikoschwangerschaft

Rosa

Rosa lernte ich bei einem Erholungsaufenthalt in Bad Ischl kennen. Bei einem gemeinsamen Spaziergang erzählte sie mir, wie sie mit der Abtreibungsfrage konfrontiert wurde. Ein halbes Jahr nach unserem Kennenlernen starb sie.

Neun Monate, nachdem mein drittes Kind geboren worden war, musste ich mich einer Brustoperation unterziehen. Zwei Wochen nach der Geburt waren beim Stillen Brustschmerzen aufgetreten. Ich stillte zwar weiter, doch einige Zeit später ertastete ich einen Knoten. Der Knoten musste entfernt werden. Zwei Monate später bekam ich von meinem Hausarzt die schriftliche Mitteilung, dass der Befund positiv sei und die Brust amputiert werden müsse. Kurz darauf wurde ich operiert. Anschließend erhielt ich Bestrahlungen.

Der Arzt fragte mich, ob ich noch weitere Kinder haben möchte. Wenn nicht, dann wäre es besser, wenn zusammen mit der Brust auch die Eierstöcke bestrahlt werden würden, weil dann die Heilungschancen für die Brust besser wären. Falls ich noch einmal schwanger werden sollte, was unter 100 Fällen ca. einmal vorkommt, würde das Kind dadurch aber eine Behinderung haben.

Ich willigte ein und die Bestrahlung wurde durchgeführt. Ich hatte nur noch zweimal meine Regel und danach blieb sie ganz aus. Nach 17 Monaten jedoch bemerkte ich Bewegungen in meinem Bauch, die auf ein Kind hindeuteten. Obwohl ich zuerst gar nicht daran glauben konnte, ging ich nach ein paar Wochen zum Arzt. Dieser schickte mich gleich nach Linz ins Allgemeine Krankenhaus und meinte: „Das Kind müssen Sie sich nehmen lassen, weil es durch die Bestrahlung Missbildungen haben wird." Im Krankenhaus sprach ich mit dem Arzt und fragte, ob ich das Kind nicht doch austragen könnte, weil ich mich zu dem Entschluss, es abzutreiben, nicht durchringen konnte. Der Arzt meinte, dies sei eine schwierige Entscheidung, denn die Abtreibung könnte für mich gefährlich sein, andererseits aber wird das Kind behindert sein.

Ich war so verzweifelt, doch der Pfarrer im Krankenhaus machte mir Mut, das Kind zu bekommen. In der nächsten Zeit betete ich viel, damit das Kind nicht zu stark behindert sein würde.

Zu meinem Frauenarzt, der mich ins Allgemeine Krankenhaus geschickt hatte, sagte ich: „Es gibt eine höhere Gewalt."

Ich kann es gar nicht in Worten ausdrücken, was ich empfand, als mein Kind ganz gesund zur Welt kam. Einige Ärzte und Schwestern standen da und staunten, und ein Arzt schüttelte den Kopf und sagte nur: „Wie ein Wunder!"

Inzwischen ist meine Tochter Gertraud 44 Jahre alt, gesund und hat selbst zwei Söhne.

Öfter schon kam mir der Gedanke, mein Erlebtes bekannt zu geben – für Frauen, die in einer ähnlichen verzweifelten Situation sind, um ihnen Mut zu machen zur richtigen Entscheidung.

Teresa war anders

Down-Syndrom

Ursula Breuer

Frau Breuer ist die Frau meines ehemaligen Klassenvorstandes. Das Ehepaar hat ein Kind mit Down-Syndrom und ist bei der Selbsthilfegruppe „Verein Leben mit Down-Syndrom – Wegbegleitung für Eltern und Betroffene“ aktiv.
Ich möchte diesem Beitrag ein „Elfchen[1]“ ihrer Tochter Teresa voranstellen.

[1] Ein „Elfchen“ ist ein Gedicht mit 11 Wörtern. Man gibt nur das erste Wort und das Zeilenschema vor. Die Kinder schreiben dann selbst ihre Gedanken nach dem vorgegebenen Schema auf.

"ELFCHEN" von Teresa Breuer

Weiß
Der Schnee
Flocken tanzen herum
Sie decken alles zu
Lustig

ich gehe

ich gehe mit

ich gehe mit dir

ich gehe mit dir Schritte

Es war meine dritte Schwangerschaft. Die beiden Großen warteten schon ungeduldig auf ihr Geschwisterchen. Etwa eine Viertelstunde nach der Geburt sagte uns der Arzt, er hätte bei Teresa den Verdacht auf Down-Syndrom. Als ich dann meine Tochter in den Arm nahm, sah ich es – sie war anders als ihre Geschwister. In diesem Moment stürzten all meine Träume und Pläne von unserem Leben zu fünft zusammen.

Mein Glück war, dass ich selbst mit einem Nachbarjungen mit Down-Syndrom aufgewachsen war. So war mir Teresas Erscheinung nicht fremd und das half mir, den ersten Schock zu überwinden.

In den ersten Tagen sah ich stundenlang in ihr Gesichtchen. Hübsch war sie, meine Kleine, und so friedlich! Heimlich verglich ich sie mit anderen Neugeborenen. Vieles ging mir durch den Kopf. Was macht dich so anders? Was wird das

Leben mit dir für unsere Familie bedeuten? Wie können wir dir helfen, deine Möglichkeiten zu entfalten?

Und: Wie sag ich es meinen Kindern?

Ich war sehr stolz, als Teresa – entgegen der Meinung der Kinderschwestern – nach vielem Bemühen all ihre Mahlzeiten von der Brust trank. Ich stillte sie ein Jahr und wir genossen es beide.

Eine große Hilfe waren uns in der schwierigen Anfangszeit unsere Freunde, die Teresa in ihrem Anderssein annehmen und begrüßen konnten.

Wir selbst lernten in der nächsten Zeit, Teresa nicht vorrangig unter dem Aspekt ihrer Behinderung, sondern als Kind zu sehen und ihre eigenständige Persönlichkeit zu entdecken. Wir erkannten, dass der Prozess der Entwicklung wichtiger ist als das Produkt. Wir waren stolz auf ihre Fähigkeiten, ihren Charme und ihre Lebensfreude. Wir entdeckten ihre Möglichkeiten in der Entwicklung und fassten wieder Vertrauen in die Zukunft.

Teresas Entwicklung machte gute Fortschritte. Das verdanken wir zu einem großen Teil auch ihren Geschwistern und Freunden. Auch heute verblüfft sie mich oft mit Fähigkeiten und Fertigkeiten, die ich gar nicht erwartet hätte. Zwei Jahre besuchte Teresa den Kindergarten, wo sie das einzige „behinderte“ Kind in der Gruppe war. Sie fühlte sich dort sehr wohl. Das größte Geschenk für mich war aber, als sie von ihrer Freundin zum Geburtstagsfest eingeladen wurde.

Als Teresa viereinhalb Jahre alt war, wurde ich wieder schwanger. Von einigen Seiten hörte ich: „Aber du wirst dich doch untersuchen lassen!“ Mein Mann und ich hatten schon Angst vor einer Behinderung des Kindes, hatten wir doch bei Teresas Geburt erfahren, dass niemand die Garantie auf ein „gesundes“ Kind hat. Es war nicht so sehr die Sorge, dass das Baby mit Down-Syndrom zur Welt kommen könnte. Vielmehr wussten wir durch einschlägige Literatur über viele andere Möglichkeiten Bescheid, die eine Behinderung bewirken können. Wie unsere Familie mit zwei behinderten Kindern würde leben können, bereitete uns oft schlaflose Nächte.

Wir entschlossen uns aber, keine Untersuchungen durchführen zu lassen. Ich wollte das Baby und mich nicht dem Stress und dem Risiko einer genauen Untersuchung (Amnioszentese) aussetzen. Es stand für uns auch immer fest, unser Kind so anzunehmen, wie es ist. Eine Abtreibung als „Lösung“ bei einem positiven Untersuchungsergebnis wäre für uns ohnehin nie in Betracht gekommen. Ich glaube, ich hätte Teresa dann nie mehr unbelastet in die Arme nehmen können. Ich hätte immer das Gefühl gehabt, ihr zu vermitteln, dass sie in ihrem So-Sein nicht willkommen sei.

In dieser Schwangerschaft wurde ich mit Ängsten konfrontiert, an die ich während der vorherigen Schwangerschaften nie im Entferntesten gedacht hatte. Auf der anderen Seite hatte ich aber auch das Vertrauen, dass alles gut werden würde. Als dann Sebastian geboren wurde, waren wir natürlich überglücklich, dass er gesund war.

Teresa ist bis heute mächtig stolz auf ihren kleinen Bruder und bemuttert ihn nach Leibeskräften.

Mit sieben Jahren kam Teresa in eine Integrationsklasse bei uns im Heimatort. In den ersten Schulwochen wurde sie richtig erwachsen, ging mit Begeisterung zur Schule und arbeitete auch am Nachmittag noch intensiv mit Zahlen und Lesekarten. Sie machte sowohl intellektuell als auch emotional einen großen Schritt. Ich genoss die liebevolle Annahme durch die Eltern ihrer Schulkameraden und den selbstverständlichen Umgang seitens ihrer Mitschüler.

Mittlerweile ist Teresa elf Jahre alt. Sie besuchte vier Jahre eine Integrationsklasse in einer Volksschule bei uns im Heimatort. Derzeit ist sie Schülerin einer 1. Integrationsklasse in der Hauptschule. Wie allen ihren Mitschülern ist auch Teresa der Abschied von der Volksschule und die Umstellung in die neue Klasse sehr schwer gefallen. Sie musste sich an eine neue Umgebung, an neue Klassenkameraden und Lehrer gewöhnen und wieder „ihren" Platz in der neuen Gruppe finden. Nach einigen Wochen hat sie die Veränderung bereits ganz gut bewältigt und sorgt mit ihrem Sinn für Humor oft für Heiterkeit und Überraschungen in der Klasse.

Die letzten vier Jahre hat sie sich in der Schule ungemein wohl gefühlt und ist innerlich sehr gewachsen und selbstständig geworden. Sie hat tolle Lernfortschritte gemacht, auf die ihre Lehrer und natürlich auch wir Eltern sehr stolz sind. Besonders das Lesen hat es ihr angetan, so sind wir auch Stammkunden in der Bücherei geworden. In ihrer Freizeit lernt sie Klavierspielen, Reiten, Eislaufen und jongliert mit drei Tüchern.

Teresa hat mit Sicherheit das Leben unserer Familie verändert und bereichert. Sie brachte uns zu neuen Ansichten und Wertvorstellungen. Sie hat uns reifen lassen, lehrte uns genau zu beobachten und Gefühle zuzulassen. Wir versuchen, sie nicht mit gleichaltrigen nichtbehinderten Kindern zu vergleichen, sondern ihr individuelles Entwicklungstempo und ihre Fähigkeiten zu akzeptieren. Ihr Charme und ihre Zärtlichkeit, ihre Lebensfreude und ihr Strahlen, ihr Zugehen auf andere und das Vermögen Gefühle zu erspüren, ihre Lernbegierde und ihre Kontaktfreudigkeit erfüllen uns immer wieder mit Stolz und Freude.

Pränatale Diagnostik

Mag.(FH) Birgit Hermanutz und Mag. Veronika Hruska

Die rasante wissenschaftliche und medizinische Entwicklung hat viele neue Diagnosemöglichkeiten hervorgebracht. Die Ärzte und die Gesellschaft, vor allem aber die einzelnen Menschen stehen dadurch vor völlig neuen Herausforderungen und Möglichkeiten der Entscheidung.

Ärzte sind Menschen, die dafür sorgen möchten, dass Menschen so gesund wie möglich sind. Nichts macht einen Arzt glücklicher, als sagen zu können, dass alles in Ordnung ist. Wenn es einen winzigen Verdacht gibt, dass mit deinem Baby etwas nicht stimmen könnte, dann fühlt sich dein Arzt/deine Ärztin dafür verantwortlich, genau nachzuforschen. Er/Sie wird dir und deinem Partner vielleicht zu einer pränatalen Untersuchung raten.

Eine solche Untersuchung wird heute nicht nur Frauen angeboten, die schon ein behindertes Kind geboren haben oder wo es schwere Erbkrankheiten gibt. Oft wird wie eine Selbstverständlichkeit gesagt: „Sie sind ja schon 30 Jahre alt, Sie wollen doch sicher wissen…" Der Arzt meint es gut. Aber willst du, will dein Partner nach dieser Untersuchung hören: „Es besteht eine Wahrscheinlichkeit von 20 bis 30 Prozent, dass diese oder jene Erkrankung auftritt." Was machst du mit einer solchen Diagnose? Deshalb sei dir bewusst: Auch wenn dein Arzt/deine Ärztin ernst schaut: DU bestimmst, ob eine pränatale Untersuchung durchgeführt wird. Du kannst sagen: „Das will ich nicht." Und du brauchst es nicht zu begründen, wenn du nicht willst.

Aber was ist, wenn es schon eine Diagnose gibt, die sagt, dass z. B. das Gehirn deines Babys nicht richtig wächst oder Ähnliches?

Das Wichtigste ist: Auch wenn dein Arzt/deine Ärztin dir zu einem sofortigen Schwangerschaftsabbruch rät – denk dran: Dein Arzt/deine Ärztin will, dass es dir gut geht. Für einen Arzt steht die Frau im Vordergrund, nicht das Kind. Aber du hast dein Ungeborenes vielleicht schon lieb, hast schon mit ihm gesprochen. Ihr habt schon Namen ausprobiert. Für dich ist dein Ungeborenes genauso wichtig wie du selbst. Das kann ein Arzt nicht spüren. Das spürst nur du.

Glaub deshalb nicht, dass ein Fachmann wie der Arzt, falls er/sie auf einen baldigen Schwangerschaftsabbruch drängt, recht hat. Denn was die seelische Beziehung zu deinem Kind angeht, bist nur du die „Fachfrau". Dein Arzt glaubt, es geht dir bald wieder gut, wenn die Schwangerschaft vorbei ist – und rät vielleicht deshalb zu einem Abbruch der Schwangerschaft. Du musst hier ganz allein entscheiden – nein, nicht ganz allein – hol dir eine Beratung! Lass dich nicht drängen!

Beratung hilft, zu einer gut überlegten Entscheidung zu kommen!

Eine ausreichende Bedenkzeit und gute Beratung sind überaus wichtig! Frauen bzw. Paare brauchen viel Zeit, um die veränderte Situation zu realisieren und bewusst – **nicht im Schock** – zu entscheiden. Bei einer solchen Beratung wird auch gemeinsam darüber gesprochen, wie ein Leben mit einem behinderten Kind aussehen könnte – oder wie die Geburt eines Kindes ist, das bei der Geburt oder knapp danach stirbt. Hier sprichst du mit Menschen, die wissen, wovon sie reden. Die nichts schönreden, aber die auch wissen, welchen Kummer es bereitet, wenn Frauen vorschnell die Schwangerschaft beenden und es keinen Abschied vom Kind oder kein Leben mit einem guten Gewissen gegenüber dem Ungeborenen gibt. Sie können mit dir auf deine Lebenssituation schauen und helfen, den richtigen Weg für dich zu finden, ohne dich zu bevormunden. Diese Betreuungsstellen unterstützen dich auch noch nach der Geburt des Babys. Du bist nicht allein.

Und noch etwas solltest du bedenken: Was ist, wenn eine Diagnose falsch gestellt wurde – Menschen machen Fehler und Computer sind kein Garant für 100 Prozent richtige Aussagen. Du weißt, wie viele Fehler in der Wirtschaft und in der Technik passieren. Wieso solltest du unbedingt allen Vorhersagen glauben? Es geht jetzt nicht darum zu sagen: „Vielleicht ist das Kind ohnehin gesund, dann könnte es ja zur Welt kommen." Es geht darum: Dein Baby ist vielleicht nicht wie jedes andere, aber für dein Herz ist es dein schützenswertes Baby und du darfst und sollst hoffen, dass es so gesund wie möglich ist.

Gerade wenn du dich selbst einfach nicht in der Lage fühlst, ein beeinträchtigtes Kind zu betreuen, wenn dein Partner mit dem Gedanken nicht zurechtkommt oder du Angst vor der Reaktion der Familie hast – oder wenn schwere Erbkrankheiten aus der Familie bekannt sind oder aber in der Familie bereits Kinder mit Behinderung versorgt werden müssen und die Lebensumstände keinen Platz für Kinder mit Behinderung zulassen, ist eine Beratung wichtig. Wichtig, um alle FÜR und WIDER abzuwägen. Wichtig, um sich danach noch selbst in die Augen schauen zu können.

Ein beeindruckender Bericht dazu steht im „Jako-o-Familienmagazin" über die Familie Reiser, die über ihre Tochter mit Down-Syndrom sagt: „Seit sie auf der Welt ist, verzaubert sie alle." Für diese Familie war es sofort klar, trotz pränataler

Diagnose „Down-Syndrom" das Kind zu bekommen. Warum? Weil bereits zwei gesunde Kinder auf der Welt waren? Weil beide Elternteile schon Erfahrung mit beeinträchtigten Kindern und Erwachsenen sammeln konnten? Wahrscheinlich war das persönliche Erleben, wie Eltern beeinträchtigter Kinder ihr Familienleben gestalten können, ausschlaggebend.

Das zeigt, wie wichtig es ist, authentische Informationen zu bekommen. Dazu gibt es zahlreiche Plattformen, Vereine und viele Erfahrungsberichte, die bestimmt weiterhelfen können. Auch die Vorbereitung der Familie auf die Geburt des Kindes ist wichtig. Damit ihre Kinder besser mit dem „Anderssein" umgehen konnten, zeigten ihnen die Eltern die Bilderbuchgeschichte von einem kleinen Hasen, der „anders" war. Generell versuchte die Familie sehr offen mit dieser Diagnose umzugehen und so konnte auch im Freundeskreis die Angst beim Zusammensein abgebaut werden. Die Familie selbst hat nie schlechte Erfahrungen mit Menschen gemacht, die fragten, warum es Cornelia gibt.[1]

Die folgenden Links sind KEIN Ersatz für eine Beratung, aber vielleicht für dich und deinen Partner eine wichtige Unterstützung.

Links:

Beratungsstellen und Informationen für Eltern, bei deren Kindern eine schwerwiegende Behinderung diagnostiziert wurde:
www.prenet.at
www.prenat.ch

Informationen zum Thema Down-Syndrom:
www.down-syndrom.at
www.ds-infocenter.de

Bekleidung, Spielsachen für Kinder mit Down-Syndrom:
www.jako-o.at

[1] Vgl. Kareen Kippert, Jako-o-Familienmagazin, Ausgabe 4/2011, S. 34.

In Liebe nehmen wir Abschied

Diagnose: „Das Kind wird nicht lebensfähig sein“

Waltraud Gradl

Dieser Bericht, der in den INER-Mitteilungen Nr. 33 stand, hat mich sehr beeindruckt. Auch aus meinem Bekanntenkreis bekam jemand ganz unvorhergesehen ein krankes Baby, das kurz nach der Geburt starb. Ich wusste damals nicht, wie ich mit dieser Situation umgehen sollte.

Als ich im August 1995 schwanger wurde, war es unser drittes Kind und wir freuten uns darauf. Bei meiner ersten Vorsorgeuntersuchung stellte mein Frauenarzt fest, dass „etwas nicht in Ordnung“ sei. Um eine genaue Diagnose stellen zu können, mussten wir einen Spezialisten aufsuchen. Die Diagnose lautete, dass das Kind nicht behandelt werden könne und sobald es auf die Welt komme, sterben werde. Medizinische Hilfe sei nicht möglich.

Zu diesem Zeitpunkt war für mich klar, dass unser Baby auf die Welt kommen sollte, um dann in Frieden sterben zu können. Als ich am Abend meinem Arzt das Ergebnis der Untersuchung per Telefon mitteilte, war seine erste Reaktion: „Frau Gradl, da müssen wir was unternehmen, damit Sie nicht die ganze Schwangerschaft und die Entbindung durchstehen müssen.“ Er klärte mich auf, dass ich aufgrund einer medizinischen Indikation die Schwangerschaft abbrechen könnte.

Er bat meinen Mann und mich für den nächsten Tag in seine Praxis. Dort schilderte er uns die Risiken, die während meiner Schwangerschaft auftreten könnten. Aufgrund der Krankheit unseres Kindes könnte es sein, dass vorzeitig eingegriffen werden müsste. Außerdem sei die Wahrscheinlichkeit, dass ein Kaiserschnitt gemacht werden müsse, erhöht. Das Risiko, bei einem Kaiserschnitt zu sterben, wäre zehnmal höher als bei einer normalen Entbindung. Auch sollte ich an meine Familie denken, die mich braucht.

Wir müssten uns bald entscheiden, denn falls es zu einem Abbruch kommen sollte, dränge die Zeit. Ein Abbruch wäre ja nur bis zur 24. Woche möglich. Er sagte uns noch, egal wie die Entscheidung aussieht, er würde die Sache mit uns durchstehen. Mit all diesen Argumenten im Kopf gingen wir nach Hause und es begann für mich das Ringen um eine Entscheidung. Ich musste mich entscheiden und das konnte mir niemand abnehmen. Die Verlockung war groß, diesem Alptraum ein schnelles Ende zu machen.

Meine größte Angst war, diese Schwangerschaft nicht zu überleben. Im Grunde jedoch stand meine Entscheidung für das Kind von Anfang an fest. Es dauerte jedoch Tage, bis ich mich wieder bis dahin durchgerungen hatte. Ich hatte nicht das Recht, dem Leben meines Kindes vorzeitig ein Ende zu setzen, auch wenn es auf der Welt nicht leben konnte. Diese Last würde ich niemals mehr abschütteln können. Wenn Gott mir dieses Schicksal auferlegt, würde er mir auch die Kraft geben, es durchzustehen.

Nachdem die Entscheidung endgültig getroffen war und ich sie meinem Arzt mitgeteilt hatte, wurde das Leben etwas leichter. Mir standen noch fünf Monate Schwangerschaft bevor. Eigenartigerweise konnte ich dem nun relativ gelassen entgegensehen. Es war nicht meine erste Schwangerschaft, ich wusste, was im „Normalfall" auf mich zukam. Die Zeit verging, ich nahm die Vorsorgeuntersuchungen wahr, und es traten keinerlei Komplikationen auf. Unser Baby wuchs und begann sich zu bewegen. Es ging ihm gut. Der errechnete Geburtstermin war der 12. Mai 1996.

Bei den Vorsorgeuntersuchungen ergaben sich immer auch Gespräche mit dem Arzt über unsere Situation und die „Erkrankung", die unser Baby hatte. Dabei war der Arzt eher zurückhaltend bei der Aufklärung über die mögliche körperliche Schädigung unseres Babys; er wollte uns nicht mit Fotos und Berichten konfrontieren, in denen über Kinder mit dieser Krankheit berichtet wurde. Wir erfuhren mit der Zeit, dass bei diesem Krankheitsbild sehr starke äußere Deformationen vorkommen können.

Die Zeit verging und es kam der Mai. Mit meinem Arzt trafen wir die Vorbereitungen zur Geburt. Da unser Baby nach medizinischen Vorhersagen keine Überlebenschance hatte, unterschrieben wir gemeinsam eine Erklärung, nach der wir auf notfallmäßige Maßnahmen nach der Geburt verzichten wollen, sofern unser Baby nicht deutliche Anzeichen von Schmerzen zeigt. Wir wollten nicht, dass unserem Kind mit allen technischen Raffinessen eventuell das Leben künstlich verlängert würde. Unser Kind sollte in Frieden sterben können.

Unsere beiden ersten Kinder ließen sich viel Zeit, auf die Welt zu kommen. Beide kamen erheblich nach dem errechneten Termin zur Welt. Diese Warterei sollte mir diesmal erspart bleiben. Drei Tage vor dem Termin machte sich unser Baby daran, auf die Welt zu kommen. Entgegen allen Befürchtungen kam es nicht zum Kaiserschnitt. Es war eine recht schnelle Geburt ohne Komplikationen und so kam unsere Annette Maria am 9. Mai 1996 um 18.20 Uhr auf die Welt.

Sie lebte, war ein äußerlich normal entwickeltes Kind und murmelte ständig vor sich hin. Um unser Kind zu taufen, versuchte eine Ärztin den zuständigen Priester zu erreichen, jedoch ohne Erfolg. Es stellte sich aber heraus, dass auf der Station ein Priester „zufällig" auf Krankenbesuch bei seiner Mutter war. Er taufte unser Baby und wir hatten noch ein wenig Zeit, um uns von ihm zu verabschieden. Um 19.50 Uhr schlief unsere Annette in meinen Armen für immer ein.

Wir kleideten unsere Annette in den vorbereiteten Strampler und konnten im Kreissaal und auch später in einem Einzelzimmer Abschied nehmen. Annette blieb die ganze Nacht in ihrem Wagen bei mir im Zimmer. Am nächsten Tag brachten wir sie dann gemeinsam in den Totenraum des Krankenhauses, der sehr schön als Kapelle gestaltet ist. Der Arzt, die Hebammen und die Schwestern der Station zeigten sehr viel Einfühlungsvermögen.

Nach drei Tagen konnte ich das Krankenhaus verlassen und einen Tag später beerdigten wir unsere Tochter auf dem Dorffriedhof in einem Kindergrab. Noch im Krankenhaus hatte ich ein tiefes Gefühl der Erleichterung darüber, dies alles durchgestanden zu haben. Wir haben unsere Tochter kennen gelernt, wir haben ein Bild von ihr und sie ist ein Teil unserer Familie, auch wenn sie nicht mehr bei uns ist. Dies alles war es wohl wert, die Strapazen der Schwangerschaft und der Geburt auf mich zu nehmen.

Was wesentlich mehr schmerzt, waren Reaktionen unserer Angehörigen. Wir hatten bewusst nur Eltern und Geschwister über das Schicksal unseres Babys informiert. Insbesondere in den ersten Tagen nach Bekanntwerden der Erkrankung wussten nur unsere Eltern Bescheid, wir wollten den Kreis der Wissenden klein halten, um noch eine echt freie Entscheidung treffen zu können. Doch schon nach wenigen Tagen wurden wir von Geschwistern teilweise direkt aufgefordert, doch endlich zu erzählen, was los sei, damit „man sich auskennt". Nachdem wir es geschafft hatten, alle Geschwister (ich habe zwei, Ludwig sechs) über das Schicksal unseres Babys „aufzuklären", war aber die Anteilnahme des Großteils für die restliche Zeit der Schwangerschaft abgeschlossen: „Man kann da nichts machen, das kann man nur nehmen, wie es ist."

Auch nachdem unsere Annette beerdigt war, hielt sich die entgegengebrachte Anteilnahme unserer Angehörigen sehr in Grenzen. Dagegen erhielten wir Trost und Aufmunterung von Menschen, von denen wir nie etwas erwartet hatten.

Haben Sie Mut!

Schwierige Schwangerschaft

Felizitas Puche

Diesen Leserbrief, den Frau Puche an die Deutsche Tagespost schrieb, habe ich von Elisabeth Rötzer (Institut für Natürliche Empfängnisregelung) erhalten.

Fünf Ärzte waren sich einig, dass ich die nächsten Monate nicht überleben könnte, als ich im Jahr 1958 schwer leberkrank und schwanger im Krankenhaus lag. Einer sprach es aus: „Die einzige Rettung für Sie ist ein Schwangerschaftsabbruch, aber dazu müssen Sie aus dem katholischen Krankenhaus heraus." Auf mein entschiedenes Nein zuckte er mit den Schultern und sagte wörtlich – ich werde es nie vergessen: „Ja, wenn Sie halt durchaus sterben wollen, müssen Sie es eben!" Im März 1959 sollte das Kind geboren werden, höchstens bis Januar gab man mir noch Zeit zum Leben.

Niemals hätte ich mein Kind umgebracht, denn ich liebte es vom ersten Augenblick an, aber man soll nicht glauben, es sei leicht, mit einunddreißig Jahren auf den Tod zu warten und einen jungen Mann und ein dreijähriges Kind zurückzulassen. Wir warfen nicht mit Schlagworten wie „Komplexität der Problematik" und Ähnlichem, das man heute liest, um uns, wir waren ganz einfach restlos verzweifelt.

Mein Mann, der damals als Küster (= Mesner) einen Kirchenschlüssel besaß, verbrachte viele Nachtstunden allein in der dunklen Kirche, während ich mich in meinem Einzelzimmer jede Nacht allein durch die Todesangst kämpfte und mich an den Rosenkranz in meiner Hand klammerte wie an ein Rettungsseil. Einen Satz sagte ich mir immer wieder vor: „Siehe, ich bin eine Magd des Herrn, mir geschehe nach deinem Wort."

Wir klammerten uns an Gott und an Maria, die immerwährende Hilfe. Ich ließ mir den Muttersegen geben und wollte es wenigstens so weit schaffen, bis das Kind lebensfähig wäre, obwohl wir auch nicht wussten, wie weit es gesund sein würde. Die vielen Untersuchungen der heutigen Zeit gab es 1958 noch nicht. Im Rückblick weiß ich, dass ich die psychischen Belastungen und die physischen Beschwerden dieser Monate nur mit Gottes Hilfe durchgestanden habe. Ich starb nicht im Januar, nicht im Februar und auch nicht im März, obwohl ich nach der komplizierten Geburt unseres kleinen Sohnes das Sterbekreuz in den Händen hatte, und man mich zwölf Stunden in einem Abstellraum auf einer Tragbahre liegen ließ, weil sich doch kein Bett mehr für mich lohnte!

Aber Gott allein spricht das Wort über Leben und Tod, nicht Ärzte oder Schwestern. Unser kleiner Sohn lebte nur drei Tage, und ich konnte nichts anderes für ihn tun, als ihn, wenn man ihn für kurze Zeit ohne Sauerstoffzufuhr lassen konnte, im Arm zu halten und zu liebkosen und ihm durch meine körperliche Nähe seine Schmerzen und sein Sterben zu erleichtern. Es liest sich leicht, aber es war entsetzlich schwer, und ich dachte, dieses könnte ich nicht mehr überleben. Ich hatte schon eine sehr betrauerte Fehlgeburt gehabt, und 1957 war uns unser kleines Mädchen gestorben. Aber ich überlebte, die Ärzte waren fassungslos und sprachen von einem Wunder.

Nach zehn Monaten ständigem Krankenlager und zwei Operationen stieg ich wieder ins normale Leben ein. Gott allein weiß um die Tränen der nächsten Jahre und um die vielen Nachtstunden, die ich am Grab meiner Kinder sitzend verbrachte. „Keine Kinder mehr", sagten die Ärzte – ich bekam nach einigen Jahren dank Gottes Hilfe und den Bemühungen eines tüchtigen, gläubigen Arztes noch zwei gesunde Kinder.

Das letzte Wort hat Gott. Heute brennen an den Geburts- und Todestagen bei uns Kerzen, auch an dem Tag der Fehlgeburt, denn auch diese war zehn Wochen mein geliebtes Kind.

Ich möchte durch meine Schilderung allen Frauen Mut machen: Haben Sie Vertrauen zu Gott, zur Hilfe der Gottesmutter. Kein sozialer Konflikt kann so schwer sein wie die Entscheidung über Leben und Tod, und darüber spricht Gott das letzte Wort. Lieben Sie Ihr Kind, tun Sie ihm kein Leid an. Es wird oft nicht leicht sein – manchmal auch sehr schwer, aber stehen Sie es durch – es lohnt sich! Heute bin ich über siebzig Jahre alt, ich glaube an ein Wiedersehen in der Ewigkeit. Ich denke, dass meine drei Kinder beim barmherzigen Gott Fürsprache für ihre Mutter einlegen. Ist das nicht ein tröstlicher Gedanke? Ich möchte allen verzweifelten Müttern noch einmal ans Herz legen: Stehen Sie die schweren Jahre durch, verlieren Sie nie ganz das Gottvertrauen, es lebt sich besser im Alter, wenn man kein Kind auf dem Gewissen hat.

Sich selbst treu bleiben

Birgit

Als ich den Beitrag von Birgit bekam, ging es mir noch nicht recht gut. Sie war, glaube ich, die erste ebenfalls „Betroffene", die etwas für das Buch schrieb. Zuerst war ich irgendwie enttäuscht, weil ich mir eine längere Geschichte – mehr Details – erwartet hatte. Doch gerade ihr Beitrag sagt alles aus.

Heute hab ich mich auf den Weg in die Natur gemacht, um jene Ruhe zu erlangen, in der ich vermag, mich in die Situation von *damals* zu versetzen. Nicht die Umgebung der Natur ermöglicht mir jenen Rückblick, vielmehr gibt sie mir die nötige Kraft und Energie, eine Zeitreise in eine unschöne Vergangenheit zu unternehmen.

Der Ort meiner Niederschrift ist eine kleine Kapelle, direkt neben jener Straße, die vorbei an der Pöstlingbergkirche zum Lichtenberg führt. Ich und mein Fahrrad suchten vor dem Regen einen Unterschlupf. Ein schöner Ort für eine Rast. Der Regen wird weniger, es wird ruhiger und auch ich. Der richtige Moment, um mich zu konzentrieren, auf eine Zeit zu besinnen, in der die Ruhe von *Leere* und dem *Nichts* verdrängt wurde.

Auch die unendliche Geschichte von Michael Ende erzählt von dem „Nichts“: Die Menschen verloren die Gabe zu träumen und an ihre Fantasien zu glauben. Das „Nichts“ nahm deren Platz ein und zerstörte nach und nach den Keim jeglichen Lebens.

Ein ähnliches „Nichts“ erstickte auch *damals* den Keim meiner Lebensfreude. *Damals*, das war genau sieben Monate nach einem Schwangerschaftsabbruch. Nach ganzen sieben Monaten erst trat es zum ersten Mal auf und blieb fast ein Jahr über mein ständiger Begleiter …

Verzeiht mir das Theatralische:

Heute glaube ich zu wissen, dass der erste Tag, an dem diese innerliche „Leere“ ausbrach, der Geburtstermin meines Kindes gewesen wäre. Ich möchte nicht jene schlimmen Situationen beschreiben, mit denen ich konfrontiert wurde, vielmehr gebe ich meine Erfahrung und Erkenntnisse weiter.

Die Tatsache, dass Frauen nach einem Schwangerschaftsabbruch oftmals an Depressionen, Angstattacken u. v. m. leiden, muss doch einer tieferen Begründung unterliegen: Schon die Physik lehrt uns, dass jede Reaktion aufgrund irgendeiner Ursache auftritt. Selbst die Natur „weiß“ das, und wir Menschen (unsere Seele, unser Herz) tragen diese Erkenntnisse in uns, woher sie kommen, wissen wir nicht, aber sie sind definitiv vorhanden.

All zu oft unterdrücken wir – unser Kopf, unser Verstand und nicht zuletzt unser Lebensstil – diesen ureigensten Instinkt. Wir haben eben noch viel zu lernen. Nicht die Angst vor der Angst soll dich davon abhalten einen Teil von dir zu zerstören, sondern jener „weise Instinkt“, der tief in uns wohnt und zweifelsohne seine Berechtigung hat. Wir müssen wieder lernen, mehr auf ihn zu hören.

Die Natur und mein Lebenspartner haben wesentlich dazu beigetragen, dass ich das „Nichts“ besiegt habe. Vergessen werde ich es aber nie.

Schwanger trotz Hormonspirale

Ein Leserbrief

Infolge des Zeitungsartikels der OÖN vom 27. 5. 2000, in dem über meine Probleme nach dem Abbruch berichtet und das Buchprojekt vorgestellt wurde, erhielt ich die Rückmeldung einer Frau, die trotz Hormonspirale schwanger geworden war. Außer den unmittelbar beteiligten Ärzten nahm ihr das aber niemand ab.

Liebe Karin, dein Schicksal hat mich sehr schockiert und irgendwie an das meine erinnert. Ich habe mir auf Anraten meines Frauenarztes die Hormonspirale „Mirena" einsetzen lassen. Angeblich sei diese eines der sichersten Empfängnisverhütungsmittel. Angenehme Begleiterscheinung war, dass ich nur mehr ab und zu meine Periode hatte und diese sehr leicht war.

Ich dachte mir daher nichts, als sie wieder einmal ausblieb. Komisch war nur dieses Ziehen in der Brust und meine chronische Magen-Darm-Grippe. Mein Mann schickte mich dann zum Arzt, der mich wegen angeblicher hormoneller Schwankungen zum Frauenarzt überwies. Der Frauenarzt beruhigte mich und meinte noch lächelnd, dass eine Schwangerschaft bei der Mirena-Spirale ausgeschlossen sei. Bei der fünf Minuten später durchgeführten Ultraschalluntersuchung verging ihm aber das Lachen und er sagte: „Falls dies eine Schwangerschaft sein sollte, so sind Sie eine von tausend. Sie sollten dieses Kind abtreiben, da durch die Mirena-Spirale männliche Hormone freigegeben werden, die eine Fehlbildung bewirken können!" Alles andere sollte ich dann im Allgemeinen Krankenhaus Linz auf der gynäkologischen Ambulanz besprechen.

Also fuhr ich schwer geschockt ins Allgemeine Krankenhaus. Dort gratulierte mir dann eine Ärztin zunächst zur sechsten Woche Schwangerschaft. Erst als sie bemerkte, dass ich fast zusammenbrach, redete sie mit mir lange und einfühlsam. Sie zeigte mir das Herz und die Finger und Zehen des Kindes und teilte mir mit, dass ich mit meiner Spiralenschwangerschaft nicht alleine sei. Außerdem würden Fehlbildungen nur in seltenen Fällen vorkommen. Gott sei Dank nahm mir die Ärztin meine Angst, ohne sie hätte ich sofort abtreiben lassen.

Meine Umgebung reagierte anders. Mein Mann, meine Mutter … rieten mir zu einer Abtreibung. Ich hatte ein schlechtes Gewissen. Alle rieten mir abzutreiben. Mit den Argumenten: „Zwei Kinder sind genug, mit dem Geld wird es knapper, drei Kinder sind eine zu große Aufgabe, du kannst nicht mehr arbeiten …" Meine Gefühlswelt fuhr Karussell. Ich entschied mich für das Kind; machte aber jede notwendige Untersuchung. Lieben konnte ich meinen Bauch nie. Ich hatte immer ein schlechtes Gewissen meinen anderen beiden Kindern und meiner Familie gegenüber; hatte Heultage und streichelte nie meinen Bauch. Zu meinem Baby hatte ich absolut keine Beziehung.

„Hätte ich doch abgetrieben!", diese Worte waren immer in meinem Hinterkopf – bis zur Entbindung. Mittlerweile freuten sich meine beiden Großen und auch meine Familie aufs Baby. Nur ich nicht. Auch während der Wehen lehnte ich das Kind noch ab.

Erst als sie mir mein Baby auf den Bauch legten, lernte ich es lieben. Mittlerweile ist mein Kind drei Wochen alt und ich bin froh, dass ich es habe. Aber meine Zweifel kommen immer noch. Ich habe noch immer ein schlechtes Gewissen meiner Familie gegenüber. Hie und da kommt auch heute noch ein Heultag vor, denn bis zuletzt hatte ich immer wieder die Fehlbildung im Hinterkopf.

Mein Mann liebt uns alle und hält 100-prozentig zu mir.

Seit ich deinen Bericht in den Oberösterreichischen Nachrichten gelesen habe, fühle ich mich in meiner Entscheidung gestärkt, das Richtige getan zu haben. Danke, dass du darüber redest!

Wie ich „abgetrieben bin"

Mag. Veronika Hruska

Im Krankenhaus wollte ich schon mein Erlebtes zu Papier bringen – mir war so wichtig zu sagen, wie es wirklich war –, und ich telefonierte von dort aus deshalb mit einem Verlag, um jemanden ausfindig zu machen, der mir beim Schreiben helfen könnte. Leider konnte mir damals nicht geholfen werden. Aber … einen Monat später leitete mich genau der gleiche Verlag an einen Lektor weiter, der mir Veronika vermittelte. Schon beim ersten Telefongespräch sagte sie mir, dass sie mich deshalb gut verstehen könne, weil sie selber eine Abtreibung hat machen lassen – und dies nie richtig verwunden hat. Sie wehrte sich lange, selber einen Beitrag zu schreiben. Als ich ihn erhielt, dachte ich mir: Da kommt ja gar nicht richtig heraus, dass sie bei ihrem jetzigen Kind während der Schwangerschaft wusste: „Dieses Kind kann eine Behinderung haben, weil ich Medikamente eingenommen habe, die eine Behinderung wahrscheinlich machen."

Veronika war verzweifelt, denn sie hatte ja erlebt, welche große seelische und körperliche Belastung ein behindertes Kind für die Eltern sein kann. „Deine Geschichte ist sehr wichtig für unser Buch", meinte ich. Eben weil viele denken: „Na, wenn das Kind behindert ist, dann würde ich schon einen Abbruch machen lassen."

Bei ihrer ersten Schwangerschaft hatte sie Zwillinge erwartet: zwei Buben. Der größere von den beiden, Jan, starb am Tag der Geburt. Der kleinere, Mark, hatte bei der Geburt nur 750 Gramm. Er entwickelte sich anfangs gut, doch plötzlich begann sich sein Kopf sehr rasch zu vergrößern; vielen Kindern mit Hydrozephalus kann sehr gut geholfen werden; doch Mark war wohl zu klein und der Schaden zu groß: nach vier Monaten starb er. Es war gefühlsmäßig eine schwere Zeit. Veronika besuchte Mark täglich auf der Intensivstation. Dabei sah sie sich auch die anderen Babys an, die Behinderungen hatten. Viele davon bekamen selten Besuch von ihren Eltern. Veronika meinte: „Je öfter ich mir die Babys ansah, desto mehr konnte ich entdecken, wie schön sie auf ihre Weise sind, trotz ihrer Behinderung. Wenn man sie öfter besucht, dann sieht man nicht mehr ‚nur' ihre Behinderung. Schade, dass sie von ihren Eltern nicht öfter besucht werden, denn dann würden es auch sie merken."

Der Arzt hatte Veronika gesagt, Mark würde nie irgendetwas tun können, weder schlucken noch sitzen oder sonstwas. Sie litt unter einem großen Schuldbewusstsein, weil sie sich nicht zutraute, Mark zu Hause zu pflegen und ihm innerlich den Tod wünschte. Als er gestorben war, fühlte sie sich schuldig und erleichtert zugleich – und konnte diese Erfahrung nicht richtig verarbeiten.

Als Veronika ein Jahr nach dem Tod von Mark wieder schwanger ist, gerät sie in Panik und holt sich bei ihrer Frauenärztin die Bestätigung für den Abbruch. Als ihre Frauenärztin spürt, dass sie wegen des Abbruchs unsicher ist, meint die Ärztin, um Veronika zu unterstützen: „Sie sind wirklich kein Muttertyp." Und Veronika sagt noch heute, dass das stimmt: Sie ist kein mütterlicher Typ und war zur Zeit ihres Schwangerschaftsabbruchs auch nicht „religiös". Aber das hat sie überhaupt nicht davor bewahrt, dass dieser Schwangerschaftsabbruch sie zutiefst verstört hat. Ich sagte zu Veronika, nachdem sie mir das erzählt hatte: „Wahrscheinlich hast du dein Erlebtes von deiner ersten Schwangerschaft noch nicht verarbeitet gehabt."

Veronika ließ ihren Abbruch in Wien durchführen. Ihre Beziehung ging in Brüche und sie fing zu studieren an.

Als sie ihren jetzigen Mann kennenlernte und von ihm ein Kind erwartete, das sie in der 9. Schwangerschaftswoche verlor, beschlossen sie, keine Kinder mehr zu bekommen.

Als sie doch wieder schwanger wurde und Angst hatte, dass ihr Baby eine mögliche Behinderung davontragen könnte, weil sie Medikamente einnahm, die in der Schwangerschaft ein großes Risiko bedeuten, hatte sie nur den Gedanken: „Wie soll ich es dem Arzt sagen, wenn er eine Behinderung feststellt, denn einen Abbruch mache ich nicht noch einmal."

Sie kennt ja die schwere Situation mit einem behinderten Kind, aber sehr wohl auch, was es bedeutet abzutreiben.

Es war keine leichte Schwangerschaft, Veronika war lange im Krankenhaus, bekam Medikamente und musste viel liegen. – Aber sie wurde mit einem gesunden Sohn belohnt.

Worte sind wichtig, weil Worte und Taten nicht voneinander zu trennen sind. Vor 16 Jahren hab ich einer Fristen-Lösung zugestimmt – und einer Abtreibung. Meine Abtreibung war nur eine „Fristen-Lösung". Das ist aber kein Wortspiel. Ich erinnere mich noch genau, dass ich nach der Abtreibung erleichtert war: Meine Probleme schienen gelöst, weggetrieben. Aber gleichzeitig erinnere ich mich daran, dass in dem Ruheraum, in dem wir Frauen nach der Abtreibung beisammen saßen, eine Sozialarbeiterin dabei war. Sie meinte damals: „Ich bin zur Vorsicht dabei. Es ist nämlich schon vorgekommen, dass Frauen nachher auf einmal gesagt haben: ‚Das ist ja schrecklich, was wir jetzt getan haben, wir haben ja unser Kind umbringen lassen'. Und das hat dann alle Frauen durcheinandergebracht."

Ich weiß noch genau, dass ich damals dachte: „Die Frau hat ja recht gehabt. Aber es gab für mich keine andere Lösung. Und jetzt bin ich erleichtert."

Jetzt war ich erleichtert. Keine Angst mehr, wie ich es alleine mit einem Kind schaffen könnte. Keine Angst mehr, dass es wieder ein Kind mit Behinderung sein würde, wie Mark, der mit vier Monaten gestorben war. Partnerschaft gerettet. Alles wieder im Lot. Und Depressionen hatte ich schließlich vorher auch schon. Das war ja auch ein Grund gewesen: Dieses Wissen, ich bin kein stabiler, starker Mensch, keine gute, ausgeglichene Mutter.

Wenn ich in der Erinnerung noch ein wenig weiter zurückgehe, sehe ich mich wieder: Weiß im Gesicht vom Schock, als der Schwangerschaftstest mir zu Hause sagt: „Es stimmt".

Und ein paar Wochen später: Die Liebe, Wärme, Zärtlichkeit, das Lebensvertrauen, das mich durchfließt, als ich mich entscheide: Ich will dieses Kind haben, ich werde es schon schaffen.

Und nur wenige Stunden später die völlige innere Verhärtung, als mein Partner sagt: „Ich will aber dann weder mit dir noch mit diesem Kind etwas zu tun haben."

Die Liebe weg, die Wärme weg. Das Lebensvertrauen weg. Und das Gottvertrauen sowieso.

In diesem Moment ist der Beginn der Abtreibung. Ich weise nicht den Menschen zurück, der mich verletzt hat, ich wende mich gegen mich selbst und mein Kind. Und es dauert sehr lange, bis ich diesen Marsch in die Verhärtung verlangsamen kann. Die „Fristenlösung" war für mich nur ein Teil dieses sich Verhärtens gegen das Verletztwerden. Sich hart machen gegen die Angst. Sich wappnen gegen eine schwierige Zukunft. Nur – ich habe keine Luft mehr bekommen unter diesem Panzer.

Kurze Zeit nach der Abtreibung habe ich alles das verloren, worum es mir bei der „Lösung“ gegangen war: Partner verloren. Arbeit verloren. Freunde verloren. Es war meine Verhärtung, die mich sozusagen von selber weggetrieben hat von allem: „abgetrieben“.

Was hätte ich damals anderes tun können?

Ich weiß es nicht. Ich wäre nie zu einer Beratungsstelle gegangen, wollte mir nichts einreden lassen. Es war wie eine innere Lähmung – vor und nach der Abtreibung. Gerettet haben mich später Freunde und Bücher, die mich Gelähmte „zu Jesus getragen“ haben. Es gibt sicher für jede etwas, was für sie „Jesus“, das „Lebendige“ darstellt. Zu jemandem gehen, der nicht alles besser weiß. Der dich anrührt. Der für dich Engel ist. Notfalls bei einer der Nummern hinten in dem Buch anrufen. Frag deinen Schutzengel. Es ist sein Job!

Etwas Wichtiges noch: Ich hätte Partner und Job wahrscheinlich auch verloren, wenn ich das Kind bekommen hätte. Meine Schwangerschaft war zwar offiziell ein Zufall, aber ich glaube, es war ein Versuch, eine Beziehung zu retten, die unrettbar verloren war. Ich wäre also wirklich allein mit dem Kind dagestanden. Alle meine Befürchtungen hätten sich erfüllt und es wäre mir wirklich so schlecht gegangen, wie ich es mir vorgestellt habe. Verzweiflung, Zweifel, ob meine Entscheidung richtig war, Angst, dem Kind zu schaden, auch wirklicher Schaden für dieses Kind: Das alles ist ziemlich wahrscheinlich.

Kann eine Abtreibung also doch die richtigere Lösung sein? Ich habe zwar nachher weniger Probleme gehabt, doch dieses Gefühl des innerlichen Totseins wäre mir erspart geblieben. Dieses Sich-von-mir-selber-Abwenden, das wahrscheinlich die Folge eines tiefen Schuldgefühls war. Und als ich Jahre später wieder schwanger bin und wieder berechtigte Angst haben muss, dass das Kind behindert ist, ist mir klar:

Lieber in Not als seelisch tot.

II.

BEITRÄGE FÜR MENSCHEN, DIE UNTER EINEM SCHWANGERSCHAFTSABBRUCH LEIDEN

Vorbei ist nicht vergessen

Mag. Martina Fink, Klinische und Gesundheitspsychologin

Die Reaktionen nach einem durchgeführten Schwangerschaftsabbruch sind so vielfältig und individuell wie wir Menschen. Die Erfahrung zeigt, dass diese Reaktionen in verschiedenen Formen früher oder später in jedem Fall eintreten.

Frauen spüren Gefühle wie Traurigkeit, Wut, Enttäuschung und Leere, was sich bis hin zu körperlichen Symptomen und Beschwerdebildern entwickeln kann. Je später die Erscheinungsbilder auftreten, umso weniger können sie mit dem eigentlichen Auslöser in Verbindung gebracht werden.

Die Frage, wann der eigentliche Beginn des Lebens ist, beschäftigt Politik, Philosophie, Medizin bis hin zur Psychologie und ist seit jeher von religiösen Anschauungen, kulturellen und ethischen Werten geprägt.

Wenn sich trotz wertneutraler Haltung nach dem Schwangerschaftsabbruch Schuldgefühle einstellen, ist ein häufiges Argument: „Du lässt dir diese nur einreden." Aber Schuldgefühle sind keine Reaktion auf ein Zuwiderhandeln gegen Regeln, die von Seiten einer kirchlichen Organisation oder der Gesellschaft aufgestellt werden. Sie sind eine natürliche Folge der Auseinandersetzung mit dem Leben an sich. Das heißt, auch Menschen, die sich keiner Konfession zugehörig fühlen, müssen sich ganz persönlich mit der Frage auseinandersetzen, ob und wann sie einen Prozess beenden, in dem ein Kind zu wachsen beginnt. Sich dieser Tatsache zu stellen, dass man einen Lebensprozess beendet hat, ist oftmals der erste heilsame Schritt zum weiteren Umgang.

Je größer der Einfluss von außen war, um einen Abbruch durchführen zu lassen, umso schwieriger ist oftmals die nachfolgende Auseinandersetzung damit.

Es ist wichtig, den Zorn und die Enttäuschung über jene, die zu einem Abbruch beigetragen haben, zuzulassen. Allerdings muss man auch bereit sein, für sein Handeln selbst Verantwortung zu übernehmen.

Sehr viele Frauen lassen die Gefühle der Trauer, des Verlustes, des Schmerzes und der Schuld nicht zu, da sie sich durch den Abbruch selbst in diese Situation gebracht haben, also „selber schuld" sind. Für diese Frauen ist es aber wichtig, sich diese Gefühle zu erlauben und Begleitung und Unterstützung in Anspruch zu nehmen, um das Erlebte verarbeiten zu können.

Auch Kinder spüren, wenn ihre Mutter nach einem Abbruch traurig ist. Es ist wichtig, ihnen zu vermitteln, dass sie keine Schuld an der Trauer der Mutter tragen. Kinder können gut damit fertig werden, wenn man ihnen sagt, dass man ein Baby verloren hat und nun darüber traurig ist.

Gut trauern und Abschied nehmen kann im Miteinander oftmals besser gelingen. Da viele Frauen mit dem Verlust des Kindes allein sind und auch ihre Umwelt nichts davon weiß, können Vereine wie „Zoe“ und Selbsthilfegruppen eine stützende Trauergemeinschaft bieten.

Selbsthilfegruppen und Kurse zur Aufarbeitung eines Abbruchs

Mag. (FH) Birgit Hermanutz

Aus persönlicher Betroffenheit weiß ich, wie schwierig und ambivalent es ist über einen Abbruch zu sprechen. Denn einerseits bist du für deine Entscheidung selbst verantwortlich, andererseits ist da einfach dieser Schmerz über den Verlust des Kindes und damit auch die Trauer vorhanden. Als ich das erste Mal eingeladen wurde, an einer Selbsthilfegruppe teilzunehmen, dachte ich sofort: *„Wozu mir helfen, ich bin ja selbst schuld, habe es einfach nicht verdient, dass etwas besser wird"*. Darüber hinaus hatte ich einfach Angst davor, dass mich jemand verurteilt, ich schämte mich und hatte auch Angst vor den Gefühlen, die dabei hochkommen könnten.

Da manche Frauen vielleicht denken, ihr Schwangerschaftsabbruch sei eine große Ausnahme, möchte ich Folgendes erwähnen: Schätzungen zufolge werden jährlich in Österreich etwa 30 000 bis 40 000 Schwangerschaften abgebrochen, demgegenüber stehen etwa wie im Jahr 2010 erhobene 78 742 Geburten.[1] Das heißt jede dritte! Schwangerschaft wird abgebrochen. Ich erwähne das deshalb, um zu verdeutlichen, wie viele Frauen bereits einen Abbruch hatten und dass zahlreiche Menschen damit konfrontiert sind. Wenn wir aus unserer Scham und Angst darüber zu sprechen hervortreten können und ehrlich sagen können, wie es uns geht, geschehen gleich zwei wunderbare Dinge: Einerseits hilft es über den Verlust und Schmerz besser hinwegzukommen und andererseits erfahren die Gesprächspartner/-innen, dass ein Abbruch psychische und seelische Probleme verursachen kann, wodurch eine allgemeine Sensibilisierung erfolgen wird.

Zurück aber zur Selbsthilfe. In wissenschaftlichen Publikationen kennt man zwei Arten von Selbsthilfe, nämlich die individuelle Selbsthilfe, jene ohne ein Mitwirken anderer Personen sowie die kollektive Selbsthilfe, bei der sich Individuen mit gleicher Problembetroffenheit zusammenschließen[2], so wie das beispielsweise in einer Selbsthilfegruppe der Fall ist. Ziel einer Selbsthilfegruppe ist es immer, dass sich betroffene Menschen durch Gespräche, Vorträge etc. ge-

---

[1] Statistik Austria: http://www.statistik.at/web_de/statistiken/bevoelkerung/geburten/index.html, Zugriff: 24.1.2012.
[2] Vgl. Meggeneder, Selbsthilfe im Wandel der Zeit, S. 227.

genseitig stärken und sich je nach Zielsetzung auch damit eine Stimme in der Öffentlichkeit verschaffen bzw. auch aktiv an bestimmten Themen mitwirken und mitarbeiten können. Selbsthilfe ist heute ein anerkanntes Instrument zur Förderung der Gesundheit, so gibt es bereits in vielen Bundesländern eigene Dachverbände, welche die Arbeit der Selbsthilfegruppen unterstützen und fördern. Immer dann, wenn sich Menschen gegenseitig helfen, werden dadurch auch Kosten im öffentlichen Gesundheitssystem gespart. Das ist deshalb wichtig zu wissen, um Klarheit zu schaffen, dass Selbsthilfe auch immer einen Mehrwert produziert.

Ich weiß, dass es sehr schmerzlich ist, auf die Wunde hinzuschauen und es kostet viel Kraft und Mut von dir. Du kannst gerne bei unseren Selbsthilfetreffen teilnehmen oder einfach persönlich mit uns Kontakt aufnehmen. Es gibt auch zahlreiche Psychotherapeuten und Psychotherapeutinnen, die mit diesem Thema viel Erfahrung haben und sehr einfühlsam sind. Mir persönlich half es über den Abbruch zu sprechen und darüber, wie ich es erlebt hatte und wie ich mich dabei fühlte. Ich sprach mit meiner Familie, mit meinen engsten Freunden bis hin zu einzelnen Referaten und Vorträgen, die ich an Schulen bzw. im Rahmen meiner Ausbildung über das Thema hielt. Indem ich über den Abbruch sprach, konnte ich das Geschehene besser verarbeiten, andere wiederum waren auch um eine Erfahrung reicher.

Was aber tun, wenn man im eigenen Schmerz und all den Gefühlen feststeckt: einen Schritt tun! Das muss nicht unbedingt eine Selbsthilfegruppe sein, sondern auch das Reden unter Freunden, Bekannten ist bereits ein erster Schritt zur Selbsthilfe. Sich öffnen und den Schmerz herauslassen. Wichtig ist, das Vergangene zu betrachten, zu trauern, zu schauen, was falsch gelaufen ist, um dann wieder vorwärts zu schauen. Aus der Bibel kommt die Zusage Gottes für die Zeit „danach“: „*… denn ich, ich kenne meine Pläne, die ich für euch habe … Pläne des Heils und nicht des Unheils; denn ich will euch eine Zukunft und eine Hoffnung geben.*“[1]

Ich selbst trug viele Jahre Schuldgefühle mit mir herum. Loslassen konnte ich diese erst durch die Teilnahme an einem SaveOne-Kurs (www.saveoneeurope.org). Dieser bewirkte, dass ich mir selbst aus ganzem Herzen verzeihen konnte. Ich wünsche jeder betroffenen Frau viel Mut auf ihrem ganz individuellen Weg zur Heilung.

---

[1] Die Bibel, Einheitsübersetzung, Jeremia 29,11

Adressen von Selbsthilfegruppen:

- Selbsthilfegruppe „Spuren im Leben“
  Wir sind Mitglied im Dachverband der Selbsthilfegruppen OÖ,
  Tel. 0732/797666, office@selbsthilfe-ooe.at, www.selbsthilfe-ooe.at

  Treffen finden im Fachambulatorium der OÖGKK, Garnisonstraße 1a, 4020 Linz, statt
  Anmeldung: kontakt@spuren-im-leben.at oder
  bei Birgit Hermanutz, Tel. 0 650/60 36 770; birgit.hermanutz@aon.at
  Anonym und kostenlos.

- ARGE Selbsthilfe Österreich
  www.selbsthilfe-oesterreich.at

- Online-Selbsthilfegruppe
  www.nachabtreibung.de

- Selbsthilfegruppe Trauernde Eltern und Geschwister
  Telefonkontakte werden österreichweit vermittelt und Einzelgespräche können vereinbart werden. Treffen finden im Haus der Frau in Linz statt. Es gibt auch eine Gruppe für betroffene Eltern nach Suizid eines Kindes.
  Kontakt:
  Josefine Mülleder, Gründerin und Leiterin der SHG, Referentin für Trauerbegleitung,
  Tel. 07215/3502, josefine.muelleder@aon.at, www.trauernde-eltern.at

- Selbsthilfegruppe „Regenbogen”
  Von und für Eltern, die ihr Baby nach Abortus, Abtreibung, Fehlgeburt, Totgeburt oder Tod kurz nach der Geburt vermissen
  Erfahrungsaustausch mit anderen betroffenen Eltern, Informationen über Bestattungsmöglichkeiten, Trauerphasen, Geschwistertrauer, Rituale usw. im Zentrum Nanaya, 1070 Wien.

  Kontakt: Petra Hainz, Tel. 0676/6428692, info@shg-regenbogen.at
  Selbsthilfegruppen in verschiedenen Bundesländern:
  www.shg-regenbogen.at

Männer und Schwangerschaftsabbruch

Der Linzer Psychotherapeut Robert Karbiner im Gespräch mit Mag. (FH) Birgit Hermanutz von der ARGE Spuren im Leben

„*Ich habe die Erfahrung gemacht, dass immer wieder Männer, die in meine Praxis kommen auch mit dem Thema einer Abtreibung konfrontiert sind*", so der Linzer Psychotherapeut Robert Karbiner. Zwar kommen Männer in erster Linie in die Therapie, um Symptome wie etwa Burnout, Panikattacken, Probleme im Arbeitsalltag bzw. Beziehungsprobleme behandeln zu lassen und nicht vordergründig wegen eines Schwangerschaftsabbruches. Erst in der Anamnese (= Krankengeschichte) kommt dann zum Vorschein, dass noch ein Kind da gewesen wäre. „*Das in unserer Kultur geschaffene männliche Bild „Ein Indianer kennt keinen Schmerz" verhindert, dass Männer ihre tiefen Gefühle wie Schmerz und Trauer in Zusammenhang mit einem nicht geborenen Kind offen ausleben können. Vielmehr wollen sie ihre Partnerin, die eine Abtreibung hatte, unterstützen und nicht mit der eigenen Trauer noch zusätzlich belasten*", erklärt Karbiner.

Diese Erfahrung bestätigt auch Markus Roentgen, Referent für Männerseelsorge, der ebenfalls die Erfahrung macht: „*Kaum ein Mann kommt direkt mit diesem Thema in die Therapie. Erst im Rahmen einer Trennungs- und Scheidungsberatung, in Beratung, wo Männer berufliche wie persönliche Lebenskrisen in der Mitte ihres Lebens angehen oder in Seminaren, wenn der Rahmen für die Betroffenen stimmt, wird Abtreibung völlig unerwartet zum Hauptthema. Die Erfahrung einer abgebrochenen Vaterschaft, die Realität eines abgetriebenen Kindes kommt nach oben ins Wiederbewusstsein – ins Fühlen, in die Trauer, in Schuld- und Wutgefühle, je nachdem, wie es sich im Blick der Männer ereignet hat.*" So kann es laut Roentgen sein, dass Männer lange Zeit nichts von der Abtreibung ihres Kindes wussten, nicht in die Entscheidung einbezogen wurden oder aber die Entscheidung gegen das Kind gemeinsam mit der Partnerin trafen oder mitunter die Partnerin massiv unter Druck setzten, das Kind abtreiben zu lassen. Große Hilflosigkeit macht sich hingegen breit, wenn der Partner keinerlei Möglichkeit hat und quasi hilflos zusehen muss, wenn sich die Partnerin nicht für das gemeinsame Kind entscheidet. Ein betroffener Mann, der sich sehr auf das Kind gefreut und dafür eingesetzt hatte, schrieb an die Arbeitsgemeinschaft „Spuren im Leben" dazu Folgendes: „*Viele Gedanken und Gefühle begleiteten mich lange Zeit: Selbstkritik, Hilflosigkeit, Situationsträume auch noch in der Jetztzeit, der Glaubensfaktor, die Frage, ob die Eizelle sofort nach der Befruchtung bereits ein Lebewesen sei oder nicht etc. Die Liebe zur Partnerin ging, der Kontakt wurde immer weniger. Zurück blieben schwere Kratzer an der Seele, teilweise ein schlechtes Gewissen gegenüber dem Wunder Mensch."*

„Auch der Einfluss von außen – unsere Umwelt – nimmt einen wesentlichen Stellenwert in der Entscheidungsfindung ein. So macht es für Männer wohl einen Unterschied, ob Freunde sie zur schnellen Entscheidung gegen das Kind motivieren, nach dem Motto ‚Schaff dir das vom Hals …' oder ob sie ein ‚Gratuliere, du wirst Vater' aussprechen. Selten wird die Abtreibung von den Männern in ihre Biographie aufgenommen und in erster Linie der Partnerin zugesprochen", erklärt Roentgen. Wie bei den betroffenen Frauen gilt es auch hier, auf die eigenen Gefühle und weniger auf die Empfehlungen aus der Umwelt zu hören.

Wir sind keine gefühlslosen Wesen und so ist es für Frauen und Männer wichtig, die Gefühle bewusst wahrzunehmen und auszudrücken. Das kann im Familien- oder Freundeskreis und/oder in einer Therapie bzw. in einer Selbsthilfegruppe sein. *„Egal wie die Konstellation der Familie ausschaut, es ist wichtig, dem abgetriebenen Kind einen Platz zu geben. Also es geht nicht nur darum, es zu verabschieden, sondern es in das Leben zu integrieren"*, rät Robert Karbiner.

Tipps

■ Buchtipp

Robert Karbiner ist auch Co-Autor des Buches **„Betriebsanleitung für den Mann"**, erschienen im Freya-Verlag.

■ Musiktipps

„In meine Arm" von Charly Schwarz (www.charlyschwarz.at)

„Happy birthday" von „The Piper" Video auf YouTube: www.youtube.com/watch?v=2bQG8v8kTGs

Text auf Deutsch: www.golyr.de/flipsyde/songtext-happy-birthday-500486.html

Der Rapper Piper von Flipsyde packte in seinen Song „Happy birthday" vieles, was Männer nach einem Schwangerschaftsabbruch empfinden: Trauer darüber, dass ein einzigartiges Wesen das Licht der Welt nicht erblickte, Schuldbewusstsein, Selbsterkenntnis, Liebe und den Wunsch, dieses Kind möge in seinem Bruder, der zur Welt kommen durfte, weiterleben und ihm verzeihen. Piper singt das Geburtstagslied für sein eigenes Kind, das mit seiner Zustimmung abgetrieben wurde. Männer wie Frauen, die ein Kind durch Schwangerschaftsabbruch verloren haben, werden viele eigene Gefühle und Gedanken widergespiegelt finden.

■ Webtipp

Save-One-Kurs für Männer:
www.saveoneeurope.org

Auf dieser Website können sich Männer für einen Kleingruppenkurs zur Aufarbeitung ihrer Abtreibungserfahrung anmelden.

Es wird immer mein erstes Kind sein

Sabine

Eines Tages bekam ich einen Anruf von Sabine. Sie hatte erst nach ihrem Abbruch die Broschüre unserer Arbeitsgemeinschaft gelesen und wollte deshalb Kontakt zu mir aufnehmen.
Ich habe mich sehr gefreut, Sabine auf diese Weise kennen zu lernen. Wir sind weiterhin miteinander in Kontakt und sie wollte uns auch gleich bei unserer Arbeit und dem Verteilen unserer Informationsbroschüren unterstützen. Ich denke, ihre Erfahrung kann viele Menschen ansprechen, darum habe ich Sabine um einen Beitrag gebeten und bekam folgenden Brief von ihr.

Liebe Karin!

Ich halte gerade die Broschüre „Informationen vor dem Schwangerschaftsabbruch“ in den Händen und selbst jetzt – mehr als ein Jahr nach meinem Abbruch kann ich sie nicht durchlesen ohne zu heulen! Es kommt alles wieder hoch und ich wünschte, ich hätte diese Broschüre vor meinem Abbruch in den Händen gehabt!

Als ich am 26. September feststellen musste, dass ich schwanger bin, war das wie ein Schlag mitten ins Gesicht! Es war verantwortungslos so ganz ohne Verhütung, und die „Pille danach“ hat nicht gewirkt! Ich bin dann sofort ins Krankenhaus gefahren, um mir die Schwangerschaft auch von einem Arzt bestätigen zu lassen. Am Ultraschall war zwar noch nichts zu sehen, aber auch der Test vom Arzt verlief positiv. Die Gynäkologin merkte, dass ich ziemlich verwirrt war und fragte mich, ob ich das Kind denn wolle? Was sollte die Frage? Ich konnte ihr darauf keine Antwort geben, aber eine Abtreibung würde für mich niemals in Frage kommen – das dachte ich jedenfalls. Ich konnte nicht mehr klar denken und wurde zum wahren Meister im Verdrängen, doch morgens nach dem Aufwachen kamen immer wieder die Gedanken: Kind, du bist schwanger – du musst handeln – um sie gleich darauf wieder beiseite zu schieben! Es dauerte nicht lange und mir war jeden Morgen übel. Den Kaffee in der Arbeit verdünnte ich mit Wasser – ich konnte ihn nicht mehr riechen, und es sollte keiner etwas von meiner Schwangerschaft merken. Ich musste zugeben, ich genoss diese Übelkeit am Morgen sogar.

Mein Baby machte sich bemerkbar und ich empfand doch wirklich Freude daran! Nach der Arbeit konnte ich es kaum erwarten in die Trafik zu gehen und mir ein Eltern-Heft zu kaufen. Ich nahm gleich zwei Stück davon. Bei einem Heft war eine Schwangerschaftsscheibe dabei und ich prüfte anhand dieser Scheibe gleich nach, ob mein selbst errechneter Geburtstermin (wir haben das damals in der Haushaltungsschule gelernt) auch stimmte!

Exakt! Ich war selbst überrascht. Der 27. Mai des nächsten Jahres sollte der Geburtstag von meinem Baby sein! Im Wonnemonat Mai – genauso hatte ich mir das auch früher immer in meinen Tagträumereien ausgemalt.

Zuhause angekommen, stürzte ich mich sofort über die beiden Zeitschriften und bekam gleich darauf mächtig Panik! Das war wirklich eine Eltern-Zeitschrift! Ich bin aber alleine! Ich habe keinen Vater für mein Baby – schon, aber er wird nicht für uns da sein. Die ganze Freude, die ich empfand, war mit einem Schlag im Keller. Und so fing ich wieder an, meine Schwangerschaft zu verdrängen.

Für den 23. Oktober hatte ich mir einen Termin bei meiner Gynäkologin ausgemacht. Ich erzählte ihr, dass die „Pille danach“ nicht gewirkt hat. Im Ultraschall war mein Baby bereits deutlich zu sehen. Ich habe sogar einen Ausdruck davon bekommen. Ich sollte mich übers Wochenende entscheiden, ob ich mir nächste Woche den Mutter-Kind-Pass abholen wolle, oder für eine Überweisung ins AKH zur Abtreibung komme.

Zuhause angekommen, erzählte ich meinen Eltern von der Schwangerschaft. Anfangs reagierten sie eher verständnisvoll, und ich war froh, es ihnen gesagt zu haben. Jetzt würde alles in Ordnung kommen und mir fiel ein großer Stein vom Herzen! Doch schon einen Tag später machten sie mir klar, dass ich mir wegen eines solchen Fehlers mein Leben nicht verbauen soll. Sie würden mir auch nicht zutrauen, mein Leben als Alleinerzieherin zu schaffen. Obwohl ich wusste, dass sie auch hinter mir stehen würden, wenn ich das Kind behalte, war das ein Schlag mitten ins Gesicht!

Mein Baby wollte keiner – und das nur, weil ich keinen Vater dafür hatte!

Dass ICH selbst es gewesen wäre, die einfach JA zu ihrem Kind hätte sagen sollen, das ist mir leider erst zu spät bewusst geworden, und so landete ich am 30. Oktober im AKH Linz. Ich ließ mein Baby tatsächlich abtreiben! Als ich von der Narkose aufwachte, bekam ich einen Weinkrampf. Ein Pfleger fragte mich, was ich denn habe und ich schluchzte nur: „Warum musste das so weit kommen?“ Ein Arzt hörte mich weinen und fragte was los sei. Der Pfleger antwortete: „NICHTS, das Übliche!“

Es war nichts mehr so wie früher. Ich war einfach nur leer! Den Menschen, die es gut mit mir meinten und sagten: „Du hast das Richtige getan“, denen wäre ich am liebsten an die Gurgel gehüpft! Was sollte das? Ich habe mein Kind umgebracht, ich habe genau das, was ich mir schon immer so sehnlich gewünscht habe, mit einem Schlag vernichtet! Ich bin dafür verantwortlich und niemand anderer! Und ICH bin diejenige, die ein ganzes Leben lang damit leben muss. Wie konnte ich nur? Was ist nur in mich gefahren? Warum habe ich nicht auf mein Herz gehört? Warum nur?

Es war ein schreckliches Gefühl. Ich fühlte nichts mehr! Ich hätte nicht mal Angst davor gehabt, wenn mich jemand mit einem Messer bedroht hätte – im Gegenteil, ich stellte mir die Situation oft vor, und es war der einzige Gedanke, bei dem ich mich wohl fühlte.

Der Vater des Kindes hat sich nach der Abtreibung nicht mal gemeldet. Für ihn war die Sache erledigt, obwohl er nicht mal gewusst hat, ob ich den Eingriff auch wirklich durchführen ließ.

Das war ein weiterer Tiefschlag. Wir haben bis heute nicht darüber gesprochen. Es scheint so, als würde er mir aus dem Weg gehen.

Die Zeit nach der Abtreibung war und ist auch heute noch sehr hart für mich. Ich bin aber vielen Menschen begegnet, die mich immer wieder aufgerichtet haben. Ich traue mir jetzt selbst mehr zu, bin selbstsicherer und mache das, was ich für richtig halte.

Dieses Kind hat mich wieder zum Leben erweckt und mir gezeigt, dass ich mein Leben selbst in die Hand nehmen muss, dass ich mir etwas zutrauen kann – auch wenn andere meinen, dass ich es nicht schaffe. Dieses Kind hat mir Mut gegeben, Dinge zu tun, von denen ich vorher Angst hatte – es hat mich gelehrt, auf mich selbst zu vertrauen.

Manchmal würde ich die Zeit gerne zurückdrehen und ich würde viel dafür geben, aber ich möchte auch das nicht mehr zurückgeben, was ich alles gelernt habe. Ich liebe mein Kind, auch wenn ich es abgetrieben habe, und es wird immer mein erstes Kind sein.

Man trägt für jedes Kind Verantwortung

Aus der Praxis der Psychotherapie

Mag. Christa Renoldner, Psychotherapeutin

Elfi hat mich auf diesen Artikel, der in der Zeitschrift „Welt der Frau“ Nr. 2/99 erschienen ist, aufmerksam gemacht, und mit dem Einverständnis von Frau Renoldner möchte ich diesen hier wiedergeben.

Abtreibung ist ein Thema, das niemanden kalt lässt. Vor allem nicht jene, die sie an sich durchführen lassen. Jede Abtreibung hat Folgen für das Leben der Eltern des Kindes.

Vor kurzem kam ein Mann, Mitte 50, zu mir. Seine Frau will sich von ihm trennen. Im Lauf der Gespräche erfahre ich, dass dieser Mann seine Frau am Beginn der Ehe gedrängt hatte, ein Kind abzutreiben. Die beiden haben dann kurz hintereinander noch zwei Kinder bekommen. Er war beruflich sehr engagiert, die beiden haben ein Haus gebaut und wenig Zeit gehabt, über sich nachzudenken. Jetzt sind die Kinder ausgezogen und die Frau will gehen. Der Mann ist aus allen Wolken gefallen. Er dachte, seine Ehe sei in Ordnung. Er fühlt sich schuldig, dass er seine Frau damals zur Abtreibung gedrängt hat.

Viele späte Paarkrisen lassen sich auf eine Abtreibung zurückführen. Eine Abtreibung stellt ein Paar meist nicht gleich danach, sondern erst in späterer Folge vor große Probleme.

Vor kurzem erkundigte sich eine Frau bei mir nach einer Therapie, weil es ihr sehr schlecht gehe. Sie erzählte mir, dass sie im Vorjahr ungeplant schwanger geworden sei. Weil ein toller Urlaub schon gebucht war, habe sie abgetrieben. Ihr Mann sei dagegen gewesen.

Meine Erfahrung: Wenn Paare nicht gemeinsam die volle Verantwortung für eine Abtreibung übernehmen, dann ist das eine überaus große Belastung für die Beziehung, an der sie vermutlich zerbrechen wird.

Meist wird nach einer Abtreibung nicht mehr über das Kind gesprochen. Man redet mit niemandem darüber. Aber auch ein Kind, das abgetrieben wurde, ist ein gestorbenes Kind. Viele dieser Kinder werden nicht betrauert. Die Eltern verarbeiten ihre Trauer nicht. Viele Frauen, die abgetrieben haben, und Männer, die ihre Frauen dazu gedrängt haben, leiden unter großen Schuldgefühlen.

Viele Frauen versagen es sich nach einer Abtreibung selbst, nochmals ein Kind zu bekommen. Ich habe eine Patientin erlebt, die zu Beginn der Wechseljahre in eine schwere depressive Krise geraten ist. Sie hatte in ihrer Jugend ein Kind abgetrieben und danach keines mehr bekommen. Sie klagte: „Hätte ich das Kind doch damals nicht abgetrieben, dann hätte ich jetzt zumindest eines." Depression ist eine häufige Folge von nicht verarbeiteter Trauer.

Oft ist es gar nicht einfach, eine frühere Abtreibung als Ursache einer schweren Depression herauszufinden. Meist sucht man nach Ereignissen oder Lebensumständen, die kürzer zurückliegen.

Manche Frauen empfinden es auch als Bestrafung, wenn sie nach einer Abtreibung lange nicht schwanger werden oder ein Kind mit gesundheitlichen Problemen, zum Beispiel einer chronischen Krankheit, bekommen.

Ich frage Patienten immer nach ihrem Familienstammbaum. In diesen trage ich auch tot geborene oder abgetriebene Kinder ein. So werden diese Kinder sichtbar und können auch betrauert werden. Häufig schlage ich den Patienten dann ein Abschiedsritual vor. Sie können beispielsweise zum Familiengrab gehen und dort eine Kerze anzünden. Oder ich stelle einen kleinen Stuhl in der Praxis auf. Er symbolisiert das abgetriebene Kind. Zu ihm können die Eltern dann etwas sagen. Zum Beispiel: „Wir haben uns damals nicht hinausgesehen, wir haben es nicht besser gewusst, aber wir tragen die Folgen." Oder: „Wir haben es leichtfertig getan, das war nicht richtig. Aber jetzt nehmen wir dich wichtig und geben dir einen Platz in unserer Erinnerung."

Wenn Paare die Verantwortung übernehmen für das, was nicht rückgängig zu machen ist, dann können sie wieder eine gute Liebesbeziehung führen. Dann können sie zur Ruhe kommen und mit den dauernden gegenseitigen Vorwürfen aufhören, die für lange zerstrittene Paare typisch sind.

Jeder soll den Teil der Verantwortung übernehmen, der ihm gebührt. Das kann bei Paaren gleich verteilt sein, aber es kann auch einer die größere Schuld tragen, wenn er zum Beispiel den anderen überredet hat. Wenn jeder zu seinem Teil der Verantwortung steht, tritt ein tiefer Ernst ein. Dann sieht man auch ein, womit man den anderen verletzt hat. Dann kann wieder Frieden sein. Auf diesem Boden kann wieder etwas Neues wachsen.

In manchen Situationen sind auch andere Menschen davon betroffen, Verantwortung zu übernehmen, wenn z. B. bei sehr jungen Müttern die Eltern oder „Schwiegereltern", manchmal auch PädagogInnen oder BeraterInnen, die junge Frau zu einer Abtreibung drängten, sodass es erscheinen könnte, als hätte sie gar keine andere Wahl gehabt.

Ganz abgesehen davon, wie man zur Abtreibung steht, Frauen leiden immer mehr, als man gemeinhin annimmt. Eine Haltung, die Abtreibende an sich und in jedem Fall ächtet, erlebe ich als überheblich. So können nur Leute reden, die selbst nie in existenzieller Not waren. Wenn man jemandem keine Chance gibt, für die eigenen Taten selbst einzustehen, tut man so, als sei man selbst fehlerfrei und stehe über allen.

Sich mit der Vergangenheit versöhnen

Erinnerung ist der Boden, auf dem wir in eine gute Zukunft gehen

Dr. Bernadette Rieder, Theologin und Germanistin

Der Artikel von Frau Rieder: „Schon vergessen?", der im November 2000 in „Welt der Frau" erschien, hat mich so angesprochen, dass ich Kontakt zu ihr suchte. Ich bat sie um einen Beitrag zu den Informationsbroschüren[1].
Ich bin ihr nicht nur für ihren Beitrag, sondern auch dafür, dass sie uns angeboten hat, beide Broschüren Korrektur zu lesen, sehr dankbar.

[1] Von diesem Buch wurden Informationsbroschüren abgeleitet, die bei Gynäkologen, Beratungsstellen, praktischen Ärzten und in Schulen aufliegen sollen.

Vermutlich befinden Sie sich gerade in einer Situation großer Ratlosigkeit, vielleicht Trauer, innerer Leere. Die Erleichterung, die Sie sich von Ihrem Schritt erwartet haben, bleibt aus. Die Zeit vergeht nur langsam, es fehlt Ihnen die Lust am Leben. Wenn die Gegenwart freudlos erscheint, kann es helfen, in die Zukunft zu blicken: Hoffnung haben, neuen Mut und Vertrauen fassen, Visionen entwickeln, aktiv werden.

Ein Rat, den in einer schwierigen Situation viele geben.

Wir dürfen aber auch nicht vergessen, in die Vergangenheit zu schauen. Erinnerung kann grausam sein, aber auch wohltuend. Verdrängen und vergessen, das hilft sicher nur für kurze Zeit. In der Erinnerung aber können wir uns mit der Vergangenheit versöhnen. Was war, kann zu einem Teil des Ganzen werden, so, dass es unser gegenwärtiges und zukünftiges Leben nicht endlos belastet. Es ist dann etwas, wovon wir wissen, das wir verstehen und bewahren wollen. Und genau das heißt erinnern.

Sich erinnern heißt wissen wollen.

Wissen, was war, ermöglicht eine Vorstellung davon, was (wieder) sein kann. Das gilt für die dunklen und die hellen Kapitel unserer Geschichte. Wenn wir uns erinnern, müssen wir uns bemühen, aufrichtig zu uns selbst zu sein und möglichst alles in Erfahrung bringen, was zum eigenen Werden gehört. Dieses

Wissen über unsere Vergangenheit hilft zu verstehen, warum alles geworden ist, wie es ist.

Sich erinnern heißt verstehen wollen.

Das geht aber nicht von heute auf morgen. Erinnerung verändert sich – je nach Laune und Situation kann dieselbe Sache sehr verschieden erinnert werden, ganz abgesehen davon, wie unterschiedlich mehrere Personen dieselbe Sache im Gedächtnis haben.

Erinnerung ist nicht statisch, sondern dynamisch. Das Verstehen aus der Erinnerung ist keine mathematische Gleichung, sondern ein Prozess. Mit jeder Erinnerung kann ein bisschen mehr, anders oder besser verstanden werden.

Sich erinnern heißt bewahren wollen.

Auch das Bewahren ist kein statischer Zug der Erinnerung. Es ist Warnung, Ermutigung, Trost, Trauer und Freude. Vorbei ist nicht vorbei.

Das, was wir erlebt und getan haben und was uns widerfahren ist, bleibt Teil unseres Ichs. Erinnernd diese Erfahrungen zu bewahren gibt uns die Gewissheit, jemand zu sein und nicht ständig neu anfangen zu müssen.

Das kann auch zur Belastung werden: Wenn traumatische Erlebnisse oder Schulderfahrungen nicht und nicht verschwinden wollen.

Gerade hier kann aktive Erinnerung nützlich sein: Nicht wegschauen, sondern hinschauen. Nicht tun, als sei nichts gewesen, sondern der Sache das Gewicht lassen, das sie hat. Versuchen die Zusammenhänge zu verstehen und herausfinden, welche Erfahrung, welches Gefühl, welches Bild es wert ist, bewahrt zu werden. Schließlich: sich selber vergeben.

Sich erinnern heißt aufarbeiten wollen.

Wo gut gewirtschaftet wird, werden Materialreste nicht liegen gelassen oder weggeworfen, sondern aufgearbeitet. Wer im eigenen Leben positiv bilanzieren will, muss das mit den Teilen seiner Vergangenheit tun, die nicht in eine gute Zukunft gehören. Schuld aufarbeiten kann heißen, sich Wege der Wiedergutmachung zu suchen. Es kann heißen, Dinge zu tun, die das Gute, das verletzt wurde, erneuern und stärken. Aus der Erinnerung heraus kann die Motivation entstehen, etwas zu tun, das einen Ausgleich schafft, das Schuld begleicht, sodass unterm Strich wieder das Plus im Leben überwiegt. Man kann nichts ungeschehen machen, aber man kann die zerstörerischen Reste der Vergangenheit aufarbeiten, indem man ihnen lebensfördernde Aktivitäten entgegensetzt.

Es ist gut, genau und umfassend wissen zu wollen, was war. Es ist wichtig für die Gestaltung des gegenwärtigen Lebens, verstehen zu wollen, wie alles gekommen ist. Es ist unverzichtbar für ein heiles, das heißt ganzes Ich, bewahren zu wollen, was dazu gehört.

Es ist hilfreich, Gutes zu tun als Ausgleich für die Last, die man sich in der Vergangenheit aufgeladen hat.

Erinnerung ist kein Steckenbleiben in der Vergangenheit, sondern der Boden, auf dem wir in eine gute Zukunft gehen.

Anregungen für zukunftsorientierte Erinnerung

■ um zu wissen:

Sammeln Sie alle Dokumente Ihrer Erinnerung in einer Schachtel (z. B. Mutter-Kind-Pass, Ultraschallbild, Entlassungsschein der Klinik, ...), machen Sie sich Notizen Ihrer Erinnerung. Zu einem späteren Zeitpunkt kann man sich in einem reinigenden Ritual von diesen Dingen trennen.

■ um zu verstehen:

Reden Sie mit anderen, teilen Sie Ihre Erinnerung mit, lassen Sie sich professionell (Psychotherapeutin, Selbsthilfegruppe...) helfen.

■ um zu bewahren:

Geben Sie dem verlorenen Kind einen Namen. Malen Sie ihm ein Bild, schreiben Sie ihm einen Brief, pflanzen Sie ihm einen Rosenstock.

■ um aufzuarbeiten:

Tun Sie etwas, das Ihnen anfangs unbequem ist. Schenken Sie einem alten Menschen Zeit, um mit ihm Karten zu spielen, oder einer überanstrengten Mutter, indem Sie für sie mitkochen. Wenn Sie es sich emotional zutrauen, können Sie auch Ihre Hilfe als Babysitterin anbieten, um genau dem Ihre Kraft zu schenken, von dem Sie geglaubt hatten, dass es Ihre Kräfte übersteigt.

Mit sich selbst versöhnen

Karin Lamplmair

Ein paar Zeilen von mir, welche in der Broschüre „Kleine Schritte auf dem Weg zur Heilung" geschrieben und dem Beitrag von Bernadette Rieder vorangestellt wurden, möchte ich auch hier wiedergeben:

Wie oft kamen abends vor dem Einschlafen die Gedanken an meinen Schwangerschaftsabbruch! Es war schrecklich, wenn die Bilder des Geschehenen vor mir waren. Immer wieder dachte ich: „Warum nur? Wie konnte ich den Abbruch nur machen lassen? Es wird mich immer verfolgen."

Doch indem ich diesen „Film" immer wieder zuließ, habe ich das, was gewesen ist, nicht verdrängt. Aber es war noch ein langer Weg, bis ich mir selbst verzeihen konnte. Heute weiß ich, dass es stimmt, was meine Psychotherapeutin damals zu mir sagte: „Erst wenn du dir selbst verzeihen kannst, kannst du auf deinem Weg weitergehen."

Natürlich weiß ich auch heute noch ganz genau wie es damals war, aber es verfolgt mich nicht mehr! Ich weiß, dass mir das Zulassen der Erinnerung dabei geholfen hat, meinen Schwangerschaftsabbruch aufzuarbeiten und nicht zu verdrängen.

Aber ohne die Hilfe meiner Psychotherapeutin und ohne die Geduld meiner Freunde, mit denen ich über alles sprechen konnte, hätte ich diesen Weg nie gehen können. Es ist sehr wichtig einen Menschen zu haben, mit dem Sie über alles sprechen können – immer und jederzeit! Einen Menschen, der kein einziges Mal sagt: „Jetzt hast du mir schon so oft davon erzählt, denk doch bitte einmal an etwas anderes. Schau doch endlich nach vor und nicht immer zurück!" Aus meiner eigenen Erfahrung weiß ich, wie hilflos sich nahe stehende Menschen fühlen, die einer Frau in ihrem Schmerz helfen wollen.

Bei mir war es eine lange Zeit, bis ich aus dem nicht enden wollenden Tunnel der Trost- und Hilflosigkeit herauskam und mir verzeihen konnte. Ich glaube, dass das Leid und der Schmerz auch wie ein Gebet waren, obwohl ich damals nicht fähig war zu beten. Ich bin allen sehr dankbar für die Zeit, die sie mir geschenkt haben, und auch jenen, die für mich gebetet haben, obwohl ich glaubte, es sei alles umsonst. Im Nachhinein muss ich sagen:

Keine Minute, in der jemand einem anderen Menschen helfen möchte, ist umsonst!

Es ist gut, offen darüber zu reden

Bewältigung des Abbruchs vor der nächsten Schwangerschaft

Susanne Schießer, Hebamme

Susanne schrieb mir infolge des Zeitungsartikels: „Ich habe abgetrieben und will darüber reden", der in den OÖN am 27. Mai 2000 erschienen ist. Susanne hat Erfahrung mit der Problematik unverabschiedeter Kinder und daher bat ich sie um die Erlaubnis, ihren Brief zu veröffentlichen.

Wenigstens ein paar Zeilen möchte ich in Kürze an dich absenden. (Hätte eigentlich ganz gerne ausführlich Kontakt mit dir.) Seit Jahren ist mir das Thema ein Herzensanliegen. Meine Erlebnisse mit den Folgewirkungen und jahrzehntelang unerlösten Nöten von verunglückten Schwangerschaften haben meine Arbeit mit Frauen mitgeprägt. In der doch viel intimeren Hebammen-Mutter-Beziehung rund um ambulante oder Hausgeburten bekommen wir die Lebenshintergründe sehr direkt vermittelt.

Bei vielen Müttern bricht erst bei der nächsten Schwangerschaft oder Geburt bewusst oder unbewusst die Problematik mit dem unverabschiedeten Kinderl durch, vor allem, wenn dieses gar nicht „verabschiedet" wurde.

Ich bin sehr froh, dass es endlich jemand wagt, ganz offen darüber zu sprechen! Ein Buch in diese Richtung wäre äußerst hilfreich – wenn schon nicht davor – so wenigstens „danach" …

Nach einigen sehr markanten Erlebnissen bin ich auch dazu übergegangen, die Mutter von mir aus darauf anzusprechen. Ohne Anwesenheit der Väter, die in die verdrängte Vergangenheit oft nicht eingeweiht sind. Im Mutter-Kind-Pass scheinen außerdem nur die offen eingestandenen „Fehl"-Geburten auf. Mit liebevollem Respekt vor den Schicksalsnöten jeder einzelnen Frau lässt sich dann in Behutsamkeit sehr viel Klärung für die nächste Geburt erreichen.

Zu dem Thema gibt es viel, viel Gesprächsstoff. Du wirst erleben, wie viel Frauen froh sind, wenn sie über dieses Tabu mit betroffenen, ehrlichen Menschen Kontakt bekommen. Ich wünsche dir viel Glück und Durchhaltegeist bei deiner Arbeit!

Die Vernunft sagte: Abtreiben

Ein Brief von Bettina

Bettina schrieb mir ebenfalls aufgrund des Zeitungsartikels: „Ich habe abgetrieben und will darüber reden", der in den OÖN am 27. Mai 2000 erschienen ist. Ihr Brief berührte mich sehr.
Etwas später erzählte sie mir, dass sie inzwischen auch in ihrem Freundeskreis über ihren Schwangerschaftsabbruch sprechen kann und es ihr nun viel besser geht. Die „heilsamen Tage", die ihr so gut getan haben, stehen jedem Menschen offen – sie finden jährlich im Bildungshaus Puchberg bei Wels statt; gestaltet werden die heilsamen Tage vom Psychotherapeuten und Theologen Dr. Richard Picker.

Als ich zu Weihnachten den Verdacht hatte, schwanger zu sein, stand für meinen Mann und mich fest: Wir wollen kein viertes Kind mehr! Als dann auch noch Silvester verging, war ich mir meiner Entscheidung nicht mehr sicher und mein Herz sagte: Behalte das Baby. Aber die Beweggründe und Tatsachen sowie der Verstand und die Vernunft sagten: Abtreiben. Ich hatte drei Kinder, einen 13-jährigen Sohn und zwei Mädchen – sechs Jahre und 18 Monate –, einen Traumjob, ein schönes Haus – warum also noch ein Baby?

Zwei Wochen später ging ich abtreiben und zugleich auch unterbinden. Als ich nach der Narkose aufwachte, hatte ich eine Leere in meinem Herzen. Ich weinte und weinte. Mein Mann holte mich vom Krankenhaus ab. Für ihn war die „Sache" erledigt. Aber für mich nicht! Warum? Warum nur? Ich weiß es nicht. Plötzlich sind alle Argumente, die vorher für die Abtreibung gesprochen haben, weg. Warum habe ich das nur getan? Ich weiß es nicht.

Im Frühling war ich nur mehr böse, zornig, grantig – zu meinem Mann und den Kindern. Ich dachte immer: Ich habe jetzt kein Recht mehr zu leben, glücklich zu sein. Es ist schlimm, wenn man sich so fühlt.

Bei unserem Damen-Frühstück war ich anfangs sehr gesprächig – aber dann saß ich auf meinem Sessel und redete kein Wort mehr. Meine Gedanken waren immer: „Wenn die alle wüssten, was ich getan habe. Ich habe einen Menschen – MEIN Baby – ermordet!" Und so zog ich mich immer mehr zurück.

Im Mai dieses Jahres habe ich ein Seminar, „Heilsame Tage“, besucht. Es hat mir sehr geholfen.

Mein Baby hat jetzt einen Namen: ANNA-ERIKA. Und ich habe Anna zu meiner Oma geistig ins Grab gelegt. Dort kann ich sie jederzeit besuchen und ihr Blumen bringen. Meinem Mann habe ich dann alles erzählt und erklärt. Denn für ihn war alles okay.

Es vergeht kein Tag, wo ich nicht an meine Anna denken muss. Ich liebe sie, und ich hoffe, dass sie mir dort, wo sie jetzt ist, verzeihen kann.

Hätte ich dieses Seminar nicht besucht, wäre wahrscheinlich nicht nur meine Ehe in Brüche gegangen, sondern auch ich. Ich kann wieder liebevoller und mit mehr Verständnis meinen Kindern eine, so hoffe ich, gute Mutter sein. Ich werde auch weiterhin derartige Seminare besuchen. Sie tun einem gut, besonders dann, wenn das Herz sehr schwer ist und schmerzt.

Ich danke Ihnen, liebe Frau Karin, sehr dafür, dass Sie den Mut hatten, an die Öffentlichkeit zu gehen und somit gezeigt haben, dass man mit seinem „Fehler“ nicht alleine ist. Es hat mir sehr geholfen, Ihnen diese Zeilen zu schreiben.

Wunschkind nach Schwangerschaftsabbruch

Carola

Ich lernte Carola im Krankenhaus kennen. Als sie den Grund meines Aufenthaltes erfuhr, erzählte sie auch von sich. An Carola hat mich besonders beeindruckt, dass sie auch ihren Kindern von ihrem Schwangerschaftsabbruch erzählte und es so möglich war, dass ihr die jüngste Tochter beim Schreiben des Berichtes half.

Mit 14 lernte ich meinen heutigen Mann, der um vier Jahre älter ist als ich, kennen. Zwei Jahre später heirateten wir und zogen in eine Wohnung naheliegend dem Haus meiner Mutter ein. Bald darauf gebar ich meine erste Tochter, worauf nach kurzer Zeit die zweite folgte. 1981 bekam ich einen Sohn, womit nun klar war, dass das unser letztes Kind sein sollte.

Nach einem Jahr hatte ich plötzlich wieder mit Morgenübelkeit zu kämpfen, es deutete alles darauf hin, dass die vierte Schwangerschaft eingesetzt hatte. Ich besprach dies mit meinem Mann, der mir deutlich zu verstehen gab, dass weder die richtige Zeit noch die richtigen Bedingungen für ein viertes Kind vorhanden wären. Zu diesem Zeitpunkt planten wir den Bau unseres Hauses und hatten somit nicht genug Geld, um noch ein viertes Kind zu ernähren.

Noch am selben Tag fuhren wir zu einer Frauenärztin, die uns die Schwangerschaft bestätigte.

Ich erklärte ihr, dass wir dieses Kind nicht haben wollten und erkundigten uns nach einer Adresse für die Abtreibung. Widerwillig gab sie uns diese. Es war nicht schwer zu erkennen, dass sie versuchte, uns von unserem Vorhaben abzuraten. Einige Tage später brachte mich mein Mann ins Krankenhaus und wartete im Wartezimmer auf mich.

Ich werde diesen Moment niemals vergessen!

Sie brachten mich in einen kalten Raum, wo sie mich an einen Stuhl banden. In diesem Augenblick ging mir so vieles durch den Kopf, abgesehen von der beinahe lähmenden Angst, die ich damals empfand. Später wurde ich narkotisiert.

Als ich aufwachte, waren es nicht so sehr die Schmerzen, die mir zu schaffen machten, sondern die quälenden Gedanken, die auftauchten:

„Wäre es ein Mädchen oder Junge geworden?“ „Hätte es vielleicht die Augen von meinem Mann gehabt oder die meinen?“ „Welche Begabungen hätte es gehabt?“

Diese Zeit war für mich die schlimmste meines Lebens. Erst zu den Besuchszeiten durfte mich mein Mann sehen und er brachte mich am darauffolgenden Tag nach Hause. Ich hatte bis zur Erschöpfung geweint und bekam hohes Fieber. Die Symptome waren ähnlich denen einer Grippe.

Meine letzten Kraftreserven waren aufgebraucht und ich fühlte mich leer, ich war nicht mehr dieselbe!

Die nächsten Monate glichen Jahren und die Bedeutung meines Lebens sank. Drei Monate darauf erfuhr ich, dass ich wieder schwanger war, doch diesmal würde mich niemand auf der Welt dazu bringen können, das Kind wegzugeben. Niemand!!!

Mein Mann unterstützte mich wie bei den ersten drei Schwangerschaften. Dieses Kind war für mich ein neuer Anfang. Die nach der Abtreibung entstandene Leere war verschwunden. Die Trauer war wie weggeblasen, dieses Kind war wie eine Therapie. Es war mein Wunschkind!

Dieses Wunschkind, Deborah, hat noch aufgeschrieben, wie sie es erfahren hat:

Ich kann mich noch gut daran erinnern, ich war ungefähr 13 Jahre, als mir meine Mutter anvertraute, dass sie vor mir ein Kind abtreiben ließ. Man sah es ihr noch immer an, dass sie dies nur getan hatte, da sie damals in einer ausweglosen Situation war.

Mit Tränen in den Augen erklärte sie mir, dass sie gerade mitten im Bau unseres Hauses waren und kaum genug Geld hatten, um meine Geschwister zu ernähren. Nur widerwillig, doch durch das Drängen meines Vaters getrieben, ließ sie es abtreiben.

Meinen drei älteren Geschwistern hatte sie es bereits früher als mir erzählt und keiner von uns machte ihr einen Vorwurf, denn den machte sie sich schon selbst.

Es gibt neue Wege

Mag. Veronika Hruska

*„Heilen bedeutet mit Liebe zu berühren,
was wir zuerst mit Angst berührten."*

Stephen Levine

Deine eigene Fruchtbarkeit erscheint dir nach einem Schwangerschaftsabbruch vielleicht wie eine Zeitbombe, die allzu leicht in Form einer weiteren unerwünschten Schwangerschaft hochgehen kann. Deine Fruchtbarkeit macht dir Angst. Sie wird ein Feind deiner Lebenssicherheit, deiner Beziehungen, deiner Sexualität. Die meisten von uns Frauen haben nie – auch in der Schule nicht – gelernt, den eigenen Körper mit den fruchtbaren und unfruchtbaren Tagen wahrzunehmen. Der erste Schritt ist daher, dass du das Gefühl in dir zulässt: Ich möchte mich selbst als ganzen Menschen anerkennen und spüren können. Der neue Weg beginnt mit der Bereitschaft, in kleinen Schritten daran zu arbeiten:

- dass du nicht mehr Opfer sein musst, sondern eine eigene Identität hast und dich abgrenzen darfst;
- dass du für dein Frausein, deine Sexualität, deine Fruchtbarkeit und deine Gefühle verantwortlich bist.

Was heißt das nun konkret in Hinblick auf Empfängnisverhütung?

Dein Umgang mit der Schwangerschaftsverhütung spiegelt in vielfacher Weise deinen Umgang mit dir selbst. Beim Schwangerschaftsabbruch hat etwas in dir sterben müssen. Daher ist der erste Schritt zu entdecken, wie du mit dir und deiner Fruchtbarkeit umgehen kannst, damit zuerst einmal DU wirklich glücklich damit leben kannst. Von außen, bei Beratungsgesprächen vor dem Schwangerschaftsabbruch, wirst du in der Vorstellung unterstützt: Je weniger du selber bei einer Verhütungsmethode tun musst, umso sicherer ist sie. Aber gerade für eine Frau, der es darum geht, dass sie absolut keine Abtreibung mehr möchte, ist es ganz wichtig zu wissen: Kein Verhütungsmittel kann eine Schwangerschaft völlig zuverlässig verhindern. Wenn eine Frau an fruchtbaren Tagen mit einem

Mann Verkehr hat, kann es trotz dieser Mittel zu einer überraschenden Schwangerschaft kommen. Auch die Antibabypille, die Kupferspirale, die Hormonspirale (Mirena), die Dreimonatsspritze, das Implanon, selbst die Sterilisation von Frau oder/und Mann können eine Schwangerschaft nicht völlig ausschließen.

Der Weg, beim Umgang mit der Sexualität die fruchtbaren und unfruchtbaren Tage zu beachten, ist nicht so einfach. Du brauchst die Unterstützung von dir selbst und vom Partner. Das kann ein weiter Weg sein. Aber dieser Schritt zum Kennenlernen deines Körpers und zum bewussten Hören auf ihn bringt dich deinem Ziel näher: Natürliche Empfängnisregelung ist ein Weg, der Mühe und Einsatz kostet. Wie alles Wertvolle im Leben. Es gibt viele Kursangebote zum Thema Natürliche Empfängnisregelung. Die sympto-thermale Methode ist eine ganzheitliche Methode, die weit über das „tägliche Temperaturmessen" hinausgeht und auch bei Frauen mit sehr unregelmäßigen Zyklen, nach einer Schwangerschaft oder nach einer Geburt, bei Kinderwunsch sowie auch bei Beginn des Wechsels angewendet werden kann. (Auch gut informierte Ärzte kennen diese Methode manchmal nicht und verwechseln sie mit der „Temperaturmessmethode".)

Da es sich bei der Natürlichen Empfängnisregelung um eine Methode handelt, bei der man sich ganz genau an bestimmte Regeln halten muss, ist es unbedingt notwendig, dass du diese auch wirklich richtig – und zwar in einem Kurs – erlernst. Unter der Telefonnummer 07672/23364 (Büro INER) oder unter www.iner.org erfährst du Näheres.

Lass dich nicht davon abhalten, wenn es heißt, die Natürliche Empfängnisregelung sei ja unsicher. Wenn du einen entsprechenden Kurs besucht hast und dich an die Regeln hältst, wirst du erleben, dass die Natürliche Empfängnisregelung sicherer ist als hormonelle und chemisch-mechanische Methoden.

Durch das Wissen um die Vorgänge in deinem Körper wird dir die eigene Fruchtbarkeit immer mehr bewusst. Du verstehst den Rhythmus von fruchtbaren und unfruchtbaren Tagen, wie er sich bei dir persönlich abspielt. Du weißt, wann du neues Leben empfangen könntest, du weißt aber auch um deine sicher unfruchtbaren Zeiten. Dieses Wissen trägt zur inneren Ruhe bei. Die Auseinandersetzungen mit dem Partner, bis es zu einer echten Gemeinsamkeit in dieser Beziehung kommt, kann langwierig und immer wieder schwierig sein. Aber schrick nicht von vornherein davor zurück. Es gibt so viele Lebensbereiche, wo du von einem Partner Rücksicht auf ein gemeinsames Ziel verlangen kannst. Das Stehen zu dir und deiner Fruchtbarkeit, zu dir und deinen Wünschen in Bezug auf Sexualität und Verhütung ist ganz wichtig. Glaub der Stimme in dir, die sagt, das wäre ein gangbarer Weg. Hör nicht auf jene, die meinen, hier ginge es nur darum, deine Sexualität zu unterdrücken. Es geht um deine Entfaltung als Mensch mit Leib und Seele.

Zur Frage der Zuverlässigkeit

Die Zuverlässigkeit einer Methode wird an der Anzahl der überraschenden Schwangerschaften bezogen auf ein definiertes Zeitintervall gemessen. Berücksichtigung findet die praktische Zuverlässigkeit unter Einschluss von Anwendungsfehlern und nicht die theoretische Zuverlässigkeit. Der üblicherweise benutzte Pearl-Index bezeichnet die „Versagerquote" einer Methode pro 100 Frauenjahre. Auch wenn die Umlegung nicht ganz exakt ist, können wir uns diese Angaben besser vorstellen, wenn wir sagen: Es handelt sich um die Anzahl der überraschenden Schwangerschaften, die auftreten, wenn 100 Paare eine Methode jeweils ein Jahr lang anwenden.

Pearl-Index verschiedener Kontrazeptionsmethoden

Pearl-Index-Tabelle entnommen aus dem Buch von Diedrich, K. (Hrsg.), Gynäkologie und Geburtshilfe, Berlin: Springer-Medizin-Verlag 2000, Seite 60

Methode	Pearl-Index
Laparoskopische Tubensterilisation	0,09-0,4
Depot-Gestagene (parenteral)	0,03-0,9
Monophasische Kombinationspräparate, Stufenpräparate	0,1-1,0
Sequenzpräparate	0,2-1,4
Minipille	1
Intrauterinpessar (IUP)	0,14-2
Diaphragma und Spermizid	2-4
Kondom	4-5
Sympto-thermale-Methode	0,8
Basaltemperaturmethode	1-3
Zervixschleimmethode	15-32
Zeitwahl nach Knaus-Ogino	15-40
Portiokappe	7
Chemische Spermizide	12-20
Coitus interruptus	8-38
Keine Kontrazeption	> 80

III.

WICHTIGE INFORMATIONEN UND HEILUNGSMÖGLICHKEITEN

Das Abtreibungs-Syndrom (PAS)

Mag. Ingeborg Obereder, Psychotherapeutin

Ingeborg ist „meine" Psychotherapeutin. Ingeborgs Bekanntschaft verdanke ich eigentlich einer Heiligen, Therese von Lisieux, und meinem Sohn Patrick. Denn hätte Patrick nicht genau dieses Kinderbuch von der Schulbibliothek ausgeliehen, hätte ich Ingeborg wohl nie kennen gelernt. Denn meine Überzeugung, dass mir niemand auf der Welt helfen kann, war felsenfest. Doch dieses Buch hatte mich auf gewisse Weise so angesprochen, dass ich trotz meiner Überzeugung interessiert an Ingeborg war und sie deshalb persönlich kennen lernen wollte. Dass sie genau der Mensch war, den ich „suchte", war mir damals noch nicht bewusst und wie sehr sie mir geholfen hat, kann ich gar nicht ausdrücken. In ihrer Gegenwart fühle ich mich einfach sehr wohl, ernst genommen und wirklich verstanden.

Die deutsche Schriftstellerin Karin Struck (1947–2006) ist durch ihr Buch „Ich sehe mein Kind im Traum" bekannt geworden. In ihrem Buch beschreibt sie die nach einer Abtreibung auftretenden Symptome – das Abtreibungs-Syndrom – und führt Argumente gegen die Abtreibung an. Ein Psychiater jedoch, mit dem sie im Briefwechsel stand, ließ ihre Argumente nicht gelten: Karin Struck sei „eine sensible Schriftstellerin" und ein „Einzelfall", meinte er. Nun steht die Frage im Raum: Ist das Abtreibungs-Syndrom eine Frage der Weltanschauung oder die Sprache nüchterner Zahlen?

Wer Argumente und Tatsachen nicht gelten lässt, ist von der eigenen Sicht der Dinge unumstößlich überzeugt. Weitere Diskussionen stagnieren und sind sinnlos. Ein russischer Astronom brachte dieses Faktum auf den Punkt, als er auf einem astrophysikalischen Kongress und mitten bei den dramatischen Diskusionen, die zwischen Amerikanern und Russen geführt wurden, sagte: „Wir werden uns wohl nie einigen können, denn zwischen uns steht die Weltanschauung."

An diese Aussage des Astronomen muss ich denken, wenn ich Abtreibungsbefürworter und Abtreibungsgegner diskutieren höre. Sie, liebe Leserin, lieber Leser, haben vielleicht aus weltanschaulichen Gründen Ihren Standpunkt bereits eingenommen oder auch nicht. Auf jeden Fall möchte ich Sie einladen, die in diesem Beitrag zusammengestellten nüchternen Zahlen sprechen zu lassen. Sie stützen sich auf verschiedene Studien, die vorwiegend in den USA gemacht wurden. Zuvor aber möchte ich sie mit einigen psychologischen Grundlagen vertraut machen.

Abtreibung als traumatische Erfahrung

Jede Angst verursacht einen Gefühlszustand, der uns in Alarmbereitschaft versetzt, um uns vor drohenden Gefahren zu bewahren und unser Leben zu schützen. Die damit verbundenen biologischen Reaktionen bereiten den Körper vor, um entweder durch „Kampf" oder „Flucht" der Gefahr wirksam zu begegnen oder dieser entkommen zu können. Immer dann, wenn wir uns stark bedroht fühlen, wird dieser „Kampf-Flucht-Mechanismus" in Gang gesetzt.

Kann jedoch der „Kampf-Flucht-Mechanismus" in einer existenziell bedrohlichen Lage nicht sinnvoll eingesetzt werden und sieht sich eine Person dieser Situation hilflos ausgeliefert, dann kommt es zu einem Trauma. Ein Trauma ist also das Erlebnis größter Hilflosigkeit, das immer mit intensiven Ängsten verbunden ist.

Was eine traumatische Erfahrung aber so dramatisch macht, ist ihre Auswirkung auf die Zukunft. Ein Trauma kann nicht so einfach „weggesteckt" oder vergessen werden. Der Traumaforscher Gottfried Fischer erklärt dies folgendermaßen: Wenn die vom Körper bereitgestellte Energie durch eine nachfolgende „Kampf- oder Fluchtreaktion" nicht zum Einsatz kommen kann, ist eine biologisch sinnvolle Handlung nicht abgeschlossen. Abgebrochene Handlungen aber werden im Gedächtnis bevorzugt gespeichert und neigen dazu, sich zu reproduzieren.

Eine Erfahrung wird verstärkt als traumatisch erlebt, wenn folgende Umstände gegeben sind:

- wenn eine Körperverletzung damit verbunden ist,
- wenn sexuelle Gewalt angewendet wird,
- wenn der Betroffene Zeuge eines gewaltsamen Todes ist,
- wenn der Betroffene am Tod eines anderen mitbeteiligt ist.

Viele Frauen, die abgetrieben haben, erlebten daher die an ihnen vorgenommene Abtreibung als traumatisch. Dazu einige Beispiele:

- Frauen, die zu einer Abtreibung gezwungen und vorher wiederholt sexuell missbraucht wurden, empfinden die Abtreibung als höchste Gewaltanwendung.
- Andere Frauen nehmen, unabhängig davon, wie zwingend die Gründe für eine Abtreibung waren, diese als gewaltsame Tötung ihres Kindes wahr.
- Mit der Wahrnehmung eines grotesken und gewaltsamen Todes sind Angst, Schmerz und Schuld verbunden.
- Manche Frauen berichten, dass sie den Schmerz der Abtreibung wie eine Vergewaltigung durch einen maskierten, in ihren Körper eindringenden Fremden empfinden.
- Frauen, die vor der Abtreibung tatsächlich Opfer von sexueller Gewalt geworden waren, berichten wegen dieser Assoziation zwischen Vergewaltigung und Abtreibung von einem noch größeren Schmerz.

Das Post-Abortion-Syndrome (PAS)

Wenn die Abtreibung als Trauma erlebt wurde, sprechen wir von einem „Post-Abortion-Syndrom". Wie oben schon ausgeführt, gehört ein erlittenes Trauma aber nicht so einfach der Vergangenheit an, sondern wirkt massiv in die Zukunft. Wegen der nicht bewältigten, höchst angstvollen Erfahrung kommt es zu folgenden drei Hauptsymptomen:

1. Hypervigilanz

Unter Vigilanz versteht man eine besonders hohe Wachsamkeit, um einer eventuell drohenden Gefahr begegnen zu können. Der Körper wird in eine ununterbrochene Alarmbereitschaft versetzt, die aber unangemessen ist. Die betroffene Person wird übertrieben schreckhaft, leidet an intensiven Ängsten und/oder Gefühlen der Hilflosigkeit, Gefühlen des Gefangen-Seins und dem Gefühl, keine Kontrolle mehr über sich selbst zu haben, ist leicht reizbar, neigt zu Zorn- und Wutausbrüchen und aggressivem Verhalten. Außerdem ruft die ständige Alarmbereitschaft naturgemäß Schlafstörungen hervor.

Statistische Werte zeigen, dass acht Wochen nach einer Abtreibung 44 Prozent der betroffenen Frauen an erhöhter Reizbarkeit und 36 Prozent an Schlafstörungen leiden.

2. Massiver Einbruch in die Gefühlswelt

Um nach einem bei der Abtreibung erlittenen Trauma wieder „normal" und funktionsfähig zu werden, wird alles vermieden, was an das Trauma erinnern könnte: Menschen, Orte, Dinge … Die Frauen bemühen sich, alle Gedanken und Gefühle, die mit der Abtreibung in Zusammenhang stehen, zu verdrängen. Es ist aber nicht möglich, nur die unangenehmen Gefühle zu unterdrücken und zu verleugnen. Mit der Zeit werden dadurch auch jene Gefühle in Mitleidenschaft gezogen, die für das Bestehen positiver Beziehungen wichtig sind: Freude, Warmherzigkeit, Lachen … Im Allgemeinen stumpfen die Gefühle ab und die betroffenen Frauen empfinden auch weniger liebende und zärtliche Gefühle. Manche Frauen erlauben sich selbst, hart und bitter zu werden; ja sie können sogar militant werden. Durch den Mangel an empfundener Freude beginnen sie auch, ihre Zukunft negativ zu sehen. Oft erwarten sie sich im Beruf keinen Aufstieg mehr, machen sich keine Hoffnungen für ein geglücktes Privatleben oder sind von dem Gefühl eingenommen, kein langes Leben mehr vor sich zu haben.

Um alle Reize zu vermeiden, die an das Trauma erinnern könnten, kommt es oft zu einem sozialen Rückzugsverhalten und das Gefühl der Vereinsamung macht sich breit. Vor allem neigen die Frauen dazu, Personen, die an der Abtreibung beteiligt waren, zu meiden. Es ist daher nicht verwunderlich, wenn nach einer Abtreibung Beziehungen zerbrechen oder sich verschlechtern. Ein Studie ergab, dass sich 70 Prozent der Paare innerhalb eines Jahres nach der Abtreibung getrennt haben. Ein Rückzugs- und Vermeidungsverhalten, das verminderte Interesse an früheren Aktivitäten und die durch die Abtreibung ausgelöste verminderte Selbstachtung sind klassische Auslöser für Depressionen. Schuldgefühle, vermindertes oder gar nicht mehr vorhandenes Selbstwertgefühl, das Gefühl von Sinn- und Hoffnungslosigkeit und der Verlust der Freude führen oft zu selbstzerstörerischen Handlungen, Selbstmordgedanken oder Selbstmordversuchen.

Damit schmerzliche Gefühle nicht wahrgenommen werden, stürzen sich jedoch viele Frauen in die Arbeit. Manche werden sogar hyperaktiv, damit die Gefühle nicht wieder auftauchen. Andere nehmen ihre Zuflucht zu Alkohol oder Drogen.

Nicht wahrgenommene und nicht ausgedrückte Gefühle machen sich aber dennoch bemerkbar; und zwar durch den Körper! Die betroffenen Personen beginnen an einer psychosomatischen Erkrankung zu leiden.

Einige psychologische Berater berichten, dass viele weibliche Patienten mit Problemen in die Beratung kommen, die mit einer Abtreibung scheinbar nicht zusammenhängen. In der therapeutischen Arbeit stellt sich jedoch oft eine vorgenommene Abtreibung als Erstursache aller weiteren Probleme heraus.

Die Europäische Ärzteaktion, Bonn, schätzt, dass im Durchschnitt rund 50 000 Euro an Folgekosten nach einer Abtreibung entstehen, die vor allem dadurch zustande kommen, dass betroffene Frauen psychotherapeutische Hilfe in Anspruch nehmen.

3. „Flashbacks“ und Alpträume

Bei so genannten „Flashbacks"" wird das traumatische Ereignis wiederholt zu ungewollten und unerwarteten Zeiten, in nahezu gleicher Intensität durchlebt. Neben diesen „Flashbacks“, den Alpträumen bei Tag, kommt es auch zu nächtlichen Alpträumen, die sich vor allem an den Jahrestagen des Geburtstermins und des Abtreibungstermins häufen und großen Schmerz auslösen.

Lieber nie als „nur“ einmal!

45 Prozent aller Frauen, die abtreiben, lassen die Abtreibung zum wiederholten Mal durchführen. Anders ausgedrückt heißt das: Jene Frauen, die bereits einmal abgetrieben haben, sind eher bereit, dies wieder zu tun. Insgesamt ist die Wahrscheinlichkeit einer weiteren Abtreibung viermal so hoch als bei Frauen, die noch nie abgetrieben haben. Dies ist vor allem für jene wichtig zu wissen, die zum ersten Mal vor einer Entscheidung stehen, abzutreiben oder nicht.

Wenn nun die erste Abtreibung für viele Frauen mit einem traumatischen Erlebnis verbunden ist, warum erhöht sich nach erfolgter Abtreibung und der damit verbundenen negativen Erfahrung trotzdem das Risiko für weitere Abtreibungen?

Der scheinbare Widerspruch hängt mit dem durch die Abtreibung hervorgerufenen verminderten Selbstwertgefühl, das sich bis zur Selbstverachtung steigern kann, zusammen. Dadurch kommt es häufig zu Promiskuität, d. h. die Frauen sind bereit, den Partner öfter zu wechseln. Damit erhöht sich aber die Wahrscheinlichkeit, dass der neue Partner, an den man ja gar nicht fest gebunden ist, bei einer Schwangerschaft Druck ausübt und seine Partnerin zu einer weiteren Abtreibung drängt oder gar zwingt.

Tiefenpsychologen sagen, dass sich eine Frau, die abgetrieben hat, unbewusst wieder ein Kind wünscht. Auch aus diesem Grund erhöht sich die Wahrscheinlichkeit, wieder schwanger zu werden.

Ein weiterer tiefenpsychologischer Aspekt liegt darin, dass die belastete Psyche einer Frau, die bereits abgetrieben hat, eine Selbstbestrafung wünscht. Diese wird durch eine neuerliche Abtreibung vollzogen. Durch die erste Abtreibung kann daher ein unseliger Kreislauf beginnen.

Ein persönliches Wort an die Leserin

Vielleicht stehen Sie gerade jetzt vor der Entscheidung, Ihr Kind abzutreiben. Welche Gründe Sie immer an eine Abtreibung denken lassen, bitte treffen Sie Ihre Entscheidung nicht übereilt und nicht in Panik!

Lesen Sie die in dieses Buch aufgenommenen bewegenden Beiträge betroffener Frauen.

Überschätzen Sie nicht Ihre Psyche und unterschätzen Sie nicht die Einzigartigkeit des werdenden Lebens. Lassen Sie Ihr Herz sprechen und fällen Sie eine Entscheidung, die Sie nicht bereuen müssen!

Wie ich versuche, Frauen mit PAS zu helfen

Therapieschritte zur Heilung

Mag. Ingeborg Obereder, Psychotherapeutin

Ich habe schon erwähnt, dass Ingeborg Obereder meine Therapeutin wurde. Die von ihr angeführten Punkte hat sie auch bei mir, wenn auch auf meinen speziellen Fall zugeschnitten, angewendet. Ich habe für meinen Teil daraus großen Nutzen gezogen.

Die psychotherapeutische Begleitung von Personen kann nicht nach einem einmal festgelegten Schema erfolgen, sie ist vielmehr abhängig von der Lebensgeschichte und den Lebensumständen der betroffenen Person. Wenn ich hier kurz einige Punkte aus der Therapie herausgreife, dann soll dies exemplarisch einen kleinen Einblick in eine mögliche Behandlung des Post-Abortion-Syndroms (PAS) bieten.

1. Die Patientin erzählt ihre Geschichte und ich höre zu

Es kommt vor, dass – bevor die betroffene Frau zu mir in die Therapie kommt – tatsächlich nur eine Person, vielleicht noch eine weitere von der Schwangerschaft und der Abtreibung erfahren haben. Dabei handelt es sich zumeist um den Kindesvater, der entweder in einer Abtreibung die „einzige vernünftige Lösung" gesehen hatte oder der gleichgültig, vielleicht auch hilflos einer Schwangerschaft gegenübergestanden war. So bleibt die Frau mit ihrem „schrecklichen Geheimnis" (diese Formulierung stammt von einer Frau mit PAS) oft allein, sich selbst überlassen.

Die erste Hilfe besteht daher darin, geduldig zuzuhören. Mitfühlend und feinfühlig zu sein. Vor allem echt! Reden lassen, weinen lassen! Vorsichtig fragen, aber nichts erzwingen. Nähe fühlen und Vertrauen in eine gute Beziehung wachsen lassen.

Therapeutisch ist schon genaues Erzählen wirksam. Das Wiedererinnern des traumatischen Erlebens (Gedanken, Gefühle, Sinneswahrnehmungen, körperliche Reaktionen) und vor allem das Ausdrücken des seelischen Zustands sind eine erste Entlastung.

Die verhaltenstherapeutische Vorgangsweise hat hierin große Ähnlichkeit mit der psychoanalytischen. Schon Freud schreibt 1892, dass unerwünschte psychische Symptome verschwanden, nachdem der Vorgang, der sie hervorgerufen hat, wieder erinnert und zugleich der Affekt, der ihn begleitet hat, wachgerufen und **beides ausführlich** geschildert wird.

So leicht, schnell und einfach ist es beim PAS nicht! Aber der erste wichtige Schritt ist gesetzt, wenn die Patientin sich aussprechen kann.

Die Gedanken, die stets kreisen; die Gefühle, die entweder übermächtig werden oder die lähmende Leere, die die Frau ausfüllt, werden durch das „in Worte fassen" konkreter und dadurch fassbarer.

2. Trauer zulassen und ausdrücken lassen

Durch Aussprechen und Weinen ist die Frau mitten drinnen in der Trauerarbeit. Niemand kann sie ihr ersparen, wenn die Wunde zu heilen beginnen soll.

Ziel dieser mühevollen und leidvollen Arbeit ist es, einerseits zu erkennen und bewusst werden zu lassen, welch schweren Verlust die Frau durch die Abtreibung erlitten hat, andererseits den Verlust des Kindes schließlich zu akzeptieren.

Jeder Mensch hat im Laufe seines Lebens in höherem oder geringerem Maße Bewältigungsstrategien für seine Probleme gefunden. Diese Bewältigungsstrategien sind bei den verschiedenen Menschen sehr unterschiedlich ausgeprägt. Wahrscheinlich ist dies einer der Gründe, warum sich manche eher mit dem Verlust abfinden können, andere nur ganz, ganz langsam aus der Trauer herauskommen.

An dieser Stelle möchte ich sagen, dass die einzelnen Phasen, nicht unbedingt chronologisch so ablaufen, wie ich sie hier vorstelle. Die verschiedenen Phasen überlappen sich, werden unter Umständen wieder aufgegriffen oder mitunter verschoben.

3. Aufbau von Hoffnung, dass Gott ihr vergibt und sie Heilung finden kann

Der betroffenen Frau immer wieder Hoffnung zuzusprechen, vor allem wenn die Trauer schon lange dauert und sehr heftig ist, ist unbedingt notwendig und immer wieder erforderlich.

Die Hoffnung richtet sich darauf, dass sie Heilung und Vergebung finden kann. Es ist aber nur möglich, einen Schritt nach dem andern zu gehen. Das erhoffte Resultat kann nicht schon zu Beginn des Heilungsprozesses vorhanden sein.

Tröstend kann sein, dass es vielen so geht wie ihr und dass viele Erleichterung, Besserung oder sogar vollständige Heilung gefunden haben.

4. Teilschuld anerkennen

Im Verlauf des Gesprächs kommt natürlich unweigerlich die Frage auf, welche Personen noch an dem Schwangerschaftsabbruch beteiligt waren.

Manche Frauen erkennen sehr bald, dass sie anders entschieden hätten, hätten sie Hilfe oder eine richtige Beratung erhalten. Es kommt aber auch vor, dass eine Frau sozusagen darauf beharrt, alleine die ganze Verantwortung für die Abtreibung zu tragen.

„Ich habe gewusst, dass es die falsche Entscheidung war und habe es trotzdem gemacht!"

„Von einem Mann kann man es doch nicht erwarten, dass er sich für das Kind entscheidet, wenn es allem Anschein nach vernünftiger ist, kein Kind zu haben. Aber ich, ich habe mich im Grunde schon auf das Kind gefreut und dennoch …!"

Meiner Erfahrung nach ist es für Frauen, die sich alleine die ganze Schuld an der Abtreibung zuschreiben, viel schwieriger, sich selbst zu vergeben als für solche Frauen, die ihre Schuld „nur" als Teilschuld sehen.

5. Gefühle gegen Mitverantwortliche ausdrücken lassen

Wenn sich in der Therapie die Frage stellt, wer außer der Mutter noch für die Abtreibung verantwortlich ist und dieser klar bewusst wird, dass sie nicht alleine die Schuld an der Tötung des Kindes trägt, wird zumeist Zorn auf die „Mittäter" aufkommen.

Es ist dann viel Geschick und Feinfühligkeit erforderlich, den Zorn, der mit Schmerz vermischt ist, ausdrücken zu lassen, ihn weder aufzuheizen, noch zu früh abzudämpfen. Es ist normal und begrüßenswert, dass die Mutter, die abgetrieben hat, Zorn fühlt und ihn ausdrückt. Nur dann kann sie sich mit ihm auseinandersetzen.

6. Vergeben (Mitverantwortlichen und sich selbst) und um Vergebung bitten (Gott, das Kind, Mitbetroffene)

Ein entscheidender Schritt, ihren Schmerz zu lindern und vom Zorn loszukommen, ist die Vergebung.

Vergebung ist auf verschiedenen Ebenen erforderlich und nimmt in meiner Therapie einen breiten Raum ein.

Aktiv vergeben muss die Frau den Mitverantwortlichen und sich selbst. Sie muss aber auch um Vergebung bitten, eventuell bei Mitbetroffenen (z.B. den Kindesvater, der das Kind wollte), vor allem aber bei Gott und dem Kind.

Dieser Prozess des Vergebens wird immer wieder aufgegriffen und in vertiefter Form weitergeführt. Er schließt Vorstellungsübungen, Briefe, Rituale und, wenn die Frau damit einverstanden ist, eine Messfeier ein.

7. Das getötete Kind ist eine Person!

Dem Kind einen Namen geben

Es gibt einen besonders wichtigen Aspekt im Prozess der Heilung. Er besteht darin, dem Kind einen Namen zu geben.

Aus meiner eigenen Therapieerfahrung wie aus Berichten anderer weiß ich, dass jede Frau ein sehr sicheres Gespür dafür hat, ob sie einem Buben oder einem Mädchen das Leben geschenkt hätte. Wenn das Kind einen Namen erhält, wird die Beziehung zu ihm konkreter, fassbarer und damit persönlicher.

Gott hat jeden Menschen mit dem Namen gerufen. Und der Mensch als Ebenbild Gottes tut sich deshalb viel leichter, mit Menschen eine Beziehung aufzunehmen, die einen Namen haben. Beziehung wird aufgenommen durch Sprechen, Grüßen oder Abschied nehmen.

Für den Heilungsprozess ist es sehr bedeutsam, mit dem Kind in Beziehung zu treten. Dies vor allem, um das Kind um Vergebung zu bitten und um von ihm Abschied zu nehmen.

Ich „feiere" richtig mit meiner Klientin, wenn ihr Kind einen Namen erhält. Wir feiern mit Blumen, einer brennenden Kerze und einem Fotorahmen.

Ein symbolisches Grab errichten

Manchmal klagt eine Frau, die ihr Kind abgetrieben hat: „Nicht einmal ein Grab hat es!"

Wir sind Menschen mit einem Leib, mit Sinnen, gebunden an Ort und Zeit. Deshalb ist es für viele wichtig, ihre Toten an einem bestimmten Ort begraben zu wissen.

Für die abgetriebenen Kinder ist dies nicht möglich. Ein symbolischer Ersatz kann aber beispielsweise der schon erwähnte Fotorahmen sein, ein symbolisches Grab oder sonst etwas, was das Herz und die Fantasie eingeben.

Der Frage nach dem Zustand und Aufenthaltsort des Kindes nachgehen

Immer kommt die Frage auf: „Wo ist das Kind?"

Die Vorstellungen sind sehr verschieden. Sie reichen von: „Das kann niemand wissen!" oder „Irgendetwas gibt es …" bis zu der festen Hoffnung, es ist ein Engel, es ist bei Gott, es ist glücklich und hat mir verziehen.

Wenn ich nicht auf Widerstand stoße, bin ich immer bemüht, die Aussage des Heiligen Vaters in der Enzyklika „Evangelium vitae" 1995 nahe zu bringen. „Ihr werdet merken, dass nichts verloren ist und werdet auch euer Kind um Vergebung bitten können, das jetzt im Herrn lebt." (99)

Der Papst spricht ausdrücklich davon, dass das Kind „im Herrn lebt". Das ist ein großer Trost für die Mutter!

8. Messe und/oder Gebet für das getötete Kind/ für die betroffene Frau

Dennoch empfehle ich, eine Messe für das abgetriebene Kind lesen zu lassen und mitzufeiern.

Die einzelnen liturgischen Teile der Messe werden in Hinblick auf das Kind bzw. auf die Abtreibungsproblematik gefeiert. Hierzu habe ich eigens eine Vorlage verfasst und spreche sie mit jeder daran Interessierten durch.

Wenn die Frau es will, bete ich für sie und mit ihr. Manchmal schlage ich ihr vor, einen Gottesdienst mit Heilungsgebet zu besuchen.

9. Selbstwert wiederherstellen

Mut machen – Hoffnung geben

Parallel zu allen schon vorgestellten Therapieelementen ist es notwendig, den verloren gegangenen oder zumindest schwer angeschlagenen Selbstwert der betroffenen Frau wiederherzustellen.

Dies ist vor allem bei den Menschen mit PASS[1] die entscheidende Hilfe. Als Überlebende sind sie davon überzeugt, dass sie eigentlich nicht leben dürften. Bei manchen ist dies ein alles beherrschendes Gefühl oder es schlummert permanent, um immer wieder sehr unselig hervorzubrechen.

Bei den PAS-Frauen besteht das wichtigste Element darin, eine „Neubewertung" ihres Lebens vorzunehmen. Der „Originalplan" ist nicht geglückt, aber sie können in einen „Alternativplan" investieren. Wir können alle aus unseren Fehlern lernen. Jeder Fehler, selbst ein noch so schwerer, bringt eine Chance mit sich.

10. Welche Wiedergutmachung ist möglich?

Hier bin ich auch schon beim letzten Punkt, über den ich sprechen will: bei der Wiedergutmachung.

„Ich freue mich mehr als früher, wenn ich helfen kann", drückt sozusagen ein Urbedürfnis des Menschen aus. Nämlich einen Fehler wieder gutzumachen.

Das abgetriebene Kind ist unwiederbringlich verloren. Aber etwas von der Sorge, die man ihm jetzt angedeihen ließe, anderen zugute kommen zu lassen, ist entlastend, befreiend und bringt Freude.

Jede Frau findet ihre Art der Wiedergutmachung. Sie kann der Schlüssel für den Beginn eines Heilungsprozesses sein oder sie ist so etwas wie ein Schlusspunkt zur Versöhnung, die sie mit Gott, ihrem Kind und sich selbst herbeigeführt hat.

---

[1] PASS, Post Abortion Survivor Syndrome – darunter können Kinder oder Erwachsene leiden, welche in eine Familie geboren wurden, in der eine Abtreibung stattgefunden hat oder in Erwägung gezogen wurde.

Fruchtbarkeit – ein besonderes Gut

Verantwortlicher Umgang mit der eigenen Fruchtbarkeit

Monika Kastner

Monika Kastner, eine Mitarbeiterin von Dr. Josef Rötzer, dessen Buch über „Natürliche Empfängnisregelung" weltweit bekannt ist, lernte ich auf einem Seminar über Natürliche Empfängnisregelung kennen. Ihre enorme persönliche Ausstrahlung und ihre Kompetenz haben nicht nur mich begeistert, sondern überzeugen viele Menschen, vor denen sie Vorträge hält.
Heinrich und Maria Eisl, die ebenfalls bei INER mitarbeiten, haben mich ebenfalls überaus beeindruckt. Innerhalb ihres Projektes „Tief verwurzelt" ist der „Mutter-Tochter-Tag" bzw. „Vater-Sohn-Tag" (Alter der Jugendlichen 12 bis 16 Jahre) ein Schwerpunkt. Eltern sollen ihren Jugendlichen Wegbegleiter auf diesem spannenden und herausfordernden Weg zum Erwachsenwerden sein. Sie sollen wissen, dass sie mit ihren Eltern über alles sprechen können (nähere Infos auf der Homepage www.tiefverwurzelt.at).
Man muss die Vortragenden einfach gehört haben, dann versteht man, dass alle Seminarteilnehmer sagen, die Seminare sind ein Gewinn für sie persönlich.

Nach einem Schwangerschaftsabbruch stellt sich wahrscheinlich für jedes betroffene Paar in besonderer Weise die Frage nach dem Umgang mit der Fruchtbarkeit.

Kein Verhütungsmittel kann eine Schwangerschaft absolut zuverlässig verhindern. Diese Mittel an fruchtbaren Tagen (im Zyklus der Frau) als Barriere einzusetzen oder anzuwenden, kann früher oder später zu einer überraschenden Schwangerschaft führen. Auch die Antibabypille, die Kupferspirale, die Hormonspirale (Mirena), die Dreimonatsspritze, das Implanon, selbst die Sterilisation von Frau oder/und Mann können eine Schwangerschaft nicht ganz ausschließen.

Wünschenswert wäre mehr **ehrliche** Information über Wirkweise – Nebenwirkungen(!) und „Sicherheit" – der angebotenen Verhütungsmöglichkeiten.

Not wendend wäre auch eine damit verbundene Auseinandersetzung im Umgang mit gelebter Sexualität in **gegenseitiger** Verantwortung und im Hinblick auf verantwortete Elternschaft.

Eine Abtreibung zu vermeiden muss im Interesse der gesamten Gesellschaft sein, da die Auswirkungen über die Betroffenen hinausgehen, wie im Buch „Myriam … warum weinst Du?" mit trauriger Gewissheit zu lesen ist.

Mit Freuden Frau sein, Mutter und Vater sein dürfen, Elternschaft in unserer Gesellschaft möglich zu machen, sollte vielen Menschen ein Anliegen sein. (Buchempfehlung: „Mit Freuden Frau sein" von Ingrid Trobisch und Elisabeth Rötzer). Das würde bedeuten, dass sich Mädchen auf dem Weg zum Frausein für ihren Körper interessieren sollen und die Sprache ihres Körpers entdecken lernen: mit mehr Wissen Expertin für den eigenen Körper sein, im weiblichen Organismus zu Hause sein und Verantwortung für ihn übernehmen. Selbst in schwierigen Lebenssituationen ist dies möglich – siehe auf Seite 116 den Bericht einer blinden Ehefrau. Dieses Wissen ist in allen Lebensphasen des Frauseins wichtig, ob es um das Anstreben oder Vermeiden einer Schwangerschaft geht, in der Stillzeit, vor und während der Wechseljahre. Für die Frau um die vierzig sind die gezielten Körperbeobachtungen, das heißt Zervixschleimbeobachtung **plus** Temperaturmessung **mit** Tabellenführung unerlässlich, damit Veränderungen rechtzeitig erkannt werden. Alleinige Kalendernotizen genügen nicht.

Als freie Mitarbeiterin von INER (Institut für Natürliche Empfängnisregelung; Prof. Dr. med. Josef Rötzer) möchte ich durch Information u. a. über die Funktionsweise des weiblichen Zyklus zu mehr Wissen beitragen. Diese Angebote gelten für Schulen, Ehevorbereitung, Informationsveranstaltungen zu Empfängnisregelung – Empfängnisverhütung (z. B. in Eltern-Kind-Zentren, Mütterrunden, Bildungshäusern, ...)

Unter 07672/23364 (Büro INER) oder unter www.iner.org können Sie aktuelle Termine von Kursen zur sympto-thermalen Methode erfahren.

Unsere Gesellschaft braucht dringend ein neues Fruchtbarkeitsbewusstsein und keine Verhütungsmentalität, dadurch würde Leben wieder entstehen und dann auch möglich sein.

Letztendlich geht es um die Würde und den Wert des Menschen.

Natürliche Empfängnisregelung NER

„Ich kann nicht mit dir spielen", sagte der Fuchs.
„Ich bin noch nicht gezähmt."
„Zähmen, das ist eine in Vergessenheit geratene Sache.
Es bedeutet ‚sich vertraut machen'.
Man kennt nur die Dinge, die man zähmt."

(„Der kleine Prinz" von Antoine de Saint-Exupéry)

Die Sehnsucht vieler Frauen, bei der Familienplanung nicht mehr von unnatürlichen Methoden abhängig zu sein, führt oft zu „halben Lösungen". Denn sie glauben nicht, dass man sich mit dem eigenen Körper so vertraut machen kann, dass eine natürliche Empfängnisregelung möglich ist. Es macht ein wenig Arbeit, den kleinen Fuchs des eigenen Körpers zum vertrauten Freund zu machen. Es braucht auch Überzeugungskraft dem Partner gegenüber. Aber es lohnt sich.

In den letzten 20 Jahren haben Tausende von Frauen ihre Körpersymptome beobachtet und dadurch ihren Zyklus näher kennen gelernt. Dabei machten sie – ganz unabhängig vom Thema Verhütung – eine faszinierende Entdeckung: Je mehr sie über ihren Körper Bescheid wussten, je mehr sie sich mit ihren Körpersymptomen vertraut machten, je mehr sie die leise – und oft recht seltsame – Sprache ihres Körpers verstanden, umso besser fühlten sie sich in ihrer Haut! Und sich mit sich selbst wohlzufühlen, ist die beste Vorbeugung: Nicht nur gegen Depressionen, auch dagegen, dass man anderen Menschen erlaubt, zu bestimmen, was man mit dem eigenen Körper – und vielleicht mit dem eigenen ungeborenen Kind – machen soll.

Interview zur Natürlichen Empfängnisregelung

Aus „Leben und Gesundheit“ (März 2000)

Elisabeth Rötzer machte mich auf dieses Interview aufmerksam, schickte mir eine Kopie davon und holte die Erlaubnis ein, dies nachzudrucken. Ich bin Elisabeth sehr dankbar für ihre Unterstützung!

Seit in den 60er-Jahren die Pille eingeführt wurde, hat sich die Zahl der Geburten in der westlichen Welt drastisch verringert. Offenbar ist die Pille tatsächlich ein wirkungsvolles Mittel zur Verhütung von Schwangerschaften. Obwohl man ihre Zuverlässigkeit rühmt, ist die Pille nicht frei von Nebenwirkungen, da sie in den Hormonhaushalt der Frau eingreift. Mit der Stop-Aids-Kampagne sind Präservative wieder in Mode gekommen, aber auch sie haben ihre Schwächen.

Viel zu wenig entdeckt und propagiert ist dagegen eine Methode, die mit den drei Buchstaben NER (Natürliche Empfängnisregelung) abgekürzt wird.

Das Ehepaar Gabathuler, welches in der Schweiz das Institut für Natürliche Empfängnisregelung leitet, beantwortete für „Leben und Gesundheit“[1] einige Fragen zur natürlichen Empfängnisregelung.

Was muss man unter NER verstehen?

Natürliche Empfängnisregelung ist ein Weg, der es erlaubt, eine Schwangerschaft anzustreben oder zu vermeiden. Er kann im gesamten fruchtbaren Leben der Frau angewendet werden:

- in regelmäßigen und unregelmäßigen Zyklen,
- bei Kinderwunsch,
- nach einer Entbindung,
- in der Stillzeit,
- in den Wechseljahren der Frau.

[1] Leben und Gesundheit, März 2000.

Wir sprechen ausdrücklich von natürlicher Empfängnisregelung, da sich dieser bewusste Umgang mit der Fruchtbarkeit deutlich von Vorgangsweisen unterscheidet, die allein der Verhütung dienen.

Was sind die Hauptmerkmale der natürlichen Empfängnisregelung?

Das Besondere an dieser Methode ist, dass die Auswertung der Aufwachtemperaturkurve vom Verlauf der Zervixschleimphase abhängig gemacht wird. Diese Vorgangsweise, die sich seit Jahrzehnten bewährt, ist sehr verlässlich und erlaubt die Feststellung bestimmter unfruchtbarer Tage mit praktisch hundertprozentiger Sicherheit. Da dieses Verfahren zwei Beobachtungselemente kombiniert, spricht man auch von der „Sympto-thermalen Methode“.

Woher beziehungsweise von wem stammt diese Methode?

Die erste echte sympto-thermale Methode wurde von Prof. Dr. med. Josef Rötzer entwickelt und in langjähriger Zusammenarbeit mit Tausenden von Ehepaaren zum heutigen Stand verfeinert.

Können Sie in kurzen Worten etwas zur Anwendung dieser Methode sagen?

Durch das Kennenlernen der Vorgänge in ihrem Körper wird der Frau die eigene Fruchtbarkeit bewusst. Sie versteht den Rhythmus von fruchtbaren und unfruchtbaren Tagen, wie er sich bei ihr persönlich abspielt. Sie weiß, wann sie neues Leben empfangen könnte, sie weiß aber auch um ihre sicher unfruchtbaren Zeiten.

Wie aus dem Begriff „sympto-thermal“ leicht abzuleiten ist, machen wir die Auswertung der Aufwachtemperatur abhängig vom Verlauf der Zervixschleimphase. Verschiedene Regeln, die der Dauer der Erfahrung angepasst werden, ermöglichen die Bestimmung der fruchtbaren und der sicher unfruchtbaren Tage. In einem Kurvenblatt werden die Beobachtungen Tag für Tag eingetragen. Die Frau misst ihre Körpertemperatur unmittelbar nach dem Aufwachen. Abweichungen der Messzeit von Tag zu Tag spielen dabei eine untergeordnete Rolle.

Die Frau lernt rasch selber erkennen, ob nächtliches Aufstehen oder spätes Ins-Bett-Gehen ihre Messungen beeinflusst haben. Bei entsprechendem Wissen können auch abendliche Messungen zum Beispiel bei Schichtarbeit gut ausgewertet werden. Ebenso notiert sie jeden Tag die Zervixschleimbeobachtungen.

Der Zervixschleim ist das wichtigste Zeichen der Fruchtbarkeit. Er wird im Halsteil der Gebärmutter (Zervix) gebildet. Diese schleimige Absonderung aus der Scheide kann rein äußerlich beobachtet und beurteilt werden. Da Kurzanleitungen gerne zu Missverständnissen führen, verzichten wir in diesem Rahmen auf die Erklärung weiterer Regeln. Diese sind im Buch „Natürliche Empfängnisregelung" von Prof. Rötzer ausführlich beschrieben.

Wie zuverlässig ist diese Methode?

Gerade zu Beginn des Zyklus ist es wichtig, auf die Situation des Paares einzugehen. Die Verlässlichkeit beim erfahrenen und gut instruierten Paar ist mindestens so gut wie unter der Einnahme der Pille. Der „Pearl-Index" ist deutlich kleiner als 1 (Pearl-Index = Schwangerschaften bezogen auf 100 Anwendungsjahre). Da es zu Beginn des Zyklus keine hundertprozentige Sicherheit geben kann, verzichten Paare, die aus wichtigen Gründen eine Schwangerschaft unter allen Umständen vermeiden müssen, in dieser Zeit auf sexuelle Kontakte. Sie warten auf die sicher unfruchtbare Zeit in der etablierten Temperatur-Hochlage.

Wie erlernt man diese Methode?

Im Selbststudium, durch persönliche Beratung oder in Kursen können sich die Frauen mit dem Ablauf ihrer Zyklen vertraut machen. Wie sich bei Mutter Erde Trockenzeit und Regenzeit abwechseln, so gibt es auch im Rhythmus der Frau trockene und feuchte Zeiten. Dieser Vergleich bietet uns einen einfachen und natürlichen Einstieg in den Umgang mit der Fruchtbarkeit. Es ist klar, dass zum Verständnis unserer Vorgangsweise weitere theoretische Grundlagen notwendig sind.

Welche Bedeutung hat die Methode für eine Paarbeziehung?

Durch die natürliche Empfängnisregelung erhält das Ehepaar einen Zugang zu verantwortlichem Umgang mit der Fruchtbarkeit. Indem der Mann die Verantwortung mitträgt und auch bereit ist, in gewissen Zeiten enthaltsam zu leben, öffnen sich ihm ganz neue Möglichkeiten, seiner Frau seine Liebe zu zeigen. Mann und Frau reden über den Fruchtbarkeitsrhythmus der Frau und führen so einen Dialog, der das Leibliche mit einschließt. Dies führt zu einem ganz neuen Lebensstil – einer eigentlich neuen ehelichen Lebensweise.

Wie steht es mit der Frau, die den Wechseljahren entgegengeht? Welche Sicherheit gibt ihr die NER?

Frauen in den Wechseljahren, die ganz bewusst die Veränderungen in ihrem Zyklus mitleben, sind meist überrascht, wie problemlos sie durch diese Zeit kommen. Sie haben kaum Beschwerden und fühlen sich trotz unregelmäßiger Zyklen sicher.

Wer dazu mehr Informationen wünscht, dem sei das Buch von Prof. Rötzer: „Der persönliche Zyklus der Frau – von der Vorpubertät bis in die Wechseljahre" sehr empfohlen. Es ist eine wahre Fundgrube und dient Ärzten und erfahrenen Paaren zur Weiterbildung.

Sie haben bis jetzt nur von Vorteilen der NER gesprochen. Hat die Methode auch Nachteile?

Aus eigener Erfahrung muss ich sagen, dass mich der Gedanke ans tägliche Temperaturmessen beinahe von dieser Methode abgehalten hätte. Glücklicherweise war meine Neugierde stärker. Ich wollte wissen, ob mein Zyklus auch so verläuft, wie im Buch beschrieben. Erstaunt stellte ich nach einiger Zeit fest, dass ich mir das Messen so angewöhnt hatte, dass es mich kaum mehr belastete, im Gegenteil, es hat mir sehr gut getan, zu erleben, dass sogar ich dazu fähig war! Mein Mann hat sich immer um das Thermometer gekümmert, es gewaschen, bereitgelegt und mich auch mal ans Messen erinnert. Anfügen muss ich noch, dass ich das „Rötzerbuch" erst in der Stillzeit unseres vierten Kindes entdeckt habe; also eher unter turbulenten Umständen.

Die Aussage einer jungen Frau ist mir in Erinnerung, die auf diese Frage spontan die Enthaltsamkeit erwähnte. Sie meinte dazu, dass sie die Wartezeiten nicht mehr als Nachteil empfinde. Sie fühle sich gestärkt und stellte freudig fest, dass das gegenseitige Vertrauen dadurch gewachsen sei.

Ein Mann meinte, er habe sich an diese Zeiten der Vorfreude gewöhnt, die für ihn wertvoll seien, obwohl das Warten manchmal fast nicht auszuhalten sei. Schwierigkeiten fordern uns heraus, müssen im Gespräch gelöst werden und lassen uns und unsere Liebe wachsen.

Wie motivieren Sie Menschen zur Anwendung dieser natürlichen Methode?

Wir bieten Kurse an, z. B. in Erwachsenenbildungsinstituten, Schulen usw. Referenten können über das Institut für Natürliche Empfängnisregelung vermittelt werden.

Artikel in Zeitschriften oder der Tagespresse haben einen besonders nachhaltigen Effekt. INER hat auch eine Homepage im Internet: www.iner.org

Ganz wichtig für die Verbreitung der NER sind alle Paare, die begeistert diesen Weg vorleben und ihre Erfahrungen weitergeben.

Ärzte, die sich mit NER befasst haben, weisen gerne auf die Beratungsstellen hin, da solche Gespräche während der Sprechstunde zu zeitaufwändig sind. Es gibt einige hundert ausgebildete Beraterinnen und Berater, die im deutschen Sprachraum tätig sind.

Viele persönliche Anfragen kommen von Frauen, manchmal auch von Männern, die mit dem Buch „Natürliche Empfängnisregelung“ von Prof. Rötzer arbeiten, das übrigens in jeder Buchhandlung erhältlich ist. Zu erwähnen wäre auch das Buch von Ingrid Trobisch und Elisabeth Rötzer „Mit Freuden Frau sein“, welches viele Paare motiviert, mit NER zu beginnen.

Ingrid Trobisch berichtet über sehr gute Erfahrungen, die sie in Afrika in der Weitergabe der NER gemacht hat, da sie selbst für Analphabeten leicht anwendbar ist und bei keiner Regierung Anstoß erregt. Afrikaner haben eine Abneigung gegen künstliche Mittel.

Große Erfolge hatte auch Mutter Teresa in Kalkutta mit den ärmsten Bettlerinnen. Hunderttausende von Ehepaaren wurden unterrichtet und erhielten von ihr einen Ausweis mit der Bestätigung, dass sie mit ihrer Fruchtbarkeit umgehen konnten, den sogar die Regierung anerkannte. Jene Männer wurden damals unter dem Regime von Indira Gandhi nicht zwangssterilisiert.

Eine Untersuchung der Weltgesundheitsorganisation in fünf Ländern ergab, dass bis zu 99,5 Prozent der Frauen imstande sind, Zervixschleim im ersten beobachteten Zyklus wahrzunehmen, wenn sie gut informiert wurden. Die besten Ergebnisse erzielten Frauen in Entwicklungsländern. Sie leben näher an der Natur und haben ein feineres Körperbewusstsein. Wir westlichen Frauen müssen in dieser Hinsicht einiges dazulernen.

An welche Stellen können sich Personen wenden, die NER erlernen wollen?

Das Institut für Natürliche Empfängnisregelung (INER) hat folgende Kontaktstellen:

- INER Deutschland, Jörg und Evelyn Hartmann,
  Lange Straße 27, 01900 Großröhrsdorf, DEUTSCHLAND
  Tel. 035952/56663,
  evelyn.hartmann@iner.org oder joerg.hartmann@iner.org

- INER Österreich, Elisabeth Rötzer,
  Vorstadt 6, 4840 Vöcklabruck, ÖSTERREICH
  Tel. 07672/23364, elisabeth.roetzer@iner.org

- INER Schweiz, Kati und Walter Gabathuler,
  Mühletobelstraße 63a, 9400 Rorschach, SCHWEIZ
  Tel. 071/8555503,
  walter.gabathuler@iner.org oder kati.gabathuler@iner.org

- INER Südtirol, Margreth und Hans Lanz,
  Feldweg 2a, 39010 Gargazon, ITALIEN
  Tel. 0473/292321, johann.lanz@iner.org

Wie kann man sich in schriftlicher Form über NER informieren?

Das Buch von Prof. Rötzer, „Natürliche Empfängnisregelung", ist nicht nur kursbegleitende Literatur, sondern ermöglicht es auch, die Methode im Selbstunterricht zu erlernen.

Rote Seiten sind extra gekennzeichnet, sie führen Tag für Tag durch den ganzen Zyklus. So sind auch Leute, die nicht gewohnt sind, viel zu lesen, nicht überfordert. Viele finden einen einfachen Zugang, indem sie sich Schritt für Schritt ins Thema einarbeiten und sich bei Fragen an eine Beratungsstelle wenden.

Wie sehen Sie die Zukunftschancen von NER im Vergleich zu den heute weit verbreiteten Methoden der Empfängnisverhütung?

Die gesunde Alternative, die natürliche Empfängnisregelung, findet immer mehr Anhängerinnen und Anhänger. Sie hat keinerlei schädliche Nebenwirkungen und Frauen lernen ihre eigenen Körperrhythmen und Besonderheiten kennen. Der „Rötzer" ist in 17 Sprachen übersetzt und verbreitet. Über 500 000 verkaufte Exemplare sprechen für sich.

Schwangerschaftsdepression – Babyblues – Stillpsychose

Prof. Univ.-Doz. Dr. Werner Schöny,
Facharzt für Psychiatrie und psychotherapeutische Medizin,
Vorstandsvorsitzender Pro mente OÖ und Pro mente Austria

Da ich eine junge Frau kennen lernte, deren Stillpsychose ebenfalls bis hin zu Selbstmordgedanken führte und ihr die Behandlung in der Linzer Nervenklinik wirklich geholfen hat, ist es mir wichtig auch darüber zu berichten. Ich bin Dr. Schöny sehr dankbar, dass er einen Beitrag zu dem immer wieder auftretenden psychischen Problem rund um die Schwangerschaft geschrieben hat. Zu diesem Thema wurde auch in der Zeitschrift „Baby und die ersten Lebensjahre" (in der Apotheke jeden Monat kostenlos erhältlich) im Sommer 2001 berichtet, und auf folgende Homepage-Adresse www.schatten-und-licht.de hingewiesen.

Depressive Verstimmungen verschiedenster Ausprägung kennen wohl viele Menschen. Leider ist die Thematik psychischer Symptome noch so tabuisiert, d. h. mit Vorurteilen behaftet, dass viele Menschen meinen, über diese Dinge nicht reden zu können. Sie leiden daher im Stillen und holen sich oft viel zu spät Unterstützung. Dabei wissen wir, dass an einem Tag etwa 1,5 Milliarden Menschen auf dieser Welt von psychischen Beschwerden betroffen sind. Etwa 400 Millionen davon leiden an Depressionen.

Der Begriff Depression ist weitschweifig, er hat nichts direkt mit Traurigkeit zu tun, da Traurigkeit eine menschliche Lebensqualität ist, die erst abhängig von äußeren Umständen eintritt und eine wichtige Aufgabe in der Erlebnisverarbeitung hat.

Depression ist im medizinisch-psychologischen Sinn ein umfassender Begriff. Sie ist häufig mit Traurigkeit verbunden, bedeutet eine Einengung und Verschiebung der Gefühlsqualität nach unten, weist aber auch eine Reihe anderer Symptome auf. Dazu gehören Angst, Unruhe, Konzentrationsstörung, Leistungsstörung, zwanghaftes Denken und eben traurige Verstimmung unterschiedlichster Intensität. Darüber hinaus zeigen sich körperliche Symptome, wie Appetitstörungen, die sich in zu wenig aber auch zu viel Appetit äußern können (sich Kummerspeck anessen), es kann zu Verdauungsbeschwerden kommen, Herzrhythmusstörungen, Kopfschmerzen, Schwindelgefühl, Rücken- und Nackenbeschwerden, Schlafstörungen, Unregelmäßigkeiten im Monatszyklus und vielen anderen Symptomen. Nur der Geschulte kann eine krankhafte Depression erkennen.

Im Zusammenhang mit Schwangerschaft, Geburt und Stillphase treten häufig Depressionszustände auf. Wenn die oben geschilderten Beschwerden ein gewisses Ausmaß annehmen und die betroffene Frau von sich aus nicht mehr fertig wird, ist es empfehlenswert, sich fachliche Hilfe zu holen. Als erstes ist eine Diagnose zu stellen, dann sind entsprechende therapeutische Schritte einzuleiten.

Die häufigste Form ist der sogenannte **„Babyblues“**, das heißt depressive Verstimmung nach der Geburt. Man erwartet ein Ereignis mit sehr großer Freude, Neugier und Erwartung und nach der Geburt stellen sich Traurigkeit, unangenehme, zwanghafte Gedanken und Ängste ein. Viele Frauen verzweifeln ob dieser Gefühlslage, weil sie meinen, ihr Kind nicht zu lieben oder eben nicht reif für die Mutterschaft zu sein. Dabei machen fast alle Frauen eine kurze derartige Phase durch, bei der sie von ihrer Umgebung Stütze und Verständnis brauchen, einige liebevolle und unterstützende Gespräche helfen oft schon, diesen Babyblues zu überwinden. Wenn dies nicht genügt, ist eine fachliche Abklärung durch einen Arzt oder Psychologen zu empfehlen.

Wenn dieser Babyblues eine gewisse Ausprägung erreicht oder aber mehr als etwa fünf Tage dauert, spricht man von einer Depression nach der Schwangerschaft. Die schwerste Form ist die sogenannte **Stilldepression**, die auch zu einer **h** werden kann. Bei der Stillpsychose kommen zu den depressiven Symptomen noch sogenannte Psychosezeichen dazu, das können wahnhafte Ausdeutungen sein, vor allem Ängste, die irrational sind, auch Wahrnehmungsstörungen und irrationales Denken. In diesen Fällen ist jedenfalls eine engere medizinische Behandlung indiziert.

Rechtzeitiges Erkennen und rechtzeitiges Einleiten einer Therapie verkürzen die Phase der Krankheit, verbessern die Prognose und erleichtern vor allem der Mutter, dem Kind und der Umgebung das Leben. Wenn derartige Symptome übergangen und nicht erkannt werden, kann es zu schweren Depressionen kommen mit völliger Hoffnungslosigkeit, Suizidgedanken und auch Suizidhandlungen. Diese sind in praktisch jedem Fall zu vermeiden und zu umgehen, wenn rechtzeitig gehandelt wird.

Wichtige Symptome der Stilldepression

- Ängste,
- zwanghafte Gedanken (z. B. man werde das Kind verletzen, man möchte es nicht, man kann es nicht versorgen),
- depressive, traurige Verstimmung,
- Appetitstörungen,
- Verdauungsstörungen,
- Ein- und Durchschlafstörungen,
- Suizidgedanken,
- diffuse körperliche Beschwerden.

Therapeutische Möglichkeiten

Voraussetzung ist eine verständnisvolle, zuwendungsorientierte Kontaktaufnahme, nicht Vorwürfe, sondern liebevolle Zuwendung brauchen Frauen in dieser Phase. Sie sollen auch weiterhin Kontakt zu ihren Kindern haben, nur in schwersten Fällen ist eine kurzfristige Trennung sinnvoll.

Keinesfalls bedeutet diese Symptomatik, dass eine Mutter ihr Kind nicht will und mit der Schwangerschaft und der Geburt eine falsche Entscheidung getroffen hat. Es geht nur darum, dass durch die massive körperliche und seelische Umstellung diese Frauen in ein so massives Ungleichgewicht kamen, dass die Symptomatik zum Ausbruch kam. Eine erbliche Veranlagung zu ähnlichen Erkrankungen ist wahrscheinlich Grundvoraussetzung. Diese haben aber mindestens 30 bis 40 Prozent aller Menschen.

In schwereren Fällen ist eine medikamentöse Behandlung unumgänglich und sehr wichtig.

Diese soll einerseits kurzfristig den Schlaf ermöglichen und Ängste blockieren, andererseits mittelfristig die depressive Verstimmung auflösen. Man bedient sich dazu der sogenannten Antidepressiva und auch angstlösender Medikamente (Beruhigungstabletten). Diese können durchaus für kurze Zeit sehr hilfreich sein.

Die antidepressiv wirksamen Medikamente müssen über Wochen bis Monate genommen werden. Sie müssen deutlich länger genommen werden als die Symptomatik besteht, d. h. auch nach völliger Gesundung müssen sie noch einige Wochen eingenommen werden, sie sollten immer nach Verordnung und in Abstimmung des Arztes eingenommen werden und vor allem auch das Absetzen soll entsprechend begleitet werden.

Die Beruhigungstabletten sollen nur eine kurzfristige Stütze bedeuten und kürzer eingenommen werden, meist einige Tage bis Wochen in absteigender Dosierung. Antidepressiv wirksame Medikamente können auch Nebenwirkungen haben. In den ersten Tagen sind dies in der Regel leichte Müdigkeit und Schwindel, aber auch kurzfristig Kopfschmerzen oder Bauchbeschwerden. Meist sind diese Nebenwirkungen nur sehr kurzfristig und bei vielen Personen treten sie überhaupt nicht auf. Gefährlich ist die längere Einnahme dieser Medikamente nicht. Lediglich bei den Beruhigungsmitteln besteht die Gefahr einer Gewöhnung, wenn sie über Wochen und Monate eingenommen werden und Personen entsprechend disponiert sind.

Diese Medikamente haben eine gewisse Gefahr in Verbindung mit der Einnahme von Alkohol und im Straßenverkehr. Dies sollte mit dem Arzt abgesprochen werden. Es ist auch nicht sinnvoll, die regelmäßige Medikamenteneinnahme mit dem Stillen zu verbinden. Es muss in den meisten Fällen dann abgestillt werden, da die Medikamente auch über die Muttermilch ausgeschieden werden.

In einzelnen sehr schweren Fällen von Stillpsychosen müssen auch zusätzliche antipsychotisch wirksame Medikamente eingenommen werden. Diese haben teilweise etwas stärkere Nebenwirkungen, vor allem Müdigkeit, Schwindel, aber auch Appetitzunahme und Bewegungskoordinationsstörungen.

Diese Medikamente müssen in jedem Fall unter strengster ärztlicher Aufsicht eingenommen werden.

Zusätzlich zu medikamentösen Maßnahmen sind auch noch *psychotherapeutische Behandlungsverfahren* indiziert. Am wichtigsten ist das verständnisvolle Gespräch, welches psychotherapeutisch nach einer bestimmten Methodik und zielgerichtet durchgeführt wird. Regelmäßige Sitzungen sind dabei notwendig. Manchmal sind auch Faktoren, die durch die Entwicklung der Frau bedingt sind oder auch Probleme ihrer Umgebung für die Depressivität verantwortlich. Diese sind natürlich in psychotherapeutische Gespräche einzugliedern. Psychotherapie kann nur von entsprechend ausgebildeten Menschen, die nach dem Psychotherapiegesetz oder dem Ärztegesetz (Arzt/Ärztin für Psychotherapie) ausgebildet sind, durchgeführt werden. Die Auswahl des Verfahrens hängt von der gegenseitigen persönlichen Zuneigungsannahme ab, aber auch von der Erreichbarkeit.

In jedem Fall soll mit einer fachlich ausgebildeten Person die Auswahl besprochen werden. Medikamentöse und psychotherapeutische Maßnahmen müssen eng koordiniert werden. Auch Psychotherapie ist keine kurz wirksame Methode, sondern muss über einen längeren Zeitraum durchgeführt und angeboten werden. Darüber hinaus ist eine verständnisvolle annehmende Umgebung nötig, das heißt, dass sich die Familie und der Freundeskreis der Betroffenen auf die aktuelle Situation der Frau einstellen sollten und sie bei der Bewältigung ihres Problems unterstützen sollten.

Keinesfalls sollten Ratschläge, wie „Reiß dich zusammen, fahr auf Urlaub, du musst das doch bewältigen, es ist deine Aufgabe" und Ähnliches unbedacht geäußert werden, da diese die depressiven Verstimmungen oft noch verstärken.

Zusammenfassend kann gesagt werden, dass Babyblues, Schwangerschafts- und Stilldepressionen sowie Stillpsychosen keine seltenen Erscheinungen sind. Rechtzeitiges Erkennen und Behandeln bringt meist schnelle und dauerhafte Erleichterung. Sie sollten aber nicht übergangen werden. In Einzelfällen kommt es auch zu schweren Verläufen mit Wiederauftreten der Krankheitserscheinung zu einem späteren Zeitpunkt, dieses ist aber die Ausnahme. Eine Verurteilung der Frauen darf keinesfalls stattfinden, da die Erkrankungen schicksalsbedingt auftreten und keineswegs schuldhaft gesehen werden können.

Die Behandlungsmöglichkeiten sind exzellent und vielseitig und sollten auch entsprechend ausgeschöpft werden. Das Auftreten derartiger Störungen ist keine Kontraindikation für weitere Schwangerschaft und hat auch keine späteren Auswirkungen auf die Frau oder das Kind, wenn sie entsprechend behandelt werden.

Fehlgeburt: Gute Hoffnung – Jähes Ende

Aus den OÖN vom 9. November 2000 von Christine Radmayr

Unendlich ist der Schmerz und keiner kann ihn nachfühlen, der ihn nicht erlebt hat. Fehl- oder Totgeburt gehören zum Alltag in Spitälern. Doch der Trost „Du kannst noch so viele Kinder bekommen", tut in diesem Augenblick so weh.

„Spritzt mich nieder, schneidet mir den Bauch auf, ich will es nicht miterleben", bat Daniela am 14. April dieses Jahres. Bis zur 37. Schwangerschaftswoche war alles okay, dann Todesruhe im Bauch. Diagnose: Plötzlicher Kindstod im Mutterleib. Danielas Augen füllen sich mit Tränen, doch heute kann sie über den Tod ihres Stefan reden. Die 25-jährige Kindergärtnerin weiß nun, dass es viele Frauen gibt, denen es ähnlich ergeht. Sie und ihr Lebenspartner Thomas besuchen die Gruppe „Gute Hoffnung – jähes Ende", welche die Schwangerschaftsberatungsstelle Zoe in Linz organisiert hat. Ihre Erfahrung: „Man muss sich auf den Schmerz einlassen, nur so kann er heilen."

Selbstvorwürfe bezähmen

Nach Schätzungen verläuft jede vierte oder fünfte Schwangerschaft unglücklich, das heißt, das Kind geht ab, noch bevor es geboren ist. „Warum gerade ich?", „Bin ich schuld daran?", machen sich Frauen Vorwürfe. Viele Frauen kommen auch zu „Zoe", wenn durch pränatale Diagnostik festgestellt wird, dass das Ungeborene schwerste Schäden hat, vielleicht nicht lebensfähig ist und die Entscheidung – Schwangerschaftsabbruch ja oder nein – fallen muss. Dazu der Linzer Gynäkologe Wolfgang Arzt: „Diejenigen, welche sich für einen Abbruch entscheiden, werden mit der Trauer unserer Erfahrung nach schwerer fertig als Frauen, die das Kind austragen und es bei oder kurz nach der Geburt stirbt."

„Für mich war es total wichtig, Stefan noch im Arm zu halten, Abschied zu nehmen und nun zu seinem Grab gehen zu können", sagt Daniela, die den Buben bei den Barmherzigen Brüdern in Linz zur Welt brachte. Hebammen und Ärzte waren betroffen, aber sehr verständnisvoll. „Ich durfte sogar bei Daniela im Zimmer nächtigen", sagt Thomas.

„Der Tod unseres Kindes hat uns fester zusammengeschweißt. Erstmals kann ich jetzt wieder fühlen, wie schön es ist, ein Baby im Arm zu halten. Bisher wollte ich nichts spüren, aus Angst, dass mich die Traurigkeit übermannt", sagt

Daniela. Die Stütze durch Familie, Freunde, das Reden mit Thomas, auch ein Urlaub nach dem Begräbnis hat Ruhe ins Leben und Abstand zum fertig eingerichteten Kinderzimmer gebracht.

Die Ehe- und Familienberaterin Franziska Mair, die Leiterin der Trauergruppe bei „Zoe", rät: „Man soll weinen, darüber reden, sich in tröstende Arme nehmen lassen. Man darf auch wütend auf das ‚Schicksal' sein. Der unendliche Schmerz ist wie eine Wunde, die man reinigen muss, irgendwann ist der Prozess abgeschlossen und es bleibt eine Narbe der Erinnerung. Das kann ein halbes Jahr, ein Jahr dauern."

Ultraschallbilder und Mutter-Kind-Pass aufheben, dem Ungeborenen einen Namen geben, empfiehlt Mair. Geht das Ungeborene früh ab und man kann sein Kind nicht begraben, dann zur Erinnerung ein Bäumchen oder eine Blume pflanzen.

Die Trauer ist für Angehörige und Freunde oft schwerer nachzuvollziehen, als wenn ein sichtbarer Verwandter stirbt. Die Worte „Ich bin so hilflos, aber für dich da" trösten, andere wie „Du bist noch so jung" oder „Schau, dass du schnell wieder schwanger wirst" schmerzen.

„Ich will wieder ein Kind"

„Mit 38 und wenn die biologische Uhr tickt, kann das Loch, in das man fällt, ein tieferes sein, als mit 20. Eine Frau wurde nach zehn Jahren Kinderwunsch endlich durch In-vitro-Fertilisation schwanger und verlor das Baby nach der 20. Woche", schildert Mair die Verzweiflung, sagt aber: „Alle wollen wieder ein Kind und in der Schwangerschaft begleitet werden, denn die Angst vor einer abermaligen Fehlgeburt ist sehr groß."

Die Familienberaterin rät auch Männern, ihren Schmerz zu zeigen: „Viele glauben, genau jetzt stark sein zu müssen. Gemeinsame Tränen verbinden. Blockt einer die Gefühle ab, fühlt sich die Frau unverstanden und das belastet die Beziehung zusätzlich." Wer Schmerz, Wut und Trauer über sein „Schicksal" verdrängt, den können diese Gefühle oft Jahre später einholen. Dies kann zu körperlichen Symptomen führen. „Dasselbe kommt bei verdrängten Abtreibungen vor. Nach Selbstmordversuchen hörte ich von Frauen die Worte ‚Das Kind wäre meine Chance gewesen, hätte ich doch nicht abgetrieben'", erzählt Mair, die auch Theologin ist und als Spitalsseelsorgerin arbeitet.

Selbsthilfegruppe nimmt Eltern Ängste, deren Kinder mit Lippen-Kiefer-Gaumenspalte geboren werden

Monika

Im Juni 1999, kurz vor dem ersten Jahrestag meines Schwangerschaftsabbruchs, lernte ich Monika und ihre Familie kennen. Monika sprach von ihren Kindern und einer Selbsthilfegruppe, die sie wegen ihrer Tochter gegründet hat.

Jede Schwangerschaft birgt das Risiko in sich, dass das Neugeborene nicht ganz gesund ist. Wenn dieses theoretische Wissen jedoch Realität wird, stellt sich wohl jeder die Frage: „Warum gerade mein Kind?" Oft sind auch Ärzte und Pflegepersonal überfordert, alle Fragen der Eltern zu beantworten.

Meine Tochter kam vor neun Jahren mit einer Lippen-Kiefer-Gaumenspalte zur Welt. Es ist dies mit zwei unter 1000 Geburten nach dem Herzfehler die zweithäufigste angeborene Fehlbildung. Sie entsteht durch eine Wachstumshemmung, bei der sich während der Schwangerschaft Lippe, Kiefer und Gaumen nicht vereinigt haben. Die tröstenden Worte nach der Geburt: „Das kann man heutzutage gut operieren, das ist nicht schlimm", waren zwar gut gemeint aber nicht ausreichend für die vielen Fragen, die sich mir stellten. Auch die recht detaillierte medizinische Information über die bevorstehenden Operationen und die guten Ergebnisse, die bei anderen Kindern erzielt worden sind, waren wertvolle Puzzlesteine um mich in dieser neuen Situation zurechtzufinden.

Das Betreuungspersonal, die Schwestern und der Frauenarzt, waren sehr verständnisvoll. Dem Mut des Arztes verdankte ich es, dass ich mein Kind behalten durfte; das heißt, es wurde nicht, wie es damals noch üblich war, sofort nach der Geburt ins Kinderkrankenhaus überstellt, um mit einer Sonde ernährt zu werden. Da durch die Lippen-Kiefer-Gaumenspalte Mund und Nasenhöhle durchgehend in Verbindung stehen, kann der für das Saugen notwendige Unterdruck in der Mundhöhle nicht erzeugt werden.

Meine Tochter bekam die von mir abgepumpte Milch in den ersten Tagen mittels Löffel eingeflößt, bis sie eine Trinkplatte bekam, die ihr ein Saugen von der Flasche ermöglichte. So konnte sich in dieser ersten Woche eine „normale" Beziehung zwischen mir und meiner Tochter entwickeln. Trotz der guten Betreuung, hatte ich nach dem Verlassen der Klinik das Gefühl, dass mir etwas fehlte. Ein Gespräch nämlich mit einer Frau, die mich wirklich verstehen konnte in meinen oft widersprüchlichen Gefühlen, weil sie selbst Ähnliches erlebt hatte. Über Nachbarn ergab sich nach ein paar Wochen der Kontakt zu einer Familie, deren damals vierjähriger Sohn auch eine LKG-Spalte hatte. Diese Gespräche brachten mehr Klarheit.

Unbestimmte Ängste lösten sich durch das Erleben dieses Buben. Die Situation erschien mir in einem realistischeren Bild. Ihre Erzählungen vermittelten mir, dass die ersten Jahre sicher nicht ganz einfach sind, mit den Aufenthalten im Krankenhaus, den Operationen und den sprachtherapeutischen Maßnahmen, aber ich spürte auch gleichzeitig die Kraft, dass meine Tochter und ich das schon schaffen würden. Und so kam es auch. Wir freuten uns über jeden Schritt, und wenn ich sie heute mit ihren neun Jahren vor mir sehe, ein fröhliches, aufgeschlossenes Mädchen, muss ich sagen, dass mir durch sie vieles erschlossen wurde, was mir sonst verborgen geblieben wäre.

Ich habe in diesem Erlebnis wieder einmal erfahren, dass man für jede Situation, vor die man gestellt wird, auch die Kraft bekommt sie zu bewältigen und dass man sie nach einiger Zeit nicht mehr missen möchte, weil man die positiven Aspekte daraus erkennen kann.

Um anderen Frauen Mut zu machen, um ihnen die Möglichkeit zu geben, sich im Kreis von Müttern auszusprechen und sich verstanden zu fühlen, gründete ich vor ein paar Jahren eine Selbsthilfegruppe. Nichtbetroffenen ist diese Fehlbildung leider eher unter dem Namen „Hasenscharte“ oder „Wolfsrachen“ bekannt. Es ist wichtig klarzustellen, dass solche Ausdrücke Schimpfwörter sind. So, als wenn man zu einem Schwarzen „Neger“ oder etwas Ähnliches sagt.

Niemand sollte wegen seines etwas anderen Aussehens angestarrt oder gehänselt werden. Dafür, dass jeder Fünfhundertste heutzutage mit einer Spalte geboren wird, wissen viel zu wenig Leute darüber Bescheid. Deshalb ist eine zweite wichtige Aufgabe dieser Gruppe die Öffentlichkeitsarbeit. Die Kontaktadresse erfahren Sie über den Dachverband der Selbsthilfegruppen unter der Telefonnummer 0732/797666.

Klären Sie die Frauen auf

Ein Brief an die Gynäkologen von Karin Lamplmair

Den folgenden Brief habe ich in ähnlicher Form an alle Gynäkologen Oberösterreichs geschickt. Meine Intention dabei war, dass Frauen vor einem Abbruch besser informiert werden.

Sehr geehrte Gynäkologen und Gynäkologinnen!

Acht Monate nach meinem Schwangerschaftsabbruch habe ich zum ersten Mal ein Buch[1] über dieses Thema gelesen. Eine Freundin hat es mir geschenkt. Da ich glaube, dass dieses Buch für alle Gynäkologen sehr wichtig ist, möchte ich Ihnen diese Lektüre sehr ans Herz legen! Ich hoffe, Sie werden nach dem Lesen des Buches abtreibungswillige Frauen eindringlicher wie bisher vor den psychischen Folgen einer Abtreibung warnen. Ich bin sicher, dass Ihnen dies viele Frauen danken werden. Als Arzt haben Sie sich verpflichtet, Leben zu retten. Um diesem Versprechen treu zu bleiben, können Sie aber bei den „Kleinsten" keine Ausnahme machen. Ein Embryo kann noch nicht sagen: „Ich will leben!", und hat dennoch ein Recht auf Leben! Bitte klären Sie die Frauen auf, was auf Sie zukommen kann! Wenn die Frauen nicht genügend darüber aufgeklärt sind und erst nach der Abtreibung merken, dass dies ein Fehler war, dann kann ihnen niemand, auch kein Arzt, das zurückgeben, was sie verloren haben. Für gebrochene Herzen gibt es nämlich keine Medikamente!

Ich schreibe Ihnen diesen Brief, weil ich als Betroffene eine ähnliche seelische Not, wie ich sie durchlitt, anderen Frauen ersparen möchte. Ich sehe es als meine Pflicht, Ihnen das zu schreiben und zwar im Namen aller Frauen, die in Ihre Praxis kommen, um sich von Ihnen eine Bestätigung für einen Abbruch ausstellen zu lassen. Bitte klären Sie die Frauen auf! Es genügt oft nur ein Beispiel. Einer Freundin, die mit 19 Jahren schwanger wurde, hat der Gynäkologe gesagt: „Machen wir einen Schwangerschaftsabbruch?", anstatt sie davor zu warnen!

Auch mein Hausarzt gab zu, von solchen Auswirkungen nach einem Abbruch, wie ich sie hatte, nichts zu wissen. Meine Psychotherapeutin kennt dieses Buch. Viel wichtiger aber wäre es, dass es jeder Arzt kennt! Nach der erfolgten Abtreibung ist es zu spät!

---

[1] Myriam … warum weinst Du? Die Leiden der Frauen nach der Abtreibung, Erlebnisberichte von betroffenen Frauen, Ärzte berichten über die psychischen Folgen der Abtreibung. Herausgeber und Verleger: Stiftung „Ja zum Leben - Mütter in Not", ISBN 3-952 1192-0-2

Ich möchte auch allen Mitarbeitern von Beratungsstellen die Lektüre des Buches nahe legen. Glauben Sie nicht jenen Statistiken, die sagen, dass die Frauen einen Abbruch innerhalb eines Jahres verarbeitet haben, oder wenn Sie Probleme bekommen, schon vorher depressiv waren! Lernen Sie von den Realitätsberichten in diesem Buch.

Ich habe auch etwas gelernt: Man soll keinem Menschen das Leben nehmen, ist er auch noch so klein. Auch selbst soll man sich nicht das Leben nehmen. Ich habe gedacht, was mache ich noch auf dieser Welt, wenn ich doch daran zugrunde gehe? Nun aber kenne ich meine Aufgabe: Obwohl ich meine Abtreibung und meinen Selbstmordversuch geheim halten wollte, soll ich davon reden, damit es keine Frauen wie mich mehr gibt, die dann fragen: „WARUM HAT MIR DAS KEINER GESAGT?"

Für mich ist es wie ein Wunder, dass ich nach meinem Selbstmordversuch noch lebe. Heute danke ich Gott, dass er meinen Tod nicht zugelassen hat. Ja, ich werde mein Leben zu Ende leben und ich werde es gut leben, in der Hoffnung auf den Himmel.

Vielleicht musste ich das alles erleben, damit Ihnen jemand schreibt, um Sie auf die Problematik der Abtreibung neu aufmerksam zu machen. Sollte Abtreibung Geld bringen, man kann sich keines mitnehmen, sei es noch so viel. Geld hat noch keinem echtes Glück gebracht. Was zählt, ist das, was von Herzen kommt. Lesen Sie dieses Buch und wenn Sie weitergeben, was wir Frauen wirklich empfinden, dann kommen auch Sie dem Himmel ein Stückchen näher!

Mit freundlichen Grüßen

Lamplmair Karin

PS. Dieses Schreiben werde ich nun an alle Gynäkologen und Gynäkologinnen Oberösterreichs senden und später hoffentlich auch allen Gynäkologen Österreichs. Ich bin überzeugt, dass die „guten" Ärzte unter Ihnen dieses Schreiben positiv aufnehmen. Und ich hoffe, Sie alle sind gut.

Leben mit Down-Syndrom

Ein Brief an die Gynäkologen von der Selbsthilfegruppe

Von Frau Breuer habe ich den Beitrag über ihre Tochter Teresa erhalten und unter dem Titel „Teresa war anders" in diesen zweiten Teil des Buches aufgenommen.
Eine Kontaktadresse zum Verein „Leben mit Down-Syndrom" finden Sie im Anhang.
Folgender Brief, den die Selbsthilfegruppe ebenfalls 1999 an die Gynäkologen geschickt hat, wirbt um Verständnis für Kinder mit Down-Syndrom:

Manche sagen immer noch

MONGOLISMUS.

Wir sagen

DOWN-SYNDROM.

Eltern und Freunde nennen Menschen mit Down-Syndrom

BEI IHREM NAMEN.

Sehr geehrte(r) Herr / Frau Doktor!

Wir schreiben Ihnen als Vorstand der Selbsthilfegruppe „Leben mit Down-Syndrom – Wegbegleitung für Eltern und Betroffene in OÖ". Es gibt unsere Gruppe seit zweieinhalb Jahren und wir zählen derzeit 45 Familien in unserem Verein. In den letzten zehn Monaten sind im Großraum Linz acht Babys mit Down-Syndrom zur Welt gekommen. Vielleicht waren Sie selbst als Geburtshelfer bei einer dieser Entbindungen anwesend oder Sie haben eine Patientin, die ein Kind mit Down-Syndrom geboren hat.

In den letzten zehn Jahren hat sich die medizinische Betreuung von Menschen mit Down-Syndrom sehr verbessert. Auch gibt es wesentlich mehr Hilfen und Möglichkeiten, behinderte Kinder von Beginn an in ihrer Entwicklung zu fördern.

Die Art der Aufklärung der Eltern nach der Geburt ihres Kindes über das Down-Syndrom entsetzt uns jedoch oft. Es ist erschreckend, was neu betroffene Eltern manchmal zu hören bekommen. So sind manche Aussagen über das Down-Syndrom völlig falsch. Es werden Tatsachen weitergegeben, die längst widerlegt sind und die Terminologie ist oft wenig sensibel.

Wir möchten dazu einige Aussagen von „Fachleuten" anführen:

„Diese Kinder lernen erst mit vier Jahren laufen." – „Wir können Ihnen nicht helfen. Mit so einem Kind können wir Sie nur bedauern." – „Diese Kinder haben einmal keine Chancen im Leben." – „Stillen brauchen Sie Ihr Kind ohnehin nicht, denn ein Saugreflex ist nicht vorhanden."

Nach der Geburt eines Frühchens in der 28. Woche sagte ein behandelnder Arzt zu den Eltern: „Ich würde Ihnen vorschlagen, den Sauerstoff etwas zurückzudrehen. Das Kind bemerkt es nicht und deppert ist es ohnehin schon."

Auch das Recht auf Leben wird bei einem Baby mit Down-Syndrom oft von Ärzten in Frage gestellt. So bekam eine Frau bei einer „Beratung" nach der Fruchtwasseruntersuchung gesagt: „Sie werden nicht ruhig sterben können, wenn Sie dieses Kind zur Welt bringen. Denn Sie haben ein behindertes Kind!" Die Frau erzählte uns später: „Wenn mir einer gesagt hätte, was Down-Syndrom bedeutet und wie liebenswert diese Kinder sind, ich hätte mein Baby nicht abtreiben lassen."

Es ist heute weltweit üblich von Kindern und Menschen mit Down-Syndrom zu sprechen und die negativ besetzten Begriffe „mongoloid" oder gar „Mongerl" zu vermeiden. Kinder mit Down-Syndrom sind in erster Linie Kinder, die nur zufällig mit dieser genetischen Besonderheit geboren wurden. Sie leiden nicht daran und sind auch keine Opfer. Down-Syndrom ist keine Krankheit! Die meisten Menschen mit einer Trisomie 21 entsprechen der „Normalität" innerhalb des Down-Syndroms. Sie können sich bei guter Förderung so entwickeln, dass sie auch als Erwachsene ein ausgefülltes und sinnvolles Leben führen können. Etwa 20 Prozent der Menschen mit Down-Syndrom stuft man als „lernbehindert" ein, mit Fähigkeiten, die an das, was wir „Normalbereich" nennen, grenzen.

Menschen mit Down-Syndrom bleiben nicht auf dem Entwicklungsstand eines 5- oder 8-Jährigen stehen. Dieses „Plateau-Denken" ist längst wissenschaftlich widerlegt. Spezialisten auf der ganzen Welt sind überrascht und begeistert von dem nie geahnten Entwicklungspotential, welches in unseren Kindern schlummert. Das Zusammenleben mit einem Kind mit Down-Syndrom wird von den meisten Eltern und Geschwistern nicht als Leben voll Verzicht und Einschränkungen erlebt. Sie empfinden im Gegenteil das Kind als große Bereicherung für die Familie.

Jeder Mensch hat seine individuellen Stärken, Fähigkeiten und Talente. Wir sollten versuchen, nicht die üblichen Klischees zu benutzen, um einen Menschen mit Down-Syndrom zu beschreiben. Es ist wichtig, jeden Menschen als eine einzigartige Persönlichkeit anzusehen – und dies gilt auch für Menschen mit Down-Syndrom. Die Zukunft von Kindern mit Trisomie 21 ist heute durchaus positiv und hoffnungsvoll. Ihre Chancen auf eine angemessene Förderung waren noch nie so gut. Bitte vermitteln Sie das den Eltern! Machen Sie ihnen Mut, anstatt sie durch unsachgemäße Äußerungen noch mehr zu verunsichern!

Wir wünschen uns, dass Eltern von Neugeborenen mit Down-Syndrom in Zukunft auf positiv eingestellte, gut informierte Ärzte treffen, die nicht die Defizite im Vordergrund sehen, sondern die Möglichkeit einer positiven Entwicklung. Das Wichtigste für das Neugeborene ist die liebevolle Annahme in der Familie. Es liegt in Ihrer Hand, mit einem sachlich und einfühlsam geführten Gespräch die Startbedingungen des Kindes in seiner Familie entscheidend zu verbessern.

Die beiliegende Broschüre kann vielleicht Ihnen als behandelnder Arzt sowie auch den betroffenen Eltern dabei eine Hilfe sein. Sie enthält Informationen über Down-Syndrom, auch Fördermöglichkeiten, Erfahrungsberichte, Kontaktadressen und anderes mehr.

Wenn Sie sich genauer über Down-Syndrom informieren wollen, können wir Folgendes empfehlen:

- „Down-Syndrom – Für eine bessere Zukunft“ von Dr. Siegfried Pueschel (Trias-Verlag)
- Videofilm „Hand in Hand“ (Bezugsadresse: DI Jürgen Wieser, Stollenweg 19, 8700 Leoben)

Mit freundlichen Grüßen

Verein Leben mit Down-Syndrom,
Wegbegleitung für Eltern und Betroffene

IV.

BUCHTIPPS UND KONTAKTADRESSEN

Buchtipps

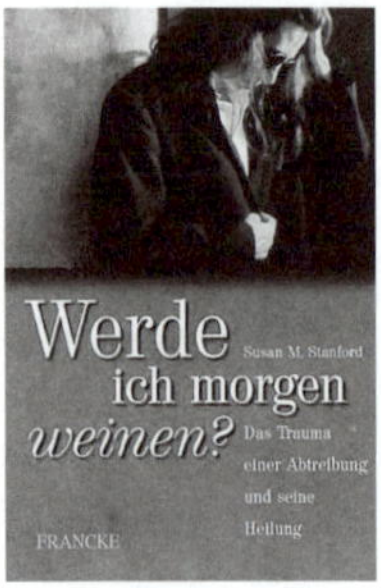

Susan Stanford:

Werde ich morgen weinen?

Verlag der Franke-Buchhandlung

Susan Stanford ist ebenfalls eine „Betroffene" – eine Frau, die nach der Abtreibung sehr gelitten hat – und das trotz einer fundierten Ausbildung als Psychologin und obwohl sie vorher keine Depressionen hatte.

In ihrem Buch beschreibt sie ihren Weg der Heilung – heraus aus einer tiefen Depression und einem schweren Trauma nach einer Abtreibung.

Ihre Heilung begann, als ihr eine Freundin, wegen ihrer grässlichen Verspannungen und Kopfschmerzen, sehr einfühlsam den Rücken massierte. Dabei spürte diese Freundin – so beschreibt es Susan Stanford in ihrem Buch – plötzlich das Bedürfnis, laut ein Gebet für Susan zu sprechen. Es war ein sehr einfaches Gebet, in dem die Frau Jesus bat, Susan zu helfen. Und Susan spürte, dass sie wieder aus ihrem Trauma auftauchte.

Das Ende ihres Buches beschreibt, wie Susan, die Psychologin und gläubige Christin ist, Frauen wegen des Traumas nach einer Abtreibung betreut. Es ist keine „Methode", die man einfach nachahmen kann. Die Hilfe beginnt durch jene Art von Zuwendung, die die hilfesuchende Frau gerade am meisten braucht. So wie jene Freundin nicht einfach „losgebetet" hat, sondern durch die Massage eine innere Verbindung zu Susan herstellte. Dadurch spürte sie auch, ob und was sie beten konnte. Es geht also nicht um Magie oder das gewaltsame Aufdrücken von christlichen Botschaften.

Das Buch enthält gute Anregungen für alle, die „Betroffenen" helfen wollen.

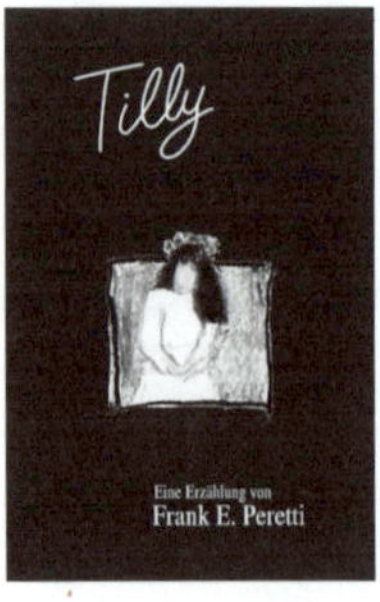

Frank E. Peretti:

Tilly – Eine Erzählung

Verlag Arnd Strube

Tilly ist eine ergreifende Erzählung vom Leben, wie es wirklich sein kann, eine Geschichte von wahrer Liebe und Vergebung.

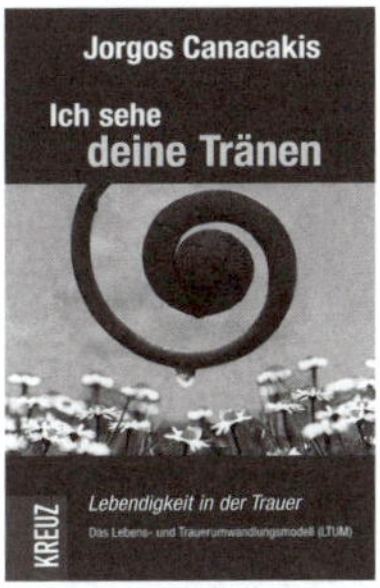

Jorgos Canacakis:

Ich sehe deine Tränen – Trauern, Klagen, Leben können

Kreuz-Verlag

Dieses Buch ist auch als Hörbuch erschienen. Blinde können es kostenlos entleihen. Auskunft erteilt die Arbeitsgemeinschaft der Blindenhörbüchereien e. V., Am Schlag 6, 35037 Marburg, Tel. 06421/686146

Der griechische Psychologe Jorgos Canacakis zeigt in diesem praktischen und leicht verständlichen Buch ermutigende Wege auf, mit Trauer angstlos umzugehen, sie zum Ausdruck zu bringen und sich für einen kreativen neuen Lebensbeginn einzusetzen.

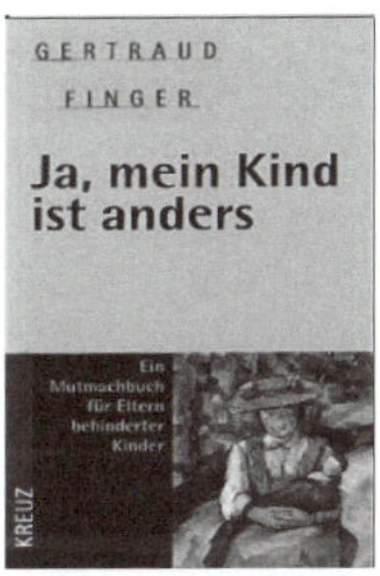

Gertraud Finger:

Ja, mein Kind ist anders – Ein Mut-mach-Buch für Eltern behinderter Kinder

Kreuz-Verlag

Ein behindertes Kind ist eine schwere Herausforderung. Welche Gedanken und Gefühle löst so ein Kind bei seinen Eltern aus und wie beeinflusst dies den Umgang mit dem Kind? In diesem Buch stehen nicht die Verhaltensweisen der Kinder im Vordergrund, sondern die Gefühle und Empfindungen der Eltern, die Auswirkungen auf die Partnerschaft und auf die Geschwister.

Am Ende ihres Buches schreibt Gertraud Finger auch darüber, was Eltern über vorgeburtliche Diagnostik wissen sollten.

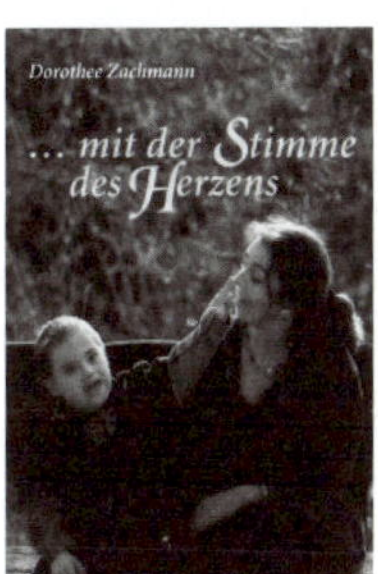

Dorothee Zachmann:

... mit der Stimme des Herzens

Gütersloher Verlagshaus

Dorothee Zachmann bringt in ihrem Buch ihre Gedanken und Gefühle zu ihrem Kind mit Down-Syndrom in Gedichte gefasst – bewegend und ehrlich zum Ausdruck.

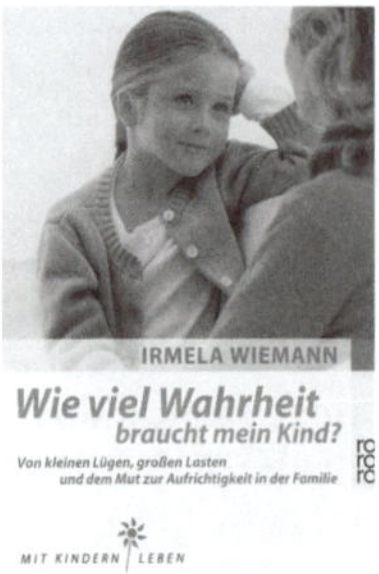

Irmela Wiemann:

Wie viel Wahrheit braucht mein Kind?

Rowohlt-Verlag

Es gibt kaum etwas, was wir Kindern nicht sagen können. Doch wir müssen dosiert, liebevoll und sanft dabei vorgehen. Wie das geht – wie z. B. eine Mutter ihrem Kind erklärt, warum sie nicht selbst für das Kind sorgen konnte, oder wieso der Vater „abwesend" ist – zeigt dieses praktische, liebevoll geschriebene und sehr Mut machende Buch.

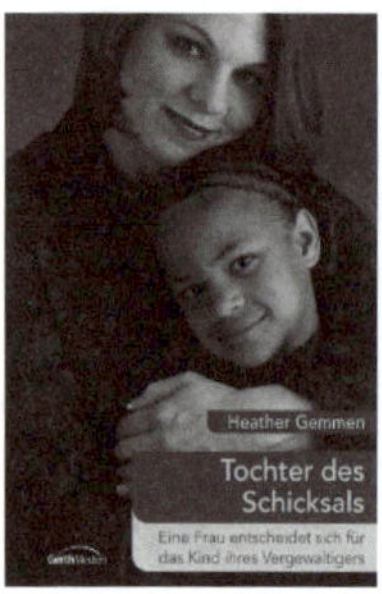

Heather Gemmen:

Tochter des Schicksals – Eine Frau entscheidet sich für das Kind ihres Vergewaltigers

Gerth-Medien

Heather ist vergewaltigt worden, traumatisiert – und schwanger. Fast alle raten ihr zum Schwangerschaftsabbruch: Ihr Mann, viele Freundinnen und auch ihr Pastor fürchten, dass die Last für sie sonst zu groß wird. Aber Heather, die einen lebendigen Glauben hat, spürt, für sie ist das keine Lösung – sie kann dem Lebewesen, das in ihr heranwächst das Recht auf Leben trotz allem nicht absprechen. Also wird vereinbart, das Kind zur Adoption freizugeben; ein befreundetes kinderloses Ehepaar freut sich schon sehr auf das Kind. Plötzlich erwacht in Heather, die schon zwei Kinder hat, eine unfassbare Liebe zu ihrem Ungeborenen – sie will es behalten. Doch wer wird das verstehen können? Ein Erfahrungsbericht, spannend wie ein Krimi, berührend wie ein Liebesroman. Wer ihn gelesen hat, kann nie mehr die weit verbreitete Ansicht teilen, dass ein Kind, das unter solch fürchterlichen Umständen gezeugt wurde, von seiner Mutter nicht geliebt werden kann.

Wohin können Sie sich wenden?

Anlaufstellen für Hilfe und Beratung für Menschen, die einen Schwangerschaftsabbruch erwägen

■ **Telefonseelsorge - Notruf 142**
in ganz Österreich, ohne Vorwahl, kostenlos, rund um die Uhr
Vertrauliche telefonische Gesprächs- und Kontaktmöglichkeit in schwierigen Lebenssituationen und Krisen. Beratungsstellen in Ihrer Nähe werden vermittelt (Nummer scheint auf keiner Telefonrechnung auf).
www.telefonseelsorge.at

■ **Online-Beratung der Telefonseelsorge**
www.onlineberatung-telefonseelsorge.at

■ **Telefonseelsorge Deutschland**
0800/1110111 oder 0800/1110222
www.telefonseelsorge.de

■ **Telefonseelsorge Schweiz**
Tel. 143 ohne Vorwahl – anonym, rund um die Uhr
Beratung per Webmail: www.143.ch

■ **Telefonseelsorge Südtirol**
Tel. 840000481, anonym, kostenlos, rund um die Uhr

■ **Beratung von Pro Femina**
Kostenlose Hotline Ö u. CH
Tel. 008000/606767
D: Tel. 08000/606767
www.vorabtreibung.net

■ **Pro-mente-Online-Beratung**
anonyme und kostenlose Beratung für Betroffene und Angehörige bei psychischen Problemen, Belastungs- und Konfliktsituationen

online-beratung@promenteooe.at
www.promenteooe.at

■ **Krisenhilfe OÖ**
telefonische Soforthilfe und mobile Krisenintervention bei kritischen psychischen und sozialen Problemen

Tel. 0732/2177, rund um die Uhr
office@krisenhilfeooe.at
www.promenteooe.at

Wenn Sie lieber mit einer **Hebamme** sprechen wollen, können Sie sich an die angeführten Hebammengremien wenden. Dort nennt man Ihnen gerne Hebammen in Ihrer Nähe. Homepage: www.hebammen.at

■ **Hebammengremium OÖ**
Nicole Humer, MSc
Tel. 0664/3902392
ooe@hebammen.at

■ **Hebammengremium Kärnten**
Christina Kulle
Tel. 0699/17101174
kaernten@hebammen.at

■ **Hebammengremium Vorarlberg**
Helga Hartmann, Tel. 0664/6450090
vorarlberg@hebammen.at

Verein freier Hebammen, Wien
Familienberatungsstelle, Beratung vor und nach Pränataldiagnostik durch Hebammen

Tel. 01/4088022
Mo, Di, Do 9–13 Uhr
Mi 9–13 Uhr und 14–17Uhr
freie-hebammen@hebammenzentrum.at
www.hebammenzentrum.at

Nanaya
Zentrum für Schwangerschaft, Geburt und Leben mit Kindern, Beratungen zur Natürlichen Familienplanung (NFP) nach der sympto-thermalen Methode und soziale Beratung;

Beratung auch vor, während und nach pränataler Diagnostik

Tel. 01/5231711, Mo–Fr 9–13 Uhr
rundumgeburt@nanaya.at
www.nanaya.at

Beratungsstellen mit Schwerpunkt Pränataldiagnostik
Hier finden Sie Adressen in ganz Österreich: www.prenet.at

Es gibt Alternativen
Beratung für Schwangere rund um die Uhr, vertraulich – kompetent – unabhängig

Tel. 0810/818283
beratung@es-gibt-alternativen.at
www.es-gibt-alternativen.at

Beratungshotline für betroffene Frauen
Hier werden Ihnen nach Möglichkeit auch Adressen von Beraterinnen in Ihrer Nähe vermittelt

Tel. 0662/87961312
Mo–Fr von 9–11.30 Uhr

Aktion Leben in allen Bundesländern
Beratung, Begleitung und Hilfe aufgrund ungeplanter Schwangerschaft, für In- und AusländerInnen, anonym und kostenlos, Beratung auch vor, während und nach pränataler Diagnose und nach einem Abbruch.

Tel. 01/5125221
info@aktionleben.at
www.aktionleben.at

Frauenberatungsstelle Wien
Beratung bei ungewollter oder belasteter Schwangerschaft, professionell – anonym – kostenlos

Tel. 01/4086288-70
office@lebensbewegung.at
www.lebensbewegung.at

„Zoe" Schwangerschaftsberatung, Linz
Telefonische (anonyme) oder persönliche Beratung

Tel. 0732/778300, Terminvereinbarung Mo–Do 8.30–12 Uhr
office@zoe.at
www.zoe.at

Partner-, Ehe-, Familien- und Lebensberatung

Terminvereinbarungen für Beratungsstellen in verschiedenen Bezirken von OÖ unter

Tel. 0732/773676
beziehungleben@dioezese-linz.at
www.beziehungleben.at

Christliche Familienarbeit

Beratung und Begleitung bei ungewollter Schwangerschaft

Tel. 07249/47793
cfa@familienarbeit.at
www.familienarbeit.at

Caritas Wien

Genea – Beratung für in- und ausländische Schwangere, werdende Väter und Eltern, Familienberatung und Psychotherapie

Tel. 01/5453298
sozialberatung-wien@caritas-wien.at
www.caritas-wien.at

Caritas Innsbruck

Familien- und Lebensberatung

Tel. 0512/7270-15
beratungszentrum.caritas@dibk-innsbruck.at
www.caritas-innsbruck.at

Caritas Linz

Schwangerenberatung, telefonische (anonyme) oder persönliche Beratung nach tel. Vereinbarung

Tel. 0732/7610-2311
sozialberatung@caritas-linz.at
www.caritas-linz.at

Caritas Steiermark

Beratungszentrum für Schwangere, kostenlose psychische-, soziale- und Rechtsberatung

Tel. 0316/8015-400
schwangerenberatung@caritas-steiermark.at
www.schwangerenberatung.at

Caritas-Lebensberatung, Kärnten

Familienberatung und Psychotherapie

Tel. 0463/500667
lebensberatung@caritas-kaernten.at

Caritas Burgenland

Familienberatungsstelle

Tel. 02682/73600-313
office@caritas-burgenland.at

Beratungszentrum Rat & Hilfe St. Pölten

Partner-, Ehe-, Familien- und Lebensberatung

Tel. 02742/353510
ruh.stpoelten@stpoelten.caritas.at
www.ratundhilfe.net

Partner- und Familienberatung Salzburg

Zell am See - St. Johann im Pongau - Tamsweg - St. Michael im Lungau

Tel. 0662/80476700
www.kirchen.net/beratung

Vorarlberg
Ehe-, Partner-, Familien-, Schwangerschafts- und Lebensberatung

Tel. 05522/74139
beratungsstellen-efz@kath-kirche-vorarlberg.at
www.efz.at

Caritas für Menschen in Not, Flüchtlingshilfe, Linz
In Englisch, Französisch, Kroatisch, Bosnisch, Serbisch, Türkisch und Russisch

Tel. 0732/7610-2361 von 8–16 Uhr
Öffnungszeiten: Mo, Di und Do von 8–11 Uhr

Caritas für Menschen in Not, Sozialberatung
In Englisch, Spanisch, Türkisch

Tel. 0732/7610-2311
Mo, Di, Do, Fr 9–12 Uhr
Di, Mi, Do 13–16 Uhr
sozialberatung@caritas-linz.at

Soziale Initiative
Jugend- und Familienbetreuungen in Oberösterreich

Shanaia-Wohngruppe für junge Mütter und Schwangere

Tel. 0732/778972
office@soziale-initiative.at
www.soziale-initiative.at

Diakonie-Zentrum Spattstraße Linz
Wohngruppe für Jugendliche, Familienberatung

Tel. 0732/349271
ambulanz@spattstrasse.at
www.spattstrasse.at

„Waki" Linz
Zufluchtsort für Jugendliche (von 12 bis 18 Jahre) in Krisensituationen, rund um die Uhr

Tel. 0732/609348
waki@spattstrasse.at
www.spattstrasse.at

Caritas für Menschen in Not - Haus für Mutter und Kind
Zeitlich begrenzte Wohnmöglichkeit für Schwangere und Mütter mit ihren Kindern in Krisensituationen, gezielte Begleitung durch SozialarbeiterInnen

Tel. 0732/738010
haus.mutter.kind@caritas-linz.at
www.caritas-linz.at

Verein für Alleinerziehende und getrennt lebende Eltern
Beratung und therapeutische Hilfe , Onlineberatung

Tel. 0732/654270
beratung@alleinerziehend.at
www.alleinerziehend.at

Frauenreferat OÖ
Mutmach-Nummer:

0732/7720-18888
Überblick über Beratungsstellen in OÖ
frauen@ooe.gv.at
www.frauenreferat-ooe.at

Schuldnerberatung

Unterstützung, um finanzielle Probleme zu lösen, die die Existenz gefährden (Miete, Strom, Heizung …)

Tel. 0732/777734
linz@schuldner-hilfe.at
www.schuldner-hilfe.at

Adoptionsberatung online

Soll ich mein Kind zur Adoption freigeben? Ich habe mein Kind zur Adoption freigegeben.

Kontakt:
Maria Pamperl (Psychotherapeutin)
Tel. 0676/5415890
E-Mail-Beratung: maria@pamperl.at

Plan B – Kindern Schutz und Halt geben

Beratung für Familien, deren Kinder in einer Pflegefamilie aufwachsen und für Eltern, die ihr Kind zur Adoption freigeben möchten oder freigegeben haben

Tel. 0732/606665
Mo–Fr 9–13 Uhr
office@planb-ooe.at
www.planb-ooe.at

Verein „Leben mit Down-Syndrom"

Wegbegleitung für Eltern und Betroffene

Kontakt: Ursula Breuer
Tel. 0650/5139488
www.down-syndrom.at

Evangelisches Diakoniewerk Gallneukirchen

Familienberatungsstelle im Therapiezentrum, Beratung für Eltern von Kindern mit Behinderung

Tel. 07235/63251-571
Mo–Fr 8–12 Uhr
therapiezentrum@diakoniewerk.at
www.diakoniewerk.at

Krisenhilfe bei Gewalt:

Frauennotruf für Frauen und Mädchen nach Gewalterfahrungen

Tel. 01/71719 rund um die Uhr
frauennotruf@wien.gv.at
www.frauennotruf.wien.at

Frauenhelpline gegen Männergewalt

Tel. 0800/222555 rund um die Uhr
Beratung und Information über Hilfsangebote
frauenhelpline@aoef.at
www.frauenhelpline.at

Anlaufstellen für Hilfe und Beratung

für Menschen, die unter einem Schwangerschaftsabbruch leiden

- **Telefonseelsorge - Notruf 142**

in ganz Österreich, ohne Vorwahl, kostenlos, rund um die Uhr
Vertrauliche telefonische Gesprächs- und Kontaktmöglichkeit in schwierigen Lebenssituationen und Krisen. Beratungsstellen in Ihrer Nähe werden vermittelt (Nummer scheint auf keiner Telefonrechnung auf).
www.telefonseelsorge.at

- **Online-Beratung der Telefonseelsorge**

www.onlineberatung-telefonseelsorge.at

- **Telefonseelsorge Deutschland**

Tel. 0800/1110111 oder 0800/1110222
www.telefonseelsorge.de

- **Telefonseelsorge Schweiz**

Tel. 143 ohne Vorwahl – anonym, rund um die Uhr

Beratung per Webmail: www.143.ch

- **Telefonseelsorge Südtirol**

Tel. 840000481, anonym, kostenlos, rund um die Uhr

- **Pro-mente-Online-Beratung**

Anonyme und kostenlose Beratung für Betroffene und Angehörige bei psychischen Problemen, Belastungs- und Konfliktsituationen

online-beratung@promenteooe.at
www.promenteooe.at

- **Krisenhilfe OÖ**

Telefonische Soforthilfe und mobile Krisenintervention bei kritischen psychischen und sozialen Problemen

Tel. 0732/2177, rund um die Uhr
office@krisenhilfe.at
www.promenteooe.at

- **Beratungshotline für betroffene Frauen**

Hier werden Ihnen nach Möglichkeit auch Adressen von Beraterinnen in Ihrer Nähe vermittelt.

Tel. 0662/87961312
Mo–Fr von 9–11.30 Uhr

- **Frauenberatungsstelle Wien**

Zehn-Schritte-Progamm „SaveOne" zur Heilung der seelischen Wunden nach einer Abtreibung

Tel. 01/4086288-40
office@saveoneeurope.org
www.saveoneeurope.org

„Zoe“ Beratungsstelle, Linz

„Aufbruch nach Abbruch“ – Einzelberatung für Frauen nach einem Schwangerschaftsabbruch (egal wie lange er zurückliegt), telefonische (anonyme) oder persönliche Beratung

Tel. 0732/778300
Terminvereinbarung:
Mo–Do 8.30–12 Uhr
office@zoe.at, www.zoe.at

Partner-, Ehe-, Familien- und Lebensberatung

Terminvereinbarungen für Beratungsstellen in verschiedenen Bezirken von OÖ

Tel. 0732/773676
beziehungleben@dioezese-linz.at
www.beziehungleben.at

Susanne Schießer, Hebamme

Tel. 07215/3366
susanne.schiesser@gmx.at
www.hebammen.at

Lichtblick Pregarten

OÖ. Familienbund, kostenlose, anonyme und unbürokratische Beratung in Krisensituationen sowie bei psychischen Problemen

Tel. und Fax 07236/7470
Bürozeiten: Mi 8–11Uhr, Fr 15–18 Uhr
familienberatung.pregarten@ooe.familienbund.at
Beratungsstellen vom Familienbund in den verschiedenen Bezirken von OÖ unter:

www.ooe.familienbund.at/de/familienberatung/beratungsstellen.html

Caritas Wien

Familienberatung und Psychotherapie

Tel. 01/5453298
sozialberatung-wien@caritas-wien.at
www.caritas-wien.at

Caritas Steiermark

Kostenlose psychische Beratung, Psychotherapie

Tel. 0316/8015-400
schwangerenberatung@caritas-steiermark.at
www.schwangerenberatung.at

Caritas Innsbruck

Familien- und Lebensberatung

Tel. 0512/7270-15
beratungszentrum.caritas@dibk-innsbruck.at
www.caritas-innsbruck.at

Caritas-Lebensberatung, Kärnten

Familienberatung und Psychotherapie

Tel. 0463/500667
lebensberatung@caritas-kaernten.at

Beratungszentrum Rat & Hilfe St. Pölten

Familienberatung und Psychotherapie

Tel. 02742/353510
ruh.stpoelten@stpoelten.caritas.at
www.ratundhilfe.net

■ **Vorarlberg**
Ehe-, Partner-, Familien- und Lebensberatung

Tel. 05522/74139
beratungsstellen-efz@kath-kirche-vorarlberg.at
www.efz.at

■ **Diakonie-Zentrum Spattstraße, Linz**
Gesprächs- und Familientherapie

Tel. 0732/349271
ambulanz@spattstrasse.at
www.spattstrasse.at

■ **„Waki“ Linz**
Zufluchtsort für Jugendliche (von 12 bis 18 Jahre) in Krisensituationen, rund um die Uhr

Tel. 0732/609348
waki@spattstrasse.at
www.spattstrasse.at

■ **Verein für Alleinerziehende und getrennt lebende Eltern**
Beratung und therapeutische Hilfe, Onlineberatung

Tel. 0732/654270
beratung@alleinerziehend.at
www.alleinerziehend.at

Krisenhilfe bei Gewalt:

■ **Frauennotruf für Frauen und Mädchen nach Gewalterfahrungen**
Tel. 01/71719 rund um die Uhr
frauennotruf@wien.gv.at
www.frauennotruf.wien.at

■ **Frauenhelpline gegen Männergewalt**
Tel. 0800/222555 rund um die Uhr
Beratung und Information über Hilfsangebote

frauenhelpline@aoef.at
www.frauenhelpline.at

Herausgabe
unterstützt von

LAND
OBERÖSTERREICH

Persönliche Notizen

Nachwort

Hoffentlich hat dieses Buch Ihnen gutgetan. Während der Arbeit an diesem Buch kam uns der Gedanke, wie wir Frauen und Männer, die einen Abbruch überlegen oder nach einem Abbruch Probleme haben, am besten erreichen könnten. So entstand eine Informationsbroschüre, die von diesem Buch abgeleitet wurde:

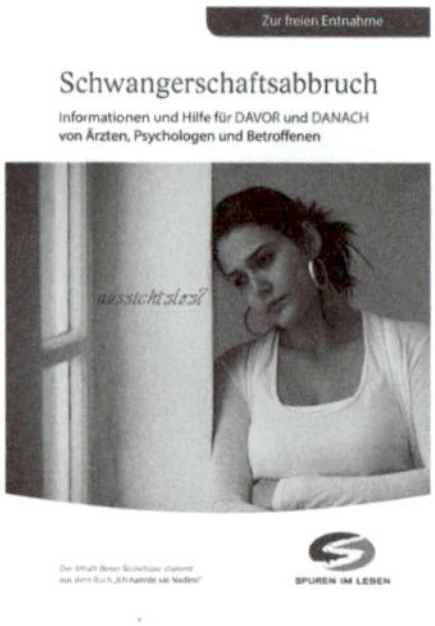

Diese Broschüre soll bei Gynäkologen aufliegen, aber auch bei Beratungsstellen, praktischen Ärzten und in Schulen. Wir haben zwar die Unterstützung öffentlicher Stellen, aber es hilft nichts, wenn die Broschüre per Post an Ärzte und Schulen versandt wird und dort in einer Schublade landet. Wir suchen daher Menschen, die bereit sind, über diese Infos mit ihrem Arzt oder an der Schule ihrer Kinder zu sprechen, sie dann dort aufzulegen und beim nächsten Arztbesuch nachzufragen, ob neue Broschüren gebraucht werden.

Sie spüren es eventuell selbst, wenn Sie zu diesem „Netzwerk" gehören möchten. Wir bitten Sie dann, mit uns Kontakt aufzunehmen. Entweder per Post unter *„Spuren im Leben", Punzenberg 18, 4210 Gallneukirchen* oder unter der E-Mail Adresse: kontakt@spuren-im-leben.at. Der Inhalt der Broschüren ist auch auf unserer Homepage www.spuren-im-leben.at (in mehreren Sprachen) zu finden.

Selbstverständlich können Sie sich auch als betroffene/r Frau/Mann einfach Ihren Kummer „von der Seele schreiben". Dafür sind diese beiden Adressen und die Homepage ebenfalls gedacht.

Wir bitten jene Frauen und Männer, denen das Buch oder die Broschüre geholfen hat, uns das mitzuteilen; je mehr Echo wir erhalten, umso eher erhalten wir von der Politik die entsprechende Unterstützung zur Verbreitung, sodass vielen Frauen/Familien geholfen werden kann.

Vielen Dank, dass Sie dieses Buch gelesen haben! Wir freuen uns auf Ihre Reaktion!

Karin, Ingeborg, Horst, Veronika, Birgit und Marianne

Statements zu Buch und Broschüre

„Mit der Empfehlung des Buches ‚Ich nannte sie Nadine – Informationen und Hilfe vor und nach einem Schwangerschaftsabbruch‘ und der davon abgeleiteten Broschüre kann ich meinen Klientinnen etwas mitgeben, was ihnen hilft, die richtige Entscheidung zu treffen bzw. sich DANACH mit der Abtreibung auseinanderzusetzen, weil sie sich durch die Berichte anderer Frauen verstanden fühlen, dazu ermutigt werden, zu ihrer Entscheidung zu stehen und mit der Familie oder Freunden darüber zu sprechen. Dadurch kann ein Trauerprozess beginnen, der sie schließlich mit ihrer Entscheidung aussöhnt. Dies alles unterstützt auch sehr meine Arbeit mit diesen betroffenen Personen.
Da meist ein zeitlicher Druck (Frist) besteht, ist es meiner Erfahrung nach sehr wichtig, dass für die betroffenen Frauen einfach und rasch Information zugänglich ist. So befürworte ich sehr, dass diese Broschüre flächendeckend in Arztpraxen, Beratungsstellen, Krankenhäusern etc. aufliegt.“

Brigitte Brunner-Mahringer
Familientherapeutin

„Ich schätze die Broschüre ‚Ich nannte sie Nadine‘ von Fr. Lamplmair sehr. Sie ist eine gute Entscheidungshilfe in einer sehr problematischen Fragestellung.“

Dr. Martina Stock
Gynäkologin

„In dieser sehr ernst zu nehmenden Problematik kann eine entsprechend aufgearbeitete Broschüre sehr viel Unterstützung geben. Als Entscheidungshilfe und Diskussionsgrundlage bietet sich diese Broschüre daher hervorragend an und schließt damit eine Lücke für Menschen in einer hoch sensiblen Situation.“

Prof. Univ. Doz. Dr. Werner Schöny
Facharzt für Psychiatrie und psychotherapeutische Medizin
Vorstandsvorsitzender pro mente OÖ und pro mente Austria

„Ich bin in einem öffentlichen Krankenhaus als Psychologin tätig und finde die Broschüre ‚Ich nannte sie Nadine‘ sehr gut und hilfreich und sie ist für mich eine wertvolle Unterstützung bei meiner Arbeit.
Sie eignet sich auch sehr gut zum Auflegen, denn sehr wenige suchen zuerst ein Gespräch.“

Mag. Martina Fink
Klinische und Gesundheitspsychologin

„In meiner Ordination lag die Broschüre ‚Ich nannte sie Nadine‘ seit dem ersten Erscheinen 2002 stets zur freien Entnahme auf und wurde jeder Patientin, die mit diesem Problem zu mir kam, nach entsprechender Aufklärung, zur weiteren Entscheidungshilfe mitgegeben.
‚Ich nannte sie Nadine‘ sollte in allen Institutionen und Ordinationen, die sich mit diesen Problemen beschäftigen, aufliegen. Viel Erfolg für Ihre Arbeit! Die Frauen werden es Ihnen danken.“

MR. Dr. Eugen Ogris